필라테스 • 요가 • 물리치료를 위한

Aston®의 자세 평가

ASTON® POSTURAL ASSESSMENT

2nd EDITION

필라테스 • 요가 • 물리치료를 위한

Aston®의 자세 평가

롤핑기법을 보완한 신체 패턴 평가

정형국 외 옮김

ASTON® POSTURAL ASSESSMENT

A New Paradigm for Evaluating Body Patterns

Judith Aston

Forewords

Thomas W Myers · Darlene Hertling

영 문 출 판 사

■ **옮긴이** (가나다 순)

김효철 원광디지털대학교 한방미용예술학과 교수
문성기 대전보건대학교 물리치료과 교수
백형진 대한예방운동협회 협회장
성기석 (사)한국선수트레이너협회 이사장
송운하 부산외국어대학교 일반대학원 스포츠재활학과 외래교수
신원섭 대전대학교 물리치료학과 교수
정형국 안산대학교 물리치료과 교수
엄기매 여주대학교 물리치료과 교수
이건철 경남정보대학교 물리치료과 교수
이전형 대구보건대학교 물리치료과 교수
채정병 마산대학교 물리치료과 교수
한상완 광주보건대학교 물리치료과 교수

ASTON® POSTURAL ASSESSMENT – A New Paradigm for Evaluating Body Patterns
by **Judith Aston**

필라테스 • 요가 • 물리치료를 위한
Aston의 자세 평가
– 롤핑기법을 보완한 신체 패턴 평가 –

2021년 11월 10일 초판인쇄
2021년 11월 17일 초판발행

지은이 : Judith Aston
옮긴이 : 정 형 국 외
발행인 : 박 병 조
발행처 : 도서출판 영문출판사
등 록 : 1987년 12월 21일 제2－419호
주 소 : 서울시 강남구 삼성동 69－1
전 화 : (02) 514-5590, 776-5590
팩 스 : (02) 756-8943
홈페이지 : www.ymsbook.net
E-mail : yeongmunsa@empas.com
정 가 : 30,000원
ISBN 978-89-7224-507-0 93510

※ 파본은 교환해 드립니다.

목차 (Contents)

헌정사 (DEDICATION)

나를 바디워크, 근막 및 트랜스포메이션의 세계로 인도한 Dr. Ida Rolf,
그리고 Rolf의 지식을 널리 알리는데 기여한, 1960년와 1970년대
그녀로부터 훈련을 받은 모든 임상 전문가들께 이 책을 바친다.
그들의 이름은 AstonKinetics.com의 웹싸이트에 기재될 것이다.

저자에 대해 (ABOUT THE AUTHOR)

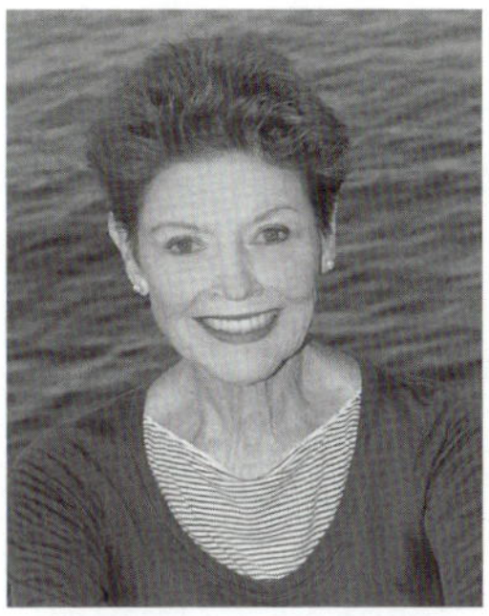

Judith Aston은 댄스, 심리학 및 바디워크를 공부하면서 평생 동안 인체의 움직임과 구조에 대해 많은 관심을 가져 왔다. 그녀는 로스엔젤러스에 있는 캘리포니아 대학교에서 BA와 MFA 학위를 받았고, 또 Lifetime Teaching Credental in Dance and Physical Education 자격을 얻었다. Aston은 Long Beach Community College의 운동 프로그램을 디자인하고 가르친 경험과 human potential workshops에서 유명한 박사의 관심을 끌었다. 그녀는 Ida Rolf 박사였으며, 체계적 통합('Rolfing')으로 알려진 신체 재활의 결합 시스템의 설립자 겸 개발자였다. 1968년 4월 California 주 Big Sur에서 열린 Aston 박사와의 첫 번째 회기에서 Rolf 박사는 클라이언트가 자기 인식과 운동 재교육을 통해 바디워크의 효과를 지속할 수 있는 방법으로 롤핑 시리즈의 운동요소를 설계해 달라고 부탁했다. 이후 9년 동안 Aston은 구조적 패터닝이라 불리는 프로그램을 점진적으로 개발했다. 모든 구조 통합 치료사들과 운동 강사가 되길 원하는 사람들에게 구조적 패터닝을 가르쳤다.

많은 신체 패턴에 대한 집중적인 노출은 중력 분야에서 최적의 정렬, 구조, 움직임을 이해하려는 Aston의 지속적인 탐구를 자극했다. 치료사들이 구조적 패터닝을 통해 자신의 몸을 더 협조적이고 덜 노력하면서 사용하는 것을 배울 때, Aston은 클라이언트의 정렬과 구조적 치수가 표준 다림줄 정렬과 Rolf 라인과 다르다는 것을 깨달았다.

1977년까지 구조 통합 시스템과 그녀 자신의 개발 관점을 존중하기 위해, Aston은 독립이 필요하다는 것을 깨달았다. 일단 이런 움직임이 이루어진 후, Aston의 끊임없는 통찰력은 Aston Fascial Integration(Aston Massage, Arthro-Kinetics 및 Myo-Kinetics를 포함한 3가지 유형의 치료), 6가지 다른 형태의 Aston® Fittness와 요가, 필라테스, 노인 피트니스, 얼굴 피트니스 및 운동선수(달리기 선수, 사이클 선수, 수영 선수 등)를 위한 특정의 Aston® training을 만드는 양식을 발견했다.

그녀의 떠오르는 패러다임은 그녀의 사무실과 웹사이트를 통해 제공되는 인간공학적 관점의 아이디어 제품을 디자인하는 기회를 가져왔다. 모든 구체적인 과정은 자세 평가와 기능의 새로운 비전인 Aston® Paradigma의 통일된 원리에 기초한다. 오늘날, Aston은 온라인 코칭뿐만 아니라, 미국, 유럽, 호주의 Aston® Kinetics에 대한 강좌 이외에, 직업, 스포츠, 가정용으로 인간공학적 제품을 디자인하고 있으며, Who's Who of American 발명가들에 등재되어 있다.

Judith는 Aston 패러다임을 창조하고 개인의 독특하고 변화무쌍한 신체 패턴을 존중하는 양식으로서, 운동학의 기법과 과학의 선구자로 널리 인정받고 있다. Aston 키네틱스의 발전과 Aston 키네틱스를 위한 200일 이상의 다양한 콘텐츠의 공식 훈련일수가 만들어지는 등 그녀의 창의력은 풍부하였다. Aston은 Nevada 주 네바다 주 Lake Tahoe에 있는 그녀의 집 근처와 다른 장소에서 움직임과 신체 활동을 위한 그녀의 교육 시스템에 대한 수업을 제공하였다. 과정과 일정에 대한 자세한 정보는 블로그와 비디오뿐 아니라, 그녀의 웹사이트(AstonKinetics.com)에서 확인할 수 있다. 이 책은 그녀의 세 번째 책이다.

감사의 글 (ACKNOWLEDGMENTS)

2판인 이 책의 지식 기반에 21년의 경험을 더하는 것은 재미있었다. 나는 지금 56년간(1963년 대학에서 시작해) 가르치고 있다. 나는 학생, 클라이언트, 그리고 선생님들이 나에게 제시해 주었던 신체 우려에 대한 문제 해결의 필요성과 질문들에 감사한다.

사진 모델이 되어 준 학생들과 클라이언트 모두에게 감사드린다: 우리는 이전 책(1998)에 대해 독자들이 특정 패턴을 더 쉽게 확인할 수 있도록 그들의 신체 자세를 과장되게 해 달라고 부탁했다.

나의 팀은 그들의 많은 스킬, 재능, 헌신, 인내력에 대해 많은 감사와 인정 받을 자격이 충분히 있다. 그들은 다음과 같다: **Maureen Mika** – 그녀는 우리의 편집장일 뿐만 아니라 이 책의 첫 판부터 모든 삽화를 다시 그리고 사진을 편집하는 일을 맡았는데, 이 모든 것은 많은 다양한 스킬과 세밀한 부분, 배치와 디자인에 엄청난 관심을 가지고 있다; **Weston Fettgather**는 350장 이상의 새로운 사진을 여러 장의 사진에서 찍었고, 그것들을 편집하는데 많은 시간을 소비했다. 구체적인 개념을 보여주기 위해 나와 함께 본문에 있는 수많은 사진을 자르고 붙여준 **Courtney Pennacchio**에게 감사하고 싶다.

1970년대 초반 이후 치료사로 일해 온 **Ann Tod hunter Brode**의 격려에 감사드리고, 45년 동안 풍부한 스킬과 관점을 공유해 온 **Ronnie Oliver** 교수에게 감사드리고, 또 지난 25년 이상 피드백과 열정, 후한 지원을 해 준 **Allison Sagewind** 교수에게도 감사드린다.

핸드스프링의 모든 사람들과 프리랜서 예술가들이 이 책 프로젝트를 구체화하기 위해 그들의 재능과 아이디어, 지원을 더해 주신 것에 대해 감사를 표하고 싶다. 그들은 Mary Law, Andrew Stevenson, Bruce Hogarth, Morven Dean, Susan Stuart, Hilary Brown, Martin Hill, Stephanie Ricks and Dylan Hamilton 등이다.

그리고 마지막으로 남편인 **Brian Linderoth**에게도 감사드린다. 그는 교수로서 믿을 수 없는 지지와 일에 대한 지혜, 그리고 그것이 마치 삶의 경험에서 온 것처럼 느껴지는 관대함을 나에게 전해줬다.

저자 서문 (PREFACE)

나는 내가 기억할 수 있을 만큼 오랫동안 사람들이 움직이고 자신을 표현하는 방식에 매료되어 왔다. 나는 수년 동안 춤 공부를 하고, 체육학 학위를 받고, 연기자와 운동선수들에게 그들의 습관적인 움직임 패턴이 어떻게 그들의 공연을 좋게 변화시킬 수 있는지를 가르치면서 열정을 다했다. 1960년대에 나는 이 놀라운 관심을 Esalen 연구소에 추구했고, 그 연구소에서 나는 게슈탈트 치료사와 협력해서 참석한 사람들이 어떻게 움직이고, 우리의 내적 삶을 어떻게 반영하는지를 연구했다.

그 후 1968년에 자동차 사고로 몇 년간 투병을 했고, 친구가 Rolf 박사를 만나 볼 것을 권유했다. 그녀는 Esalen에서 환자를 치료하고, 자신의 바디워크 시스템인 '구조적 통합(롤핑)'을 가르치고 있었다. 그녀의 시스템은 특별한 바디워크에 의해 신체가 변할 수 있다는 생각을 우리에게 심어 주었고, 사고와 노화의 영향으로부터 우리의 몸이 점점 쇠약해져 가는 것을 천천히 늦출 수 있다는 생각도 심어 주었다. Rolf 박사는 나의 업적에 대해 들었고, 그녀의 시스템을 기초로 한 운동 프로그램의 개발에 내가 참여할 수 있도록 부탁했다. 우리는 학생들이 바디워크의 효과를 지속시킬 수 있도록 하기 위해, 운동 프로그램을 개발했고, 그것을 'Rolf–Aston Structural Patterning' 이라고 불렀다.

나는 Rolf 박사와 함께 일했고, 9년 동안 그녀의 학생들을 가르쳤는데, 그 동안 나는 내 관찰에 근거하여 프로그램을 지속적으로 수정하고 더욱 효과적으로 만들었다. 바디워크 치료사들이 주목하기 시작한 가장 놀라운 결과 중의 하나는 새로운 방법으로 자신의 몸을 사용하는 방법을 배우게 되면, 그들의 직무가 쉬워지고 클라이언트들에게도 불편을 적게 줄 수 있다는 것이다.

시간이 지남에 따라, 나는 나의 통찰력이 실제로 인체 정렬과 움직임에 대한 이전의 생각으로부터 진화된 새로운 패러다임으로 발전되었음을 보았다. 오늘날, 이 패러다임은 모든 형태의 Aston® Kinetics 운동 교육과 바디워크의 기초가 되었다: Aston® Massage, Myo–Kinetics, Arthro–Kinetics, Aston® Fitness와 인간공학적 제품과 애플리케이션.

이 책에서 나는 56년간 가르치면서 발전된 Aston® Paradigma의 기본 원리에 대한 몇 가지 기본 관점과 근거를 공유한다. 또한 나는 독자들이 자신의 관찰하기 스킬과 평가 스킬을 점차 훈련할 수 있도록 돕는 운동을 포함시켰다. 왜냐하면, 나는 우리가 가야 할 곳을 알기 위해서는 '무엇이 있는지'를 보는 법을 배워야 한다고 믿기 때문이다.

자세 평가를 위한 이런 변수들은 인간의 웰빙, 일상 활동이나 특정 수행의 최적화와 관련된 모든 직무 안으로 통합될 수 있다. 학생들은 이런 스킬을 배움으로써 연습의 큰 변화를 가져왔고, 이를 통해 보다 빠르고 적은 노력으로도 지속적인 혜택을 얻을 수 있었다고 말했다.

나는 이것이 여러분에게도 일어나길 바란다.

Judith Aston

Thomas W Myers의 추천사

마지막으로, 만세! Judith Aston은 이 책에 그녀의 철학, 비전, 그리고 그녀의 평가 방법에 대한 철저한 투어를 실었다. 이것은 축하를 위한 명분이고, 조용히 앉아 이 책을 읽고, 여러분의 클라이언트나 학생에게 이것을 실제적으로 적용해 보자.

이것은 그리 어렵지 않다 – 여러분의 손에 있는 이 책은 수십 년 동안의 면밀한 관찰과 광범위한 다중 모델 직무를 융합했기 때문에, 여러분의 생애에서 두 번 다시 발견할 수 없을 만큼 자세 분석에 대한 가장 포괄적인 책이다. Judith의 소재도 동화와 점진적인 연습을 촉진하기 위해 논리적으로 배열되었다.

체형판독기법(Somatotyping)과 시각적 평가는 과학적인 스킬이기 보다는 기법과 기교이다. 첫 번째 과제는 관찰 스킬의 기본을 숙달하는 것이다. 관찰로부터 통찰력, 즉 '보는 능력'은 모든 예술과 마찬가지로 진보적인 사랑 행위이다. 이 책의 Judith 방법은 매우 실제적인 조력(leg up)' 기술이다. 그녀의 실제적인 기술과 평생 동안의 '움직임' 기법의 결합을 감상하기 위해 그녀의 행동을 지켜보자.

그러나 처음부터 '기능'과 '자세' 사이의 관계를 구별하길 권한다. 자세는 여러분이 어디서부터 시작하는지, 자세 패턴은 여러분이 하는 일보다 자신이 누구인지 더 많이 말해준다.

물론, 이들 두 가지는 관련이 있다 – 여러분이 하는 일은 여러분이 어떻게 서 있는지, 여러분이 어떻게 수행할 수 있는 기능을 제한하거나 용이하게 하는지에 대한 것이다. Wain의 표현대로 '기능이 없는 구조물은 시체이고, 구조물이 없는 기능은 유령이다.' 그러나 이들 둘을 분별하는 것은 매우 귀중한 일이다.

현대 재활과 운동 또는 기법적 성과 향상에 있어 많이 강조되는 점은 여러분이 할 수 있는 것과 할 수 없는 것을 무엇인가이다. 최근 다양한 접근방식은 '기능적'이라는 레이블을 주장하고 있으며, 가동범위, 근력 및 코어 능력을 측정하는 선별검사이다. 이제 이런 기본 역량이 마련되었으니, 어디에서부터 시작할 것인가?와 같은 질문을 하자. 그랬던 것처럼, 그들의 다양한 방법에서, Ida Rolf 박사와 Moshe Feldenkrais는 다음과 같이 말했다: 어디 '집에' 있는 거야? 이것을 좀 더 복잡하게 만들기 위해, 우리들의 대부분은 많은 자세를 가지고 있다: 앉기, 잠자기, 걷기, 일하기, 움직이기 등.

Judith Aston의 포괄적인 접근방식은 치료(작업)를 단순화하지만, 단순하다는 것이 쉽다는 의미는 아니다. 이런 방법을 위해 여러분 스스로 포기하기 전에, 이와 같은 종류의 신체 읽기를 첫 50번 정도 시도해 보자. 관계를 인식하는 것은 패턴이 스스로 드러나고 관계 속에서 치료를 시작하기 전에, 면밀히 살펴보고, 적어도 수 십 명의 사람을 대상으로 퍼즐을 맞추어 나가는 것이다. 그러면, 여러분은 인간의 움직임 패턴의 황무지에서 평생 동안 사냥할 가치가 있는 경주로 떠나게 될 것이다. Judith는 여러분에게 점점 더 큰 스킬을 쌓을 수 있는 단계들의 시뮬레이션을 제공한다.

구조적/기능적 불일치의 예시: 대부분의 오른손잡이 테니스 선수들은 오른쪽 어깨가 왼쪽 어깨보다 내려가 있는데. 그 이유는 광배근, 복부근, 전거근 및 요방형근을 통해 오른쪽 어깨를 안쪽과 아래쪽으로 끌어내리기 때문이다. 이런 아마추어 선수들은 종종 어깨에서 공을 때린다(내측 중격에 외반 스트레스를 초래하여 테니스 엘보우가 발생할 수 있다).

이것은 이상적이지 않다: 대부분의 프로 테니스 선수들은 안쪽축을 통해 회전하는 것을 배워서, 라켓을 항상 오른손으로 잡고 있음에도 불구하고 오른쪽 팔과 왼쪽 팔을 거의 동등하게 사용한다. 이것을 얻는 것이

쉬운 일이 아니지만, 일단 달성하면, 테니스 선수는 우아함, 파워와 스태미나를 얻을 수 있다. 그럼에도 불구하고, 일반적인 선수들은 오른쪽 어깨를 낮춘 채로 공에 파워를 실는다. 가서 보자(이 모든 것은 왼손잡이 선수에게도 남아 있다).

이제, 만약 어느 누가 사고, 주시안(우성 눈), 유전, 혹은 다른 원인들에 의해 오른쪽 어깨보다 왼쪽 어깨가 더 낮은 테니스 선수가 있다면, 테니스로 성공할 수 없을 것 같아 테니스를 포기하게 될 것이다. 또한 만약 너무 차이가 난다면, '교정적'인 유리한 '다운' 위치에 있는 오른쪽 어깨 쪽으로 자세를 옮기기 쉬운데, 이것은 보통 '교정적'인 것이 아니라 단순히 이전에 가졌던 자세에 더 많은 긴장이 쌓였을 뿐이다.

여러분에게 오는 모든 고객들은 무수한 사건, 사고, 수술, 혐오 등 다양한 성향들로 서로 얽혀 있는 '존재'와 '행위'의 복잡한 패턴이다. 이런 패턴을 다시 기존의 정형화 되지 않은 상태나 운동 같은 상태로 되돌아가고, 그 다음, 상태나 길이에 따라서 이완되고, 중심축을 기준으로 스윙을 하는 데 더 쉬운 상태를 가지게 될 것이다.

여기에 해당하는 모든 것들은 일상적인 가치를 가지고, 자세 평가의 기술은 시간이 지남에 따라 연습과 함께 익숙해지는데, 사람들의 체형, 손상, 상태 등을 통해 다양한 이상과 비효율적인 패턴의 '피사의 기울어진 탑'과 같이 계단을 단계별로 따라 올라가는 것과 같을 것이다. 이 모든 것은 7조의 세포와 근막 기질에 작용하는 보이지 않지만 중력의 힘에 의해 영향을 받는다. Judith는 '다음에는 내가 할 일이 여기 있다'로 이어지는 이해의 빛으로 자세 혼란의 미로에서 벗어날 수 있는 끈을 여러분께 제공한다.

나는 개인적으로 Judith Aston에게 매우 감사드린다. 나 역시 1970년대 Ida Rolf에게 열광했고, Judith가 Rolf의 연구소에서 일했을 때 매우 좋은 시절을 보냈다. 그녀와의 만남은 – 그 초기에는 이틀간의 수업과 몇 번의 치료과정을 거쳤지만 그 이후로 40년 넘게 그녀는 나의 직무에 지대한 영향을 끼쳤다.

훈련을 더 많이 받는 것이 나의 특권이었고, Anatomy Trains School에서 학생을 가르칠 수 있도록 그녀를 후원했기 때문에, 나는 몇 년 동안 그녀의 스킬을 추가적으로 접할 수 있었다. 그 수업 초창기의 깊은 영향과 그 수업과 함께한 치료회기는 여러 해 동안 내 직무에 배움의 원천이 되었다.

나의 직무 뿐만 아니라, 기억에 남는 한 회기 동안 나는 기타를 가지고 갔고, 그녀는 내가 노래하고 연주할 때 내가 어디로부터 왔는지에 대한 교훈을 주었다. 처음에는 습관이 강하고 고치기기 힘들었지만, 골반 자세를 치료함으로서 기타가 가볍게 느껴졌고, 호흡이 깊어졌으며, 치료를 지켜보던 모든 사람들이 새로운 장소에서 내가 공연을 할 때 그 차이를 알 수 있었다고 했다.

어휴, 사실이 아니야. 난 정말 돌아가고 싶다. 내가 피곤하거나 기분이 안 좋을 때, 기타 위로 몸을 숙이고, 꽉 조여진 1960년대 Dylanesque의 목소리로 노래하는 나를 발견했다. 그러나 나의 음악적 표현에 대한 불편함과 초크음이 즉각적으로 나에게 분명하고 나는 더 쉬운 지지와 더 개방적인 어투로 수정한다. 몇 년 후 나는 Judith에게 말했다: "당신이 나를 슬럼프에서 빠져 나오게 해 주었다". 이것은 여러 상황에서 다른 사람들과 관계되는 나의 열린 문이었다.

Judith의 책은 심오하고, 그녀의 완벽한 능력은 다른 사람의 움직임을 흉내내고, 그 다음 그것을 여러 조각으로 분해하는 것이다. 여러분도 그것을 보고 다시 맞출 수 있을 것이다. 나는 결코 그녀만큼 잘할 수 없겠지만, Anatomy Trains 'BodyReading®'의 많은 통찰은 Ida Rolf와 Judith Aston에서 내가 배웠던 자세에 대한 통찰에서 비롯된 것이다.

Thomas W Myers의 추천사

'마음의 수양'은 요즘 유행어인데, 우리가 가장 먼저 주의해야 할 것은 우리의 몸이다: 감각, 감정, 숙연해짐, 숨은 고통, 잃어버린 곳, 제약, 그리고 기쁨이다. 우리가 어떻게 순간적인 인식을 조립하는가의 많은 부분은 우리의 운동학적 감각을 통해 발전된 감각에 있다. Judith는 몸 속의 움직임의 패턴을 마음에 담아내는 명수다.

잔치를 준비하다. 이 식사는 여러분이 처음 그 기쁨을 맛본 후에도 계속해서 영양분을 공급할 것이라는 것을 알자. 신간과 노력의 투자와 배운것을 연습하고 또 연습하는 과정에서 여러분은 요리사가 되어 그것이 무엇이든 간에, 여러분의 클라이언트들이 어디에 문제가 있는지에 대한 여러분의 자세 평가와 연결될 것이다. 이것이 어떻게 여러분이 원하는 곳으로 그들을 데려가는 데 도움이 된다는 사실을 아무리 강조해도 지나치지 않다.

Thomas W Myers
Director, Anatomy Trains
Maine, USA
2019년 7월

Darlene Hertling의 추천사

자세 정렬과 근육 균형에 대한 이런 분석에서 Judith Aston은 자신의 창작물인 Aston® Kinetics에 대해 발표한 연구의 첫 부분을 제시한다. 이 훌륭한 책은 원래 저자의 독특한 교수 과정을 종합한 것으로 지금은 매우 실용적인 내용이고, 질서 정연한 사고와 발표의 과정으로 성숙해 갔다. 본 연구는 움직임 교육, 3차원 연부조직 치료, 피트니스 훈련, 인간공학의 통합 시스템인 AstonKinetics의 한 측면만을 제시한다. 신체 원리 중에서 그 완전성이 독특하다. Aston Kinetics는 포괄적인 형식 평가 시스템, 근골격계 시스템의 광범위한 기능 장애에 적용되는 혁신적인 도수 기법, 건강의 특정 측면을 개발하기 위해 고안된 많은 운동 프로그램, 운동 교육 절차, 그리고 작업을 수행할 수 있는 일련의 기본 개념들을 포함한다. 적용 범위는 매우 넓다.

Aston Kinetics는 창의적인 관찰과 일관되고 독립적인 개발로 성장한 치료 시스템을 제시한다. 인간의 움직임과 정렬을 관찰하고 해석하는 그 방법에서 나는 다양한 치료 분야에 대한 근본적인 공헌으로 오랫동안 여겨져 왔다. 명시적인 언급은 인용되지 않았지만, 이 연구는 모든 분야에서 현대 신경-생리학 및 생체역학의 발견과 일치한다. 최적의 자세와 움직임의 예방적 · 치료 가치, 그리고 유기체로서 인간이 중력, 지면반발력 및 기타 외부 자극에 끊임없이 반응한다는 개념이 이 시스템 안에 내재되어 있다.

이 본문의 주요 초점은 치료사가 인체의 구조를 더 잘 이해할 수 있도록 학습을 위한 일련의 운동을 포함하는 정적 자세와 정렬을 보는 것이다. 프리젠테이션의 철저함은 치료사에게 의미있고 실용적인 일에 즉시 접근할 수 있게 하며, 그들이 인간 구조에 대한 지식을 경제적 움직임 치료(구조적으로, 정렬, 치수, 비례의 측면에서 보는 것)로 확장시킬 수 있는 편견을 형성할 수 있게 해 줄 것이다. 정렬은 신체와 신체 부위의 배치를 다룬다. 공간 내 부품의 관계와 이런 부품을 통한 무게중심의 분포는 정렬의 두 가지 측면이다. 치수와 비율은 신체 또는 신체 부위의 내적 부피와 넓이, 길이 및 깊이의 구성 요소 치수와 관련하여 그 부피가 어떻게 분배되는지와 관련이 있다. 각 골격 부분에 대한 3차원 위치도 파악할 수 있다. 정상으로부터의 편위는 회전, 전단, 압박과 같은 생체역학 용어로 표현된다.

Aston Kinetics의 또 다른 요소는 근육톤에 대한 정렬 패턴의 상관관계다. 근육 긴장을 평가함에 있어 검사자는 신체 전체에 걸쳐 있는 긴장 패턴을 관찰하고 촉진하며, 부적절할 수 있는 과도한 긴장이나 부족한 긴장 부위를 알려 준다. 이 바디 맵은 신체의 패턴을 시각적으로 기록한다.

바디워크, 운동 교육, 인간공학뿐만 아니라 구조와 운동에서의 비대칭의 인식, 환자 개개인에 대한 개별적인 문제해결도 이 접근방식에 독특하다. 본문은 자세를 평가하는 기준으로 Aston의 '관찰하기' 기술을 소개한다. 이 작업의 철저한 프레젠테이션은 치료사가 의미있고 실용적인 작업에 즉시 접근할 수 있도록 하며, 환자 치료 프로그램을 무제한적이고 매우 개인화된 프로그램을 개발할 수 있게 해 줄 것이다.

우리가 보는 것은 우리의 외모에 의해 깊은 영향을 받는다는 것을 기억해야 한다. 모든 개인은 자신의 인식 한계를 인식하는 세계의 한계로 삼는 경향이 있으며, 기본적인 오류는 자신의 관용어에서만 임상 문제를 보는 것이다. 건강한 절충 접근법은 다른 제한적인 추세를 만들어낸다.

Darlene Hertling, PT
Senior Lecturer Emerita,
Department of Rehabilitation Medicine
University of Washington, Seattle
Washington, USA
Jyne 2019

역자 서문

이 책은 물리치료사를 포함해 자세에 관심이 있는 사람들은 꼭 읽어 봐야 할 정도로 자세 평가를 쉽고 간략하게 설명하고 있다.

이 책의 저자인 Aston은 바디워크 전문가로서 자신의 일상 경험과 임상 경험을 토대로 새롭고 획기적인 자세 평가 방법을 제시하고 있는 것이 눈길을 끈다. 이 책의 후반부에서 Aston의 이론과 개념을 간략하게 설명하고 있는 것도 책을 이해하고 자세 평가할 때 또다른 관점에서 관찰할 필요성을 제기하고 있다. 극히 개인적인 생각이지만, 이 책을 번역하는 과정에서 이 책의 독특하고 탁월한 관점을 접할 수 있어 큰 영광이었다. 심지어 책을 번역하는 도중에 어떻게 이런 생각을 가졌을 수 있는지에 감탄하게 되었고, 자세에 대한 좋은 책을 접할 수 있어 큰 혜택을 받은 느낌이 들었다.

독자들도 저와 같은 느낌을 받게 되길 바라고,

끝으로 이 책이 번역되는데 도움을 주신 영문출판사 박병조 사장님과 임직원에게 감사드린다.

역자대표 정 형 국

CHAPTER 1 서론 (Introduction)

이 책을 저술한 나의 의도는 2가지이다: 1) 신체의 기능부전과 이상적인 구조를 평가하는 전통적인 방법이 우리의 완전한 잠재력 쪽으로 어떻게 수정될 필요가 있는지를 명확하게 보여주기 위함과 2) 바디워커가 이런 진화된 관찰 방법을 배울 수 있도록 하고, 또 바디워커의 직무 안에 이들 통찰력을 포함시키기 위한 단계별 매뉴얼을 제공하기 위함이다. 학생들은 종종 나에게 다음과 같이 묻는다: "어떻게 이것을 이루어냈습니까?" 나는 나의 개인적인 경험과 실증적인 관찰을 포함시킴으로써 Aston Kinetics의 모두 내용을 위한 근거 안에 Aston 패러다임이 어떻게 진화되었는지를 보여주길 희망한다.

이 책은 Aston® Work 커리큐럼에서 배우는 첫 번째 필수 스킬인 "신체 관절하기: 자세 평가"에 초점을 맞추고 있다. 8장에서, 나는 Aston® Paradigm의 기본 원리에 대한 몇 가지 기본 관점과 논리적 근거를 공유할뿐만 아니라, 독자들이 자신의 관찰과 평가 스킬을 점진적으로 훈련할 수 있도록 돕는 연습을 공유했다. 나는 신체의 자연스런 치수를 그대로 나타내기 위해 왜 관찰용 다림줄(plumb line)이 전통적인 위치에서 앞으로 나아갈 필요가 있는지를 설명하고 있다. 우리의 생리적 현상을 반영하는 자연스런 기능적 비대칭을 우리의 몸이 어떻게 갖고 있는지를 이해할 필요가 있고 또 대칭의 비합리적인 기대를 동적 시스템으로 투사하기 보다는 움직임을 시작하도록 허용하는 것이 오히려 더 필요가 있다고 나는 믿는다.

움직임이 여러 요소로 분해될 수 있듯이, 신체의 비율, 구조 및 기능에 대한 평가도 각 개별 부분, 다른 부분과의 관계, 전체 구조와의 관계, 그리고 끝으로 중력과 지면반발력의 유효성을 정확하게 평가함으로써 이루어질 수 있다. 우리는 가야할 곳을 알기 위해 이론적 '중립'의 내용에서 '무언가'를 관찰할 필요가 있다. 우리는 거기에서부터 최적의 신체 구조와 기능 안에서 만들어지고 있는 절충안을 평가할 수 있고, 각 부분의 치수와 정렬이 어떻게 상호작용하는지를 평가할 수 있다.

정확한 평가와 명확한 표기는 바디워커가 치료 때마다의 변화를 추적하고, 몇몇 필수 요소가 간과되고 있는지를 추론하는데 도움을 준다. 바디워커들은 클라이언트의 패턴에서 무엇이 1차 원인이고, 또 무엇이 2차 원인지를 알 수 있고, 이것을 통해 효과적인 치료가 이루어질 수 있도록 한다. 이러한 관찰 스킬과 분석 스킬의 적용은 어떤 기법이 사용되든 더 효율적으로 만든다.

시작과 영향

내 본래 모습에서의 어떤 것은 몸이 움직이는 것을 매우 정확하게 볼 수 있도록 만들었고, 또 나의 일을 위한 경험적 근거를 제공해 왔다. 어머니의 말씀에 따르면, 내가 4살 때 사람들의 신체 패턴을 잘 흉내내었고, 가족들도 내가 누구를 흉내내는지를 알 수 있었다고 한다. '어머니, 한 여성이 이것들 서류를 가지고 왔어요'라고 내가 말했을 때, 어머니는 '그녀의 이름은 뭐냐?'라고 물었다. 나는 이름은 모르겠고, 이렇게 걸어왔다고 흉내내면, 어머니가 '그래, Mrs.

Brown이구나'라고 말했다.

나는 집에서 늘 춤을 추었다. 어머니는 너를 동네 댄스 스튜디오에 등록시킨 것이 평화롭고 조용하게 일상을 보내는 유일한 방법이었다고 말했다. 나는 14살이 될 때까지 그 스튜디오에서 춤을 추었다.

3년의 고등학교 시절, 나는 맹인 학생들을 위한 수업에서 Mrsa Walker라는 맹인 학생을 도왔다. 그녀의 남편인 Del Walker씨는 그 대학교의 체육학과장이었다. 1963년, 내가 21살이었을 때, 나는 Long Beach Community College에서 댄스학과를 설립하고, 체육, 극장, 음악과 커뮤니티 교육학과를 위한 운동 프로그램을 만들고 가르치는 일을 추천받았다.

이런 재미있는 이야기는 수년 후 Aston-Kinetics 커리큐럼을 개발하는데 영향을 준 경험 중의 하나이다. 내가 운동선수에게 가르치도록 요구받은 수업 중의 하나는 사교 댄스였다. 학생 중에 440미터 달리기 경기에서 우승을 많이 했던 유능한 달리기 선수가 있었는데, 그는 팍스트롯을 시도할 때마다, 무게 중심이 어색하게 한발에만 쏠리는 동작을 했다. 내가 그의 친구들에게 그에 대해 내가 알아야 하는 걱정거리가 있는지를 물었을 때, 그 친구들은 나에게 농담하는 것이냐고 되물었고, 달리기 연습을 할 때 직접 보는 것을 권했다. 나는 그가 달리는 것을 보았다: 그의 달리기 동작은 매끄럽고, 능률적이고, 또 우아했다. 나는 그에게 춤을 청했을 때 무엇이 방해가 되고 있는지, 어떻게 하면 실패한 사고와 움직임의 패턴을 해결할 수 있는지 결정해야 했다. 나는 직감적으로 그의 몸이 익숙해 있는 동작을 건드렸다: 춤을 가르치는 대신, 나는 그에게 느린 달리기, 빠른 달리기, 그리고 앞으로, 뒤로, 좌·우 한쪽으로 달리도록 주문했다. 나는 그와 마주보고 손을 잡고, 점진적으로 팍스트롯 박스 스텝으로 그를 인도했을 때, 그는 내게 '지금 내가 춤을 추고 있어'라고 말했다. 워커 코치는 이런 모습을 모두 지켜보고 있었고, 그가 나를 따라잡았을 때 그는 내가 흥미로운 달리기 스타일을 가지고 있다고 말했다. 그 당시 이것은 나에게 곤혹스러운 일이었다: 그 이유는 어떻게 행동해야 하는지에 대한 어떤 개념도 없이 점프하고, 건너뛰고, 달리기를 했기 때문이다. 나중에 나는 움직임 패턴이 먼저 불필요한 긴장을 이완하고서 각각 재패턴화될 수 있는 구성 요소 동작으로 분해하는 방법을 배웠고, 그 다음 새롭고, 더 효율적이고, 힘이 덜 드는 자연적인 움직임 순서를 배웠다. 심지어 나는 나중에, 우리의 삶을 통해 움직일 때 우리를 도울 수 있는 중력 법칙과 지면반발력의 사용 방법을 발견했다.

1964년 나는 UCLA에서 석사학위 과정을 시작했다. 나는 생리학과 연극을 처음 접했다. 논문을 위해 연극과 심리학을 댄스에 조합시키는게 나의 주관심사했다. 움직임과 심리 사이의 관계는 평생의 흥밋거리가 되었고, Aston-Kinetics 훈련의 한 요소가 되었다. 나는 우리의 몸이 감정, 피로, 불안, 열정 등으로 해석되어 나타나고, 이들 모든 상태는 몸의 화학적 홀딩 패턴에 상응하는 영향력을 가지고 있음을 발견했다. 이것은 정상이 되기 전에 중화될 필요가 있다.

나는 첫 번째 단계 움직임 코스를 1965년에도 제공했다. 젊은 연기파 학생들은 자신의 자세에 대한

시작과 영향

인식 부족과 습관적인 움직임 패턴으로 캐릭터를 표현하는데 한계가 있음을 금방 알아냈다. 그 학생들은 그들 자신의 성격과는 확연히 다른 캐릭터 표현을 향상시키기 위해서는 자세와 움직임을 관찰할 수 있어야 했다.

비슷한 시기에, 나는 캘리포니아주 라 졸라(La jolla)에 있는 'Kairos'라는 인간 잠재력 센터를 위한 움직임 프로그램을 만들어 달라는 요청을 받았다. 거기에 참석했던 사람들은 에살렌(Esalen) 연구소의 그룹 리더들뿐만 아니라 심리학, 움직임, 바디워크 및 인간 잠재력 움직임(human potential movement) 등의 분야에 전문가들이었다. 정신과 의사 중 한 명이 나에게 카이로스 주말 세미나에 참석하는 환자를 위한 프로그램을 만들어 줄 수 있는지를 물었다.

그 후, 나는 1966년 후반과 1967년 중반에 두 번이나 심각한 교통사고를 당했다. 첫 번째 교통사고의 경우, 정류장에 있던 나는 시속 50마일 이상의 속도로 주행하던 차에 받쳤다. 이로 인해 나는 허리 통증과 좌골신경통으로 고생했다. – 나는 완전히 일어설 수 없었고, 체중의 대부분이 오른쪽 다리에 쏠리고 앞으로 약간 구부정한 자세를 취하게 되었다. 물리치료의 과정이 마무리될 즘, 병원으로부터 받은 최종 보고서로부터 나는 충격과 분노를 느꼈다. 그 보고서에 따르면, 통증의 실제 원인을 찾을 수 없고, 통증의 원인이 내 머리 속에 있다는 것이었다. 나는 내게 일을 의뢰한 카이로스의 정신과 의사에게 그 통증이 신체적으로 진짜처럼 느껴진다고 상담했다. 그는 내 말을 믿었고, 1968년 봄에 에살렌을 방문할 Ida Rolf를 만나볼 것을 권장했다.

내가 캘리포니아 빅서에 도착했을 때, Rolf는 클라이언트와의 회합으로 스케줄이 완전히 짜여져 있었다. 그래서 나는 그녀의 회합이 끝날 때까지 이틀 동안 그녀의 집 앞에서 기다린 후, Rolf와 첫 만남을 가졌다. 그녀가 신체 패턴을 바꾸는 방법을 알고 있고, 신체 기능을 향상시킬 수 있는 사람이란 것을 나는 바로 알 수 있었다. 그녀와의 첫 만남이 끝났을 때, 그녀의 말에 따르면 자신의 집앞에 있던 그 낯선 여자가 누구인지를 조사했고, 내가 사람들을 위한 운동 프로그램을 만들었다는 말을 들었다고 했다. 내가 그렇다고 대답했을 때, 그녀는 자신의 작품인 '구조적 통합('롤핑')을 위한 움직임 프로그램을 만들어도 되겠느냐고 물었다. 나는 즉시 '그렇다!'고 말했다. 나는 그녀가 '그럼, 내가 너를 훈련시켜야 하고, 이번 6월부터 수업이 시작될 거야'라고 말하기 전까지는 '언제'에 대해 생각하지 않았다. 이것은 아무도 나를 훈련시킬 필요가 없었기 때문에 나에게 놀라운 일이었다 – 이전에 운동 프로그램을 상담하거나 개발하라는 요청을 받았을 때, 나는 몇 가지 아이디어를 가지고 작업이나 수업을 현재와 같이 관찰했고, 피드백을 평가했다. 그 후, 나는 클라이언트를 위한 프로그램을 확장하고 마무리했다. 내가 Rolf 박사에게 이유를 물었을 때, 그녀는 '무엇을 해야 하는지 알게 될 것이다'고 말했다. 나는 유럽에 갈 계획이 있었고 그 계획들을 바꿀 수 없다고 생각했기 때문에, 그녀에게 사과했다: Rolf 박사는 '6주 후에 수업이 시작되니, 계획을 바꿔라'고 말했고, Rolf 박사는 그런 식이었다. 나는 '알았다'고 대답했다.

나는 Rolf 박사와 9년 동안 공부하고 일했다. 그 기간 동안 나는 200명 정도 되는 그녀의 구조적

서론

통합 학생들을 위해 수업을 만들고 가르쳤다. 모든 구조적 통합 학생들은 신체 패턴의 관찰과 효율적인 신체역학에 대해 나에게 첫 4일의 강좌를 요구했다. 나는 50여 명의 운동교육 교사들도 훈련시켰다. 이런 초기의 움직임 작업은 Rolf-Aston 구조적 패터닝으로 불렸다.

나는 클라이언트들이 바디워크를 통해 얻은 변화를 지속할 수 있도록 정렬과 바른 자세에 대한 Rolf의 아이디어를 적용하기 위해 이런 양식을 만들었다. 이런 초기 작업이 Rolf 패러다임에서 나왔기 때문에, 나는 '머리를 위로 뻗으시오(letting the top of thehead go up)'와 같은 큐잉을 사용함으로써 자세 유지 방법을 사람들에게 가르치곤 했다. 나는 신체에서 'up'이라는 단어가 지면에서부터 시작될 수 있다는 것을 배우기 전에 이들 큐잉을 사용했다.

1975년 후반부쯤, 나는 나 자신의 발견을 매우 빠른 속도로 발전시키고, 또 나에게 다가온 새로운 아이디어로 교사, 심리치료사 및 바디워커들을 훈련시키기 시작했다. 내게 다가오고 있는 이 새로운 사상, 자세, 움직임, 피트니스, 인간공학에 대해 무시할 수 없는 깨달음 속에서 교사, 심리치료사, 신체노동자들을 훈련시키기 위해 엄청난 속도로 움직이기 시작했다. 그리고 자세, 움직임, 피트니스 및 인간공학 등을 무시할 수 없음을 깨닫게 되었다. 나는 이들 새로운 아이디어가 움직임 코치, 운동 수행, 스포츠, 일상 활동 및 인간공학을 어떻게 변화시킬 것인지를 상상할 수 있었다. 나는 전문가들이 신체 구조와 정렬을 명확하게 분석하는 방법을 배울 수 있는 시스템을 개발했다.

그리고 나는 긍정적이고 효과적인 방법을 어떻게 하면 잘 가르칠 수 있는지에 집중했다 – 'no'아닌, 'yes'에 기반된 장소에서 클라이언트의 배움에 도움을 주었다.

나는 대학 달리기 선수에게 이런 접근법을 시작한 후, 16년 이후에 학생들이 배우고 가지고 있던 능력에서 다른 점이 있음을 볼 수 있었다. 'yes'에 대한 학습은 더 많은 정보를 자신에 대한 인지와 사용으로 연결시켰다.

시간이 경과할수록 나의 이런 통찰력은 사람의 정렬과 움직임에 대한 이전의 사고로부터 진화된 새로운 패러다임 안으로 발전되었다. 오늘날 이 패러다임은 Aston Kinetics 운동 교육 및 바디워크(Aston Massage, Myo-Kinetics, Arthro-Kinetics), Aston Fitness 및 인간공학적 제품 및 애플리케이션 등 모든 형태의 바탕을 이룬다.

나는 55년간 가르치면서 내 발견과 기법을 적용할 기회를 많이 가졌고, 그 과정에는 항상 '관찰하기: 자세 평가'가 포함되었다. '관찰하기 스킬'은 요가와 필라테스 강사, 코치, 피트니스 트레이너 또는 물리치료사 등이 스트레스를 받는 신체 패턴을 빠르게 식별하고, 그 패턴의 부정적인 결과를 줄이기 위해 그들의 기술을 사용하는데 도움을 줄 수 있다. 이것은 불편함을 덜어주거나 생체역학을 변화시킬 수 있는 능력을 제공할 수 있고, 클라이언트들을 더 빨리 달리고, 더 큰 힘으로 공을 던지고, 축구 연습에서 더 빨리 회복할 수 있도록 하고, 더 큰 시설과 표현력으로 악기를 연주할 수 있도록 한다. 나는

시작과 영향

사람들이 무엇이 필요하고 무엇이 유용한지를 평가할 수 있도록 자신의 몸을 읽는 스킬을 발전시키길 희망한다. 이런 지식은 처음에는 미미하지만, 시간이 지나면 구체적인 수정이 실제 차이를 만들 수 있음을 경험할 수 있다. 종종 사람들은 여러분이 오래된 그들의 불편 사항을 고쳐주거나 수정해 주길 원한다.

우리가 전신 패턴을 볼 수 있으면, 이들 문제 지점이 어떻게 연결되어 있는지를 알 수 있을 것이다. 사실, 문제 부위들은 그들에게 가해지는 스트레스를 줄이기 위해 최선을 다할 것이다. 바디워커, 강사 및 코치들이 전신 패턴을 확인하고 중화시킬 수 있다면, 스트레스 받은 지점을 개선시킬 수 있다.

서론

여러분의 눈은 어떠한가? 여러분은 벽에 걸린 그림이 중앙에서 약간 벗어나 있는지를 발견할 수 있는가?

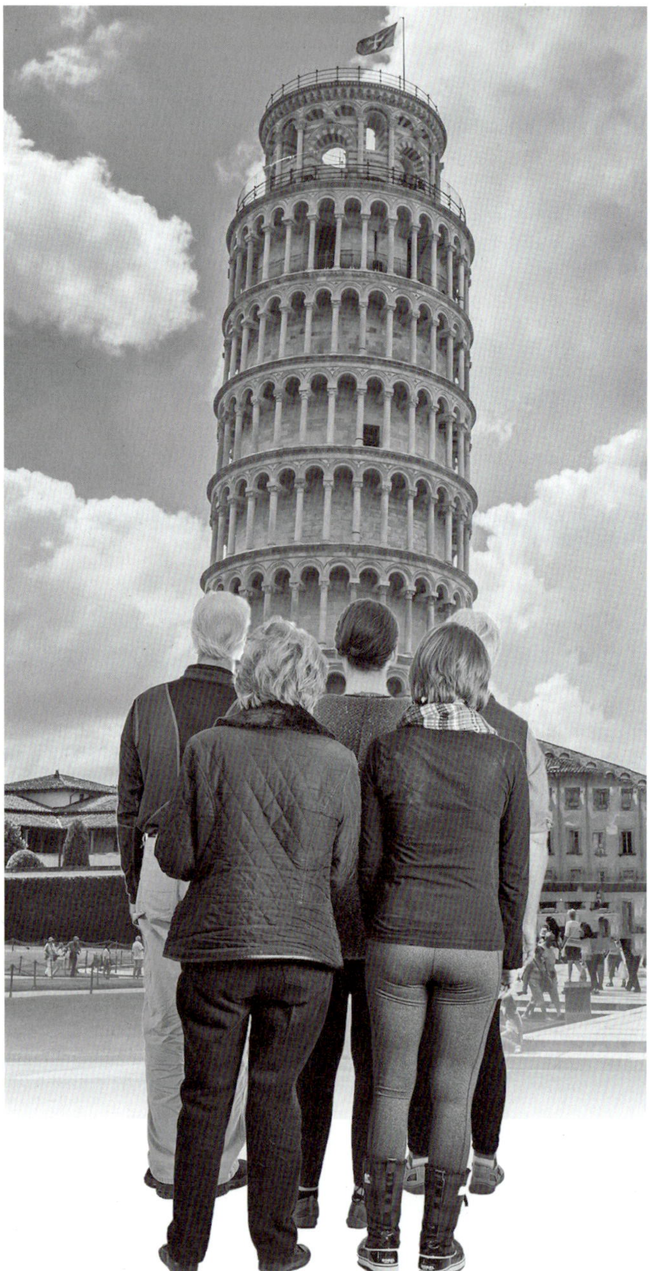

여러분은 박물관에 가서 사람들이 예술품과 같은 방향으로 몸을 기울여서 바라보고 있는 것을 확인한 적이 있는가?

여러분은 가끔 같은 관점을 보기 위해 기울어진다는 것을 발견하는가?

피사의 사탑은 어떠한가?

중심에서 6° 정도 기울어져 있는 것을 알 수 있는가?

사람의 신체는 어떠했는가? 중심에서 기울어져 있는가?

신체가 중심을 벗어날 때 어떤 결과가 일어나는가?

신체와 얼굴의 좌·우 측면이 거울 속의 이미지처럼, 대칭이어야 한다는 것이 일반적으로 받아들여지는 생각이다.

이제, 이것을 클라이언트와 함께 살펴보자.
언뜻 볼 때 그는 중앙에 위치하는 것처럼 보인다.

1) 오른쪽 다리보다 왼쪽 다리에 체중이 더 많이 실린 것 같다.
2) 검상돌기(흉골의 끝단)가 오른쪽으로 약간 치우쳐 있는 것 같다.
3) 팔을 살펴보자. 오른쪽 손바닥은 몸쪽으로 향하고 있고, 왼쪽 손바닥은 뒤에 있는 벽쪽인 뒤쪽으로 향하고 있다.
4) 머리카락은 오른쪽으로 자라있고, 머리는 왼쪽으로 기울어져 있다.

극단적이지는 않지만, 전반적으로 오른쪽으로 치우쳐 있는가?

만약 여러분이 치실을 가지고 있다면, 양발의 중간 지점에다 놓고 수평 사진과 수직되게 배치해 보자. 여러분은 체중의 대부분이 어느 쪽에 위치하는지를 알게 될 것이다. 이 경우에는 그의 체중은 왼쪽으로 약간 치우쳐져 있다.

다음 페이지에서, 위 사람의 오른쪽 절반을 2개로 붙인 것과 왼쪽 절반을 2개로 붙인 것이 어떻게 보이는지를 비교해 보자.

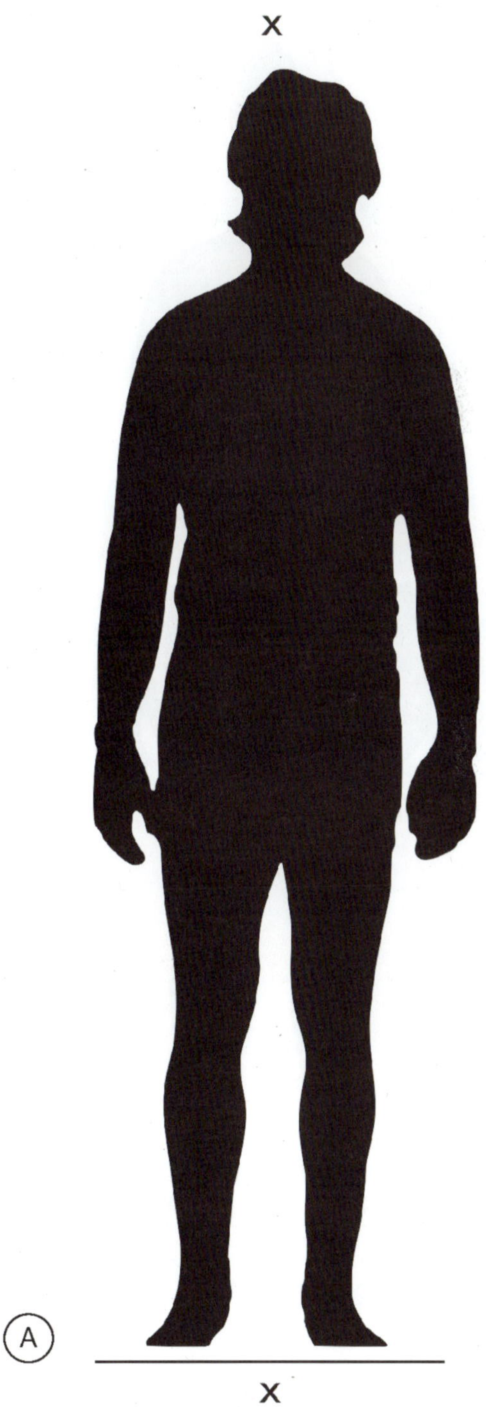

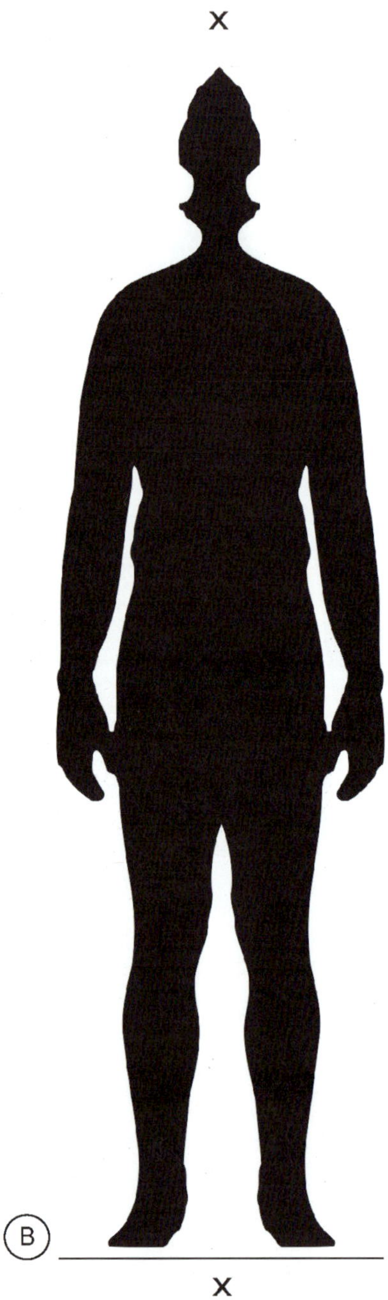

2개의 오른쪽

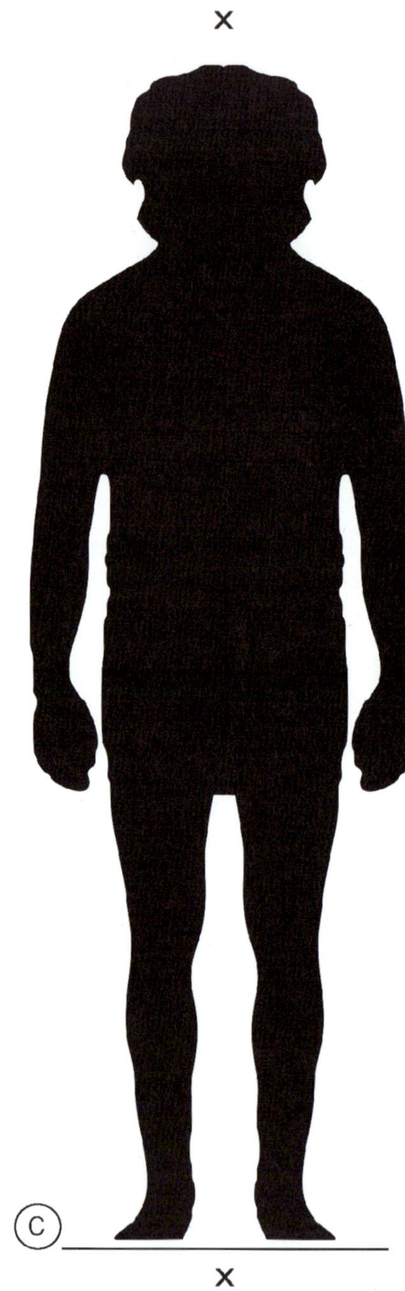

2개의 왼쪽

이번에는, 3개의 신체 그림을 모두 비교해 보자.

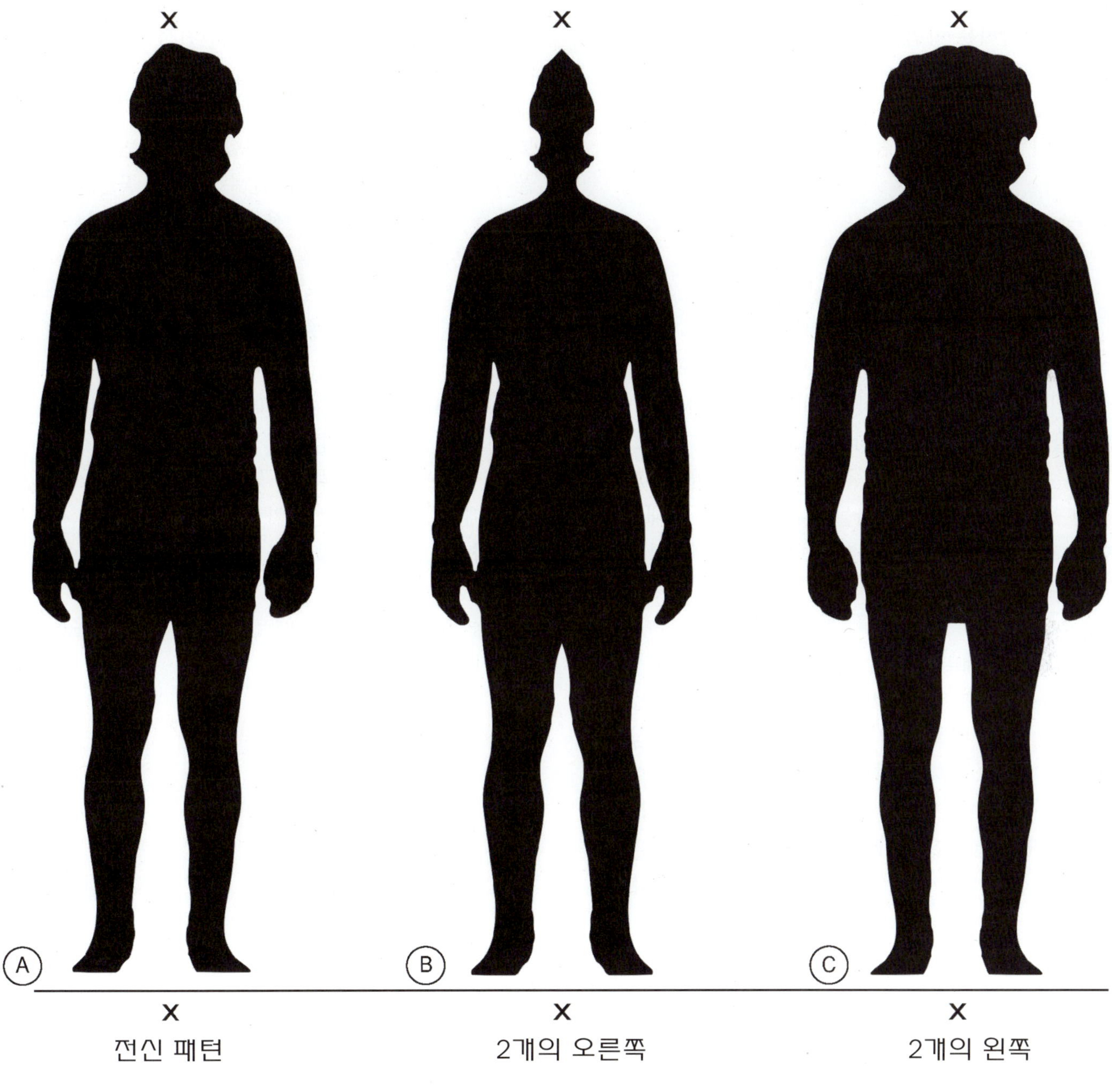

이 경우에서 볼 때, 놀랍게도 2개의 오른쪽(B)과 2개의 왼쪽(C)이 완전히 다르다는 것이다. 나는 이 책을 통해 여러분이 자세의 세밀한 부분까지 볼 수 있는 눈을 갖길 바란다.

서론

자세 관찰하기

운동 강사, 물리치료사, 댄서, 그리고 코치들은 신체를 관찰하는 방법을 배워야 한다. 어떤 사람들은 그들의 특정 시스템을 위해 일을 하며 격자(2차원)를 기준으로 신체를 관찰하고 평가하려고 하지만, 실제로는 3차원적으로 신체를 보는 것이 가장 유용하다.

정렬과 자세

정렬이란 신체의 일부가 신체 전체의 구조로 구성되도록 배치되는 방법을 말한다. 정렬을 이해한다는 의미에는 신체가 어떻게 작동하도록 설계되었는지, 그리고 신체의 설계가 기능에 어떤 영향을 미치는지에 대한 지식이 포함된다. 그리고 또한 정렬은 신체의 제한(척추 융합, 고관절 치환술, 측만증 패턴 등)과 이들 제한이 만들어내는 한계나 기대에 대한 지식도 포함한다. 정렬은 보다 구조적인 것처럼 보일 수 있다.

자세는 신체의 사용법에 더 가까운 편이다. 우리는 좋은 자세, 나쁜 자세, 그리고 이 사이에서 정보를 얻을 수 있다. 비록 우리가 위에 언급된 몇가지 정렬의 문제를 가지고 있다고 하더라도, 아마도 우리는 여전히 이완된 구부정한 자세를 취할 수 있고, 또는 긴장을 가지고 있지만 좋은 자세를 취하고 있을 수도 있다. 자세는 상태, 활력 정도, 최근의 수술, 운동에 대한 민감도 등을 반영할 수 있다. 자세는 정렬에 비해 더 기능적인 측면을 가진다.

나는 물리치료사, 코치 및 운동을 훈련시키는 사람들에게 신체를 관찰하는 방법을 주로 가르친다. 나는 구조적 가용성에서부터 습관, 선호도 및 사용법까지 포괄하기 위해 자세 평가라는 용어를 사용한다.

신체가 특정 제한을 가지고 있을 때, 종종 사람들은 더 이상 좋아지지 않을 것으로 믿는다. 치료사들이 없어진 뼈를 대체할 수 없지만, 완전한 가동범위 없이 연부조직 유착으로 골격을 특정한 자세로 만들 수 있다. 치료사들이 클라이언트의 선천적 치유 능력을 자극하고, 더 나은 움직임을 위한 올바른 선택을 제공할 때, 클라이언트는 그것이 영구적이지 않음에 놀란다. 정렬은 연부조직이 변함에 따라 변할 수 있고, 골격이 보다 기능적으로 바뀔 수 있도록 공간과 자유를 만든다. 신체에 특정한 제한이 있을 때, 사람들은 종종 그들이 결코 더 나아질 수 없을 것이라고 믿는다. 치료사가 없어진 뼈를 대체할 수 있는 것은 아니지만, 골격은 부드러운 조직 유착에 의해 동작의 전체 범위 없이 일정한 위치에 고정되는 경우가 많다. 신체 분절이 그들의 지정된 공간에 더 잘 맞을 수 있을 때, 신체와 장기들은 기능을 더 잘 할 수 있다. 신체 분절이 그들의 공간을 더 좋게 만들 수 있을 때, 일반적으로 신체와 장기들이 더 잘 기능적으로 변할 수 있다.

운동 강사와 치료사는 매일 다음과 같은 질문을 받는다:

'내가 왜 여기서 긴장하고 있지?'

'왜 이런 증상이 일어나는 것인가?'

'달리기 하는 동안 목이 어떻게 다칠 수 있었지?'

'왜 나는 좀 더 좋은 균형감을 느끼지 못하는 것일까?'

'요가할 때 왜 오른쪽이 더 스트레스를 받는 것일까, 여동생도 같은 수업을 듣는데 그녀는 왜 다치지 않는가?'

이 질문 중 몇몇에 답을 시작할 때 수많은 요소들이 고려되어야 한다. 이 책의 내용은 신체 자세에 초점을

맞추고 있다: 각 신체분절간의 관계와 전신의 관계에 대한 공간적 위치. 우리는 체형에 대한 자세의 결과도 검사할 것이다. 심혈관계, 소화계, 내분비계, 호흡계, 림프계, 근골격계, 신경계, 생식계 및 비뇨계 등의 신체 계통에 대한 관점은 본 책의 의도는 아니다. 모든 신체 계통의 건강이 자세에 영향을 미치는 것은 분명하지만, 자세가 모든 신체계통에 영향을 줄 수 있는지에 대해 여러분이 한 번 생각해 보길 원한다.

우리가 각 분야에서 다음과 같은, 1) 클라이언트에 대한 상세하고 정확한 정보를 수집할 수 있는 능력과 2) 클라이언트가 최적의 기능을 달성하고 유지하는데 도움을 주기 위해 그것을 적용하는 능력과 기법을 마스터하면, 우리는 클라이언트가 다음과 같이 되는데 도움을 주는 자격을 갖추게 된다: 1) 클라이언트가 자신의 선생님이 되고, 2) 자신의 진전에 대한 책임을 언제 그리고 어떻게 해야하는지를 알게 된다.

이 책에서 우리는 첫 번째 기법인, 시각적 관찰에 초점을 맞출 것이다. 그러나, 치료와 코칭 직업에 종사하는 많은 사람들이 필수 평가 요소로서 보기 시작하는 다른 요소들도 있다. 그것은 전신 패턴을 관찰하는 능력이다.

개별 신체 분절을 평가하는 특정 검사를 이용하면, 그 신체 분절에 대한 모든 것을 알 수 있다. 그러나 전단력, 압박력, 견인력 및 회전력을 통한 개별 신체 분절의 평가는 특정 분절과 전신과의 관계에 대해 제대로 알 수 없고, 또 다른 신체 분절과의 관계에 의해 그 신체 분절의 기능부전이 발생하는 가능성에 대해서도 잘 알 수 없을 것이다. 예를 들어, 발목은 그 위에 위치하는 무릎이나 골반과 관계없이 독자적으로 회내하지 못한다; 과도한 척추 만곡은 다리 자세와 긴장에 대해 뚜렷한 영향을 준다. 전신을 공부할 때, 우리에게 더 깊은 통찰력을 주는 것이 바로 이런 상호관계이다.

임상에서 우리는 많은 제한과 복합적인 병력 및 다양한 구조적 변화를 가진 환자들을 평가한다. 사람들은 수년 간 습관적인 움직임 패턴과 외상(신체적 외상과 정서적 외상)의 결과로 상호작용되고 있다. 만약 우리가 신체의 상호관계를 살펴본다면, 불편 영역(문제 영역)은 단지 평가의 출반점인 시작 지점일 뿐이다. 신체의 기능적 관계를 고려함으로써, 종종 우리는 불편 지점으로 다시 돌아가서 중요한 면에 있는 요소의 기능부전을 추적한다.

나는 50년 이상 가르쳐 오면서 신체의 복잡성에 대한 폭넓은 이해를 발전시켜 왔다. 나는 그들 일의 결과를 향상시키기 위해 치료사, 강사, 코치 및 운동선수 등 수천 명에게 이들 관계를 분석하는 것을 가르쳐 왔다. 이런 관점에서 보는 법을 가르쳐 줌으로써 여러분께 사람의 구조와 기능을 관찰하는 보다 다양하고 역동적인 생체역학적 패러다임을 소개하는 것이다.

서론

자세에 대한 영향

신체의 구조와 기능에 영향을 주는 요소는 많다. 흥미롭게도, 과거 사건의 연대적 순서가 모든 다른 영향과 조합하여 특정 정렬(구조)과 자세(기능)를 결정지었다. 예를 들어, 어린 아이들은 종종 넘어져서 머리를 치거나 심하게 멍이 들거나 뼈가 부러지곤 한다. 아이들은 뼈가 치유되거나, 멍이나 두통이 없어지면 건강해졌다고 생각한다; 그러나 손상으로 신체 분절의 정렬이 어긋날 수도 있다. 이런 정렬은 균형을 맞추어 줌으로써 다시 적용된다. 그러므로 한 번의 손상은 자세 패턴을 운동으로 설정할 것이고, 신체 중심에서 벗어난 한 분절이 손상 영역을 위해 보상작용을 할 것이다. 크게 봤을 때, 그 영역을 통해 성장하지 않고, 손상을 중심으로 성장할 것이다. 후천적 손상은 첫 번째 보상에 다른 보상작용을 추가시킬 것이다.

대개 신체 분절이 그렇게 정렬되는데 이유가 있다. 신체가 균형을 유지하기 위해 비정상적인 정렬이나 보상을 채택하는 것처럼, 신체는 타고난 지혜를 보여 준다. 일반적으로 신체는 매우 똑똑하여 실수를 하지 않는다. 신체는 병력, 손상, 보상, 과제 그리고 작용을 달성할 수 있는 능력과 협상하기 위해 최선을 다한다. 그러나, 종종 신체는 그들이 요구된 후 장시간 동안 무의식적으로 이런 적응성 보상에 매달린다. 그 결과는 완전한 잠재력과 움직임 자유도의 전반적인 소실이다.

나는 신체가 보상작용의 역효과를 교정하는 능력에 있어서 탄력적이고, 또 부정적 패턴을 중화하기 위해 적절한 공식을 제공하고 있음을 발견했다. 우리는 치료사, 강사, 코치로서 변화를 촉진하고, 양극화 현상을 중화시킬 수 있고, 또 사람이 더 최적으로 움직이고 수행하도록 도울 수 있을 때 보람을 느낀다. 중요한 점은 한 신체 분절의 변화가 전신에 영향을 줄 수 있음을 명심하는 것이다. 한 걸음 뒤로 물러나서 신체 분절과 전신과의 관계를 살펴보면, 우리의 관점은 더욱 포괄적이고 명확되게 될 것이다.

신체를 독립적인 많은 신체 분절로 보기 보다는 통합 시스템으로 볼 때, 우리의 신체가 안정적인 균형과 움직임 모두에서 완벽한 시스템임을 알게 될 것이다. 이런 시스템을 관찰하고 이해하는 것은 변화를 촉진하는 우리의 능력을 크게 강화시킨다.

잠시 시간을 내어 우리를 형성했던 영향에 대해 생각해 보자:

1) 유전학

2) 자궁내 및 출산 경험

3) 발달단계

4) 유지하고 관리해 준 부모/도우미의 패턴

5) 제품 디자인(예: 가구, 공구, 유아용 시트, 신발)

6) 장비(예: 부목장치, 안경, 석고 고정)

7) 역할 모델(예: 교사, 영화배우, 운동선수)

8) 패션

9) 활동(예: 야구, 수영, 골프, 무술)

10) 현재 나이, 체중, 건강 상태

11) 태도, 신념, 성격

12) 직업(예: 좌식, 중장비 들어 올리기)

13) 영양, 식이요법, 남용

14) 환경(예: 공동체, 고도, 오염, 소음)

15) 물리학

일반적인 평가의 예

치료사, 트레이너, 코치들이 누군가의 패턴 변화를 돕기 위해서는, 출발점으로써 그 사람의 패턴을 관찰하고 평가할 수 있는 능력이 필수적이다.

물리치료사로서: 나는 여러분의 몸통 중심이 골반 중심보다 뒤쪽에 위치하고 있음(두 다리의 골절로부터 회복되는 동안 여러분의 신체는 보상작용을 한다)을 알 수 있고, 발뒤꿈치 닿기시 발 뒤쪽에 몸통의 중심이 위치하기 때문에 균형을 잡는데 위태로울 수 있음을 알 수 있다. 이런 현상은 여러분의 몸통이 여러분의 발뒤꿈치 스트라이크에서 발에 뒤쪽으로 집중되기 때문에 여러분의 균형을 위태롭게 한다. 만약 내가 좀 더 중립적인 정렬을 촉진할 수 있다면, 여러분의 보행 패턴이 더욱 좋아질 수 있도록 도울 수 있을 것이다.

마사지 치료사로서: 만약 여러분의 전신 정렬 패턴을 빠르게 평가할 수 있다면, 나는 여러분의 근골격 조직에서 내가 느끼는 것과 그 평가의 정보를 연관시켜 전반적인 향상을 위해 더 좋은 치료를 설계할 수 있을 것이다.

개인 트레이너로서: 만약 무게를 들어올릴 때 여러분의 현재 정렬 패턴이 목과 어깨의 긴장에 어떻게 영향을 주는지를 알 수 있다면, 나는 과도한 스트레스를 피할 수 있도록 여러분의 전신 패턴이 변화되는 것을 도울 수 있을 것이다.

심리치료사로서: 여러분의 현재 표현과 더 이상 맞지 않는 현재 정렬 패턴을 알수 있고, 또 한때의 슬픔과 일치하는 구부정한 늑곽 굴곡 자세임을 알 수 있다면, 나는 여러분을 도울 전략을 세울 수 있다.

직업치료사로서: 너의 자세 패턴을 볼 수 있다면, 나는 ADL 향상을 위해 전신을 사용하는 방법을 여러분께 가르쳐 줄 수 있다.

인간공학사로서: 하루종일 낮은 의자에 요추의 과신전과 흉추의 과도 굴곡 패턴으로 앉아 있는 여러분을 볼 수 있다면, 나는 앉아 있는 동안 불편 영역(흉곽탈출 부위)만 도울 수 있는 전신의 사용 방법에 변화를 주는 제안을 할 것이다.
나는 여러분을 위해 더 좋은 의자 설계의 제안을 하고 싶다.

서론

이 책의 목표

사람들은 종종 허리, 어깨, 목, 무릎, 머리 등의 통증에 대해 호소하기 때문에, 치료사들은 그 부위에 대해서만 치료를 하도록 요구된다. Aston의 '관찰하기 스킬'을 훈련받은 많은 치료사들은 관련 영역과 기여 영역 간의 상호 관계를 빠르고 정확하게 볼 수 있고, 그런 다음 특정 증상을 줄이면서 전반적인 개선을 가속화할 수 있다.

내가 훈련시켰던 사람들은 그들에게 특별한 가치가 있는 Aston의 '관찰하기 스킬'에 대해 다음과 같은 3가지를 꾸준히 언급해 오고 있다:

1) Aston 패러다임은 중립적 정렬에 대한 다른 관점을 제공한다.
2) Aston의 '관찰하기 스킬'은 각 신체 부위의 치수가 신체 분절과 어떻게 상호작용하는지를 이해하는데 그들에게 도움을 준다.
3) 가장 중요한 '관찰하기 스킬'은 치료사가 신체 분절과 그들의 결과 사이의 상호관계를 이해할 수 있는데 도움을 준다.

여러분이 초보 또는 경험이 많은 치료사, 강사, 코치 및 트레이너, 또는 공부를 하는 학생이든 간에, 나의 바램은 이런 접근법이 여러분께 신선한 영감을 주고, 또 여러분의 업무에서 많이 사용되는 것이다.

이 책은 **'관찰하기 스킬'**을 발달시키기 위한 종합적인 자기 학습 도구를 제공하기 위해 만들어졌다. 여기에는 다음이 포함된다:

1) 신체 분절의 정렬, 치수, 크기 등을 포함해 신체 분절을 3차원 공간에서 정확하게 평가한다.
2) 이런 특정의 분절 상호 관계가 과긴장/저긴장, 또는 과가동성/저가동성을 어떻게 만들거나 고정시킬 수 있는지를 이해한다.

이 책은 또한 여러분이 클라이언트의 신체를 관찰하고, 흥미나 불편 영역에 기여할 수 있는 전신과의 관계를 빠르게 확인할 수 있는 **도구**를 제공한다:

1) 관찰 스킬을 개발하고 향상시키는 경험
2) 관찰 기록을 시각적으로 쉽게 회상하는 도움을 주는 표기법
3) 클라이언트를 위한 계획을 만들 수 있는, 여러분의 평가를 요약하는 과정.

이들 평가 요소는 업무, 순서, 모탈리티 및 관심 영역 등과 같은 치료적 선택의 전제 요건이다. 그러나 여러분의 시각적 평가를 토대로 이루어지는 치료 계획에 대한 상세한 정보는 이 책에서 소개하지 않는다.

Aston 패러다임은 근골격계 기능의 평가(운동교육, 피트니스, 제품 디자인, 마사지 및 바디워크)와 다양한 인간공학적 가이드라인을 위한 새로운 관점을 만들어냈다. 내가 이 책을 만든 이유는 이들 기법을 사용했던 건강관리 전문가와 피트니스 전문가로부터 이들 정보의 가치에 대해 내가 받았던 긍정적인 피드백 때문이다.

많은 제품 디자인뿐만 아니라, 이들 아이디어로부터 성장해온 운동교육, 바디워크 및 피트니스 프로그램의 전체 시스템은 이 책의 범위를 벗어나는 것이다. 우리의 웹사이트(AstonKinetics.com)는 여러분의 고려사항과 탐구심을 위해 많은 예시를 제공하고 있다.

이 책을 사용하는 방법

이 책에 제시된 연습과 예시는 정보를 전달하고 특정 순서에 따라 스킬을 발전시키기 위해 설계되었다. 이것은 2차원 매체가 우리가 탐구하고 있는 3차원 현실을 보다 정확하게 의사소통하게 해 주는 직접적 접근법이다. 나는 여러분이 시간을 내어 모든 연습 예시를 통해 노력할 것을 권장한다.

비록 여러분이 정렬을 분석한 경험이 있다하더라도, Aston 패러다임은 최적의 정렬에 대해 다른 관점을 사용할 수 있다. 단계별로 하나씩 진행해 감으로써, 이런 관점에 여러분이 친숙해지도록 만드는 것이다.

단계는 단순한 관계에서 복잡한 관계까지 배열된다. 각 단락은 다양한 예를 통해 스킬을 반복하고 있다. 이것은 새로운 개념이나 스킬로 진행하기 전에 그 스킬을 마스터할 때, 정보들은 보다 완벽하고 쉽게 통합되도록 제안하는 학습 모델에 기초한다. 그러므로, 특정 정보들은 우선적으로 단독, 2차원 또는 지나치게 단순화된 양식으로 제시될 것이다. 결국에는 각 정보들이 신체의 3차원 현실의 복잡한 프레임워크로 짜여질 것이다.

일반적으로 각 단락은 내용, 예시, 그리고 아이디어를 적용하기 위한 연습, 그리고 일부 시사점 및 임상 예시나 적용을 포함한다. 여러분은 이 책을 공부하면서 처음에는 스킬을 발전시키는 것으로만 일하는 것이 좋을지도 모른다. 그런 다음, 다시 살펴보고 개념의 적용을 직무에 포함시킨다. 다른 사람들은 스킬을 발전시켜 나가면서 직무의 내용을 알게 되는 것이 가장 유용하다는 것을 알게 될 것이다. 어쨌든, 여러분은 선택한 방법에서 이들 2가지 트랙들 중 하나를 사용하거나 조합해서 전체 내용을 살펴보는 선택을 할 것이다. 각 방법은 다른 경험이고 다른 시기에 유용할 수 있다. 이런 식으로 여러분의 경험이 증가하고 변화에 의문점을 가질 때 여러분의 내용이 확장되는 것이다. 나는 이 책 안에 여러분의 내용을 작성할 수 있도록 이 책을 디자인했다. 스킬 세트는 여러분이 쉽게 그들을 사용할 수 있도록 연습을 필요로 한다.

연습할 때, 나는 여러분이 그림과 사진 위에 표시할 것을 제안한다(자신의 책에 표시하지 않으려는 분들을 위해, 나는 여러분이 연습을 하고, 지우고, 움직일 수 있도록 트레이싱 페이퍼나 슬라이드, 수정펜을 사용할 것을 제안한다). 나는 여러분이 다림줄로서 8–9인치의 치실이나 줄을 사용하길 권한다.

많은 사진들이 본문의 예시로 제공된다. 많은 연습의 기회를 주기 위해, 나는 여러분이 클라이언트와 친구들의 사진, 교과서의 인물들, 잡지의 사진들, 그리고 여러분 자신의 몸의 사진들을 연구할 것을 추천한다. 가능하다면, 정면, 오른쪽, 후면, 왼쪽 등 4개의 관점에서 보는 것이 좋다. 클라이언트들은 신체 윤곽을 잘 볼 수 있는 옷을 입어야 한다.

우리는 관찰을 위해 2 가지 범주를 사용할 것이다:

1) **정렬:** 신체 분절 서로에 대한 배치와 관계, 전신에 대한 신체 분절의 배치와 관계, 다림줄에 대한 신체 분절의 배치 및 관계

2) **치수:** 신체 분절의 내적 체적, 질량 및 형태, 또는 전체로서의 형태. 길이, 깊이 및 너비 등 3가지 치수의 양과 방향은 신체 형태와 기능에 중요한 영향을 준다. 단순–복잡 양식을 통해, 우리는 이들 2가지 범주를 분리하여 평가하기 시작할 것이고, 그 다음, 이들이 서로에 대해 동시적으로 어떤 영향을 주는지를 평가할 것이다.

이 책에 추가된 새로운 내용을 살펴봄으로써, 나는 56년 간의 교육 활동 동안 나의 지식이 발전되었음을 깨닫게 되었다.

내가 바라는 것은, 이 책의 진전이 여러분의 스킬을 더욱 발전시킬 뿐만 아니라 Aston의 이론과 원리를 다루는 8장–10장을 위해 여러분이 준비할 수 있도록 만드는 것이다.

서론

사전 평가 A

이 책을 공부할 때 향상되는 여러분의 진전을 평가하기 위해, 여러분은 무엇을 기록하고 어떻게 기록하는 것이 유용한지를 알게 될 것이다. 그리고 현재와 나중을 비교하기 위해 잘 관찰한다. 다음 사진을 살펴보고, 본 것을 기록하자. 필요하다면 추가 시트지를 사용할 수 있다.

이 질문에 대한 답

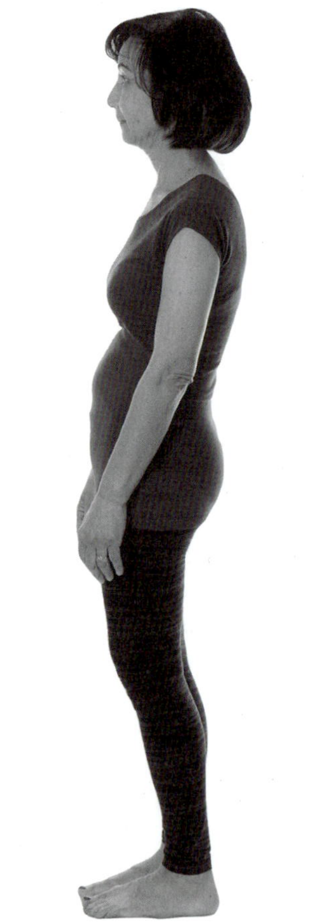

1) 무엇을 보는가?

2) 이 사람의 문제가 무엇이라고 생각하는가?

3) 여러분은 치료나 수업시간 때 무슨 영역을 해결할 것인가? 그 이유는?

기록:

사전 평가 B

여러분의 학습과 개인적 적용을 위해, 4개의 다른 측면에서 본 여러분의 친숙한 사진과 평상시 서기 자세를 취한 사진을 보자.

① 앞쪽

② 뒤쪽

③ 왼쪽

④ 오른쪽

⑤ 줄을 기다릴 때 여러분이 취하는 평상 시 서기 자세

여기에서는 여러분 자신을 대상자로 포함하자. 사전-평가 A(앞 페이지)와 동일한 질문에 동일한 관찰과 답변을 해 보자.

CHAPTER 2

정렬과 기하학적 형태 (Alignment and geometric shapes)

서론

신체 골격의 랜드마크와 다림줄을 관찰함으로써 많은 정보들을 얻을 수 있다. 나는 3차원 적으로 모든 신체 분절을 관찰하는 개념에 정렬(배치), 치수(형태) 및 비대칭의 영향이 평가에 어떻게 포함되어야 하는지를 추가하고 싶다.

정렬은 신체 분절을 공간에 배치하는 것을 포함하고 있고, 전신뿐만 아니라 신체 분절 서로에 대한 3차원 관계를 포함한다. 우리는 이런 아이디어를 다음 장들로 확장해 나갈 것이다.

전신의 정렬을 평가하는 것은 특정 개인의 증상에 기여하는 1차 요소와 2차 요소를 이해하는데 도움을 줄 것이다. 때때로 같은 증상을 가진 모든 사람들은 동일한 신체 정렬 패턴을 공유하고 있어서 동일한 치료를 이용해 좋은 결과를 얻을 수 있을 것이라고 쉽게 생각된다. 두 명의 사람이 허리 통증이라는 공통된 호소를 가지고 있다고 하자. 이들 두 사람이 동일하게 보이는가?

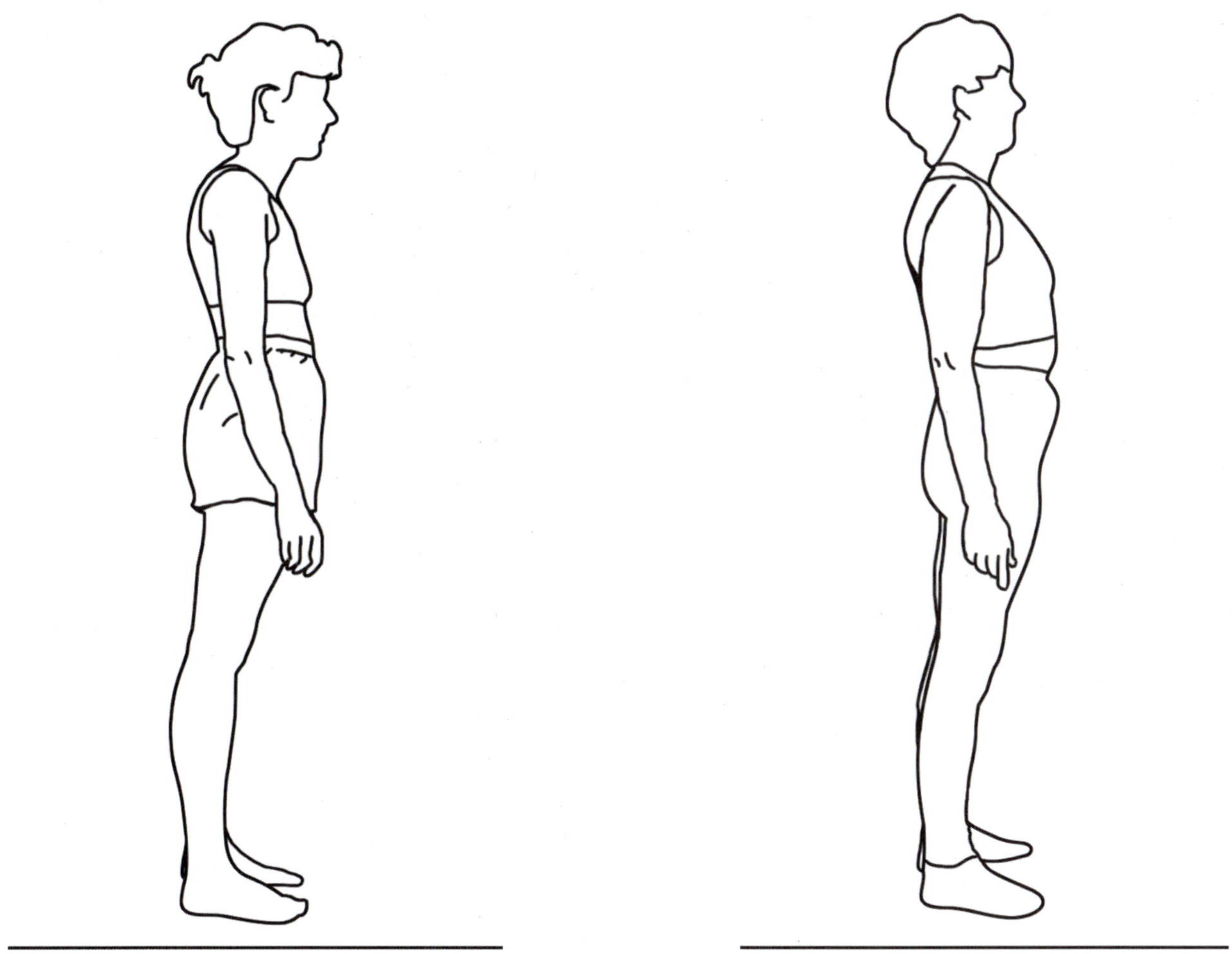

비록 이들 사람이 동일한 문제(불만)를 가지고 있다할지라도, 각각의 패턴은 다른 방식으로 허리에 스트레스를 더하고 있음을 관찰하는 것이 중요하다. 이들 2가지 패턴을 매칭하기 위해서는 다른 치료 프로토콜이 요구될 것이다.

정렬과 기하학적 형태

(참고: 이 책에 있는 대부분의 사진은 클라이언트와 학생들이 '이전' 단락 사진을 시연하는 모습을 보여준다. 그들의 패턴이 과장되어 있을 수도 있지만, 여러분이 패턴을 쉽게 관찰할 수 있도록 만든다.)

정렬의 흔한 패턴

아래와 같이 흔하게 취하는 정렬 패턴을 관찰하자.

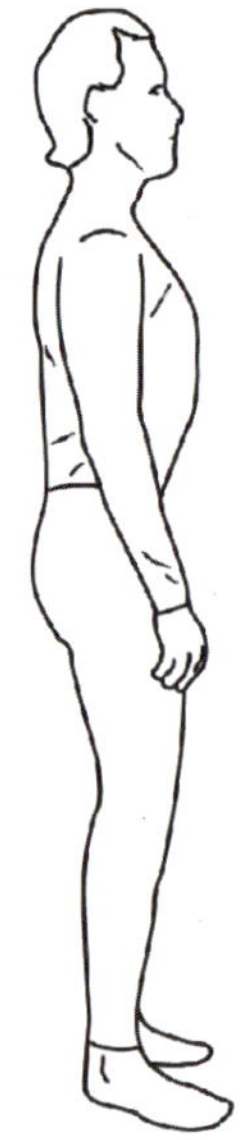

① 써크-턱(suck-and-tuck) 자세

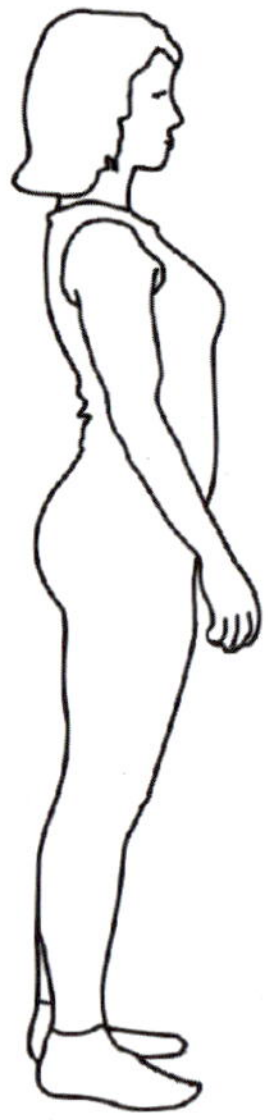

② 댄서 자세(신전 자세)

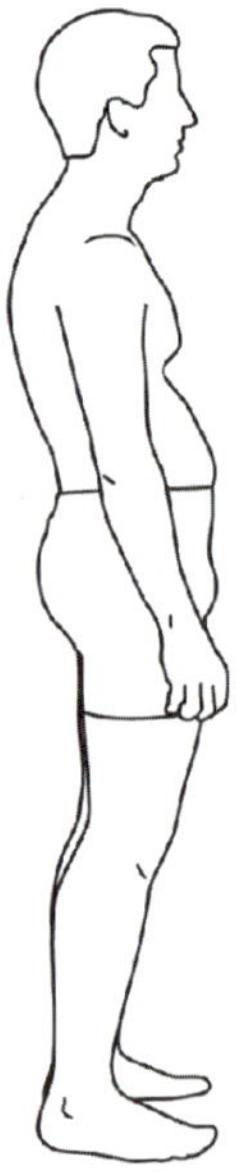

③ 구부정한 자세(굴곡 자세)

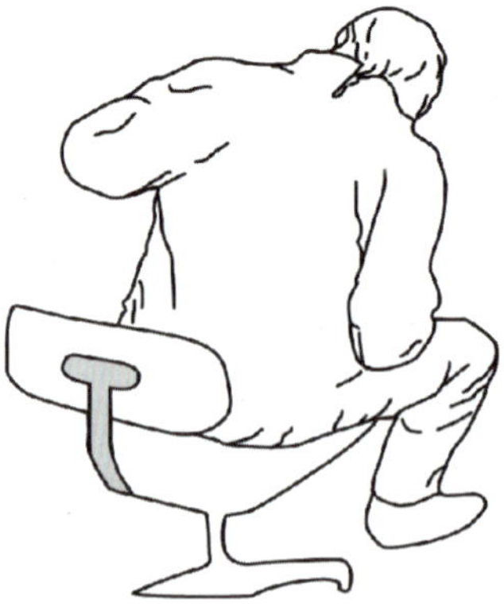

④ 치과의사 자세(회전 자세)

정렬의 흔한 패턴

이들 패턴 중 많은 부분이 특정 결과를 얻기 위해 학습되어 왔다. 비록 그들이 원하는 목표에 효과적일 수 있지만, 또한 그들은 신체 그 밖의 부분에서 원하지 않는 결과를 초래할 수 있다. 일부 역효과는 아래와 같다.

1) 써크-턱 자세(suck and tuck position)

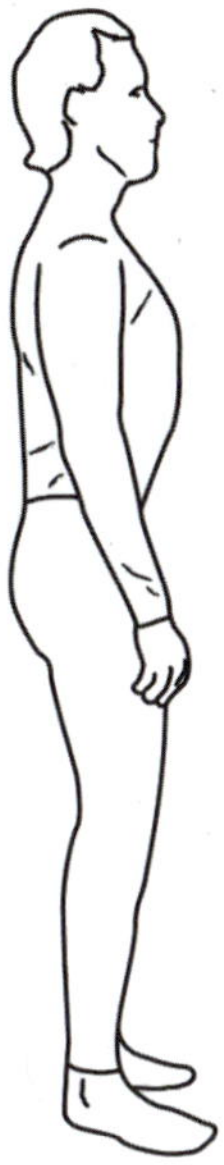

작용

복부를 안쪽으로 당김
골반을 후방경사함

목적

척추 안정화
자세 향상

결과

고관절과 척추의 가동범위 감소와 압박
고관절과 다리 뒤쪽으로 몸통과 골반의 정렬이 쏠림

2) 댄서 자세(신전자세)

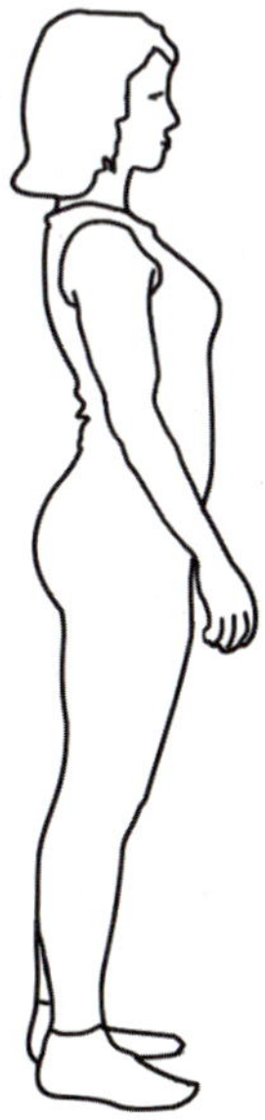

작용

가슴을 들어 올림

목적

미용라인을 늘임
다리를 들어 올리지 않음

결과

가슴 앞쪽 부분을 신장함
허리 압박. 이로 인해 척추를 통한 충격 흡수 능력 감소
이것은 발레 댄서에 부정적인 결과를 초래함

3) 구부정한 자세(굴곡 자세)

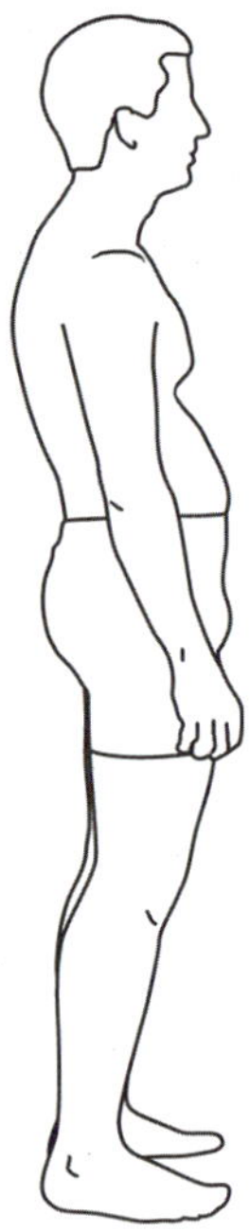

작용

몸통 이완

목적

스트레스 완화

결과

가슴 압박, 호흡 감소, 복부와 허리의 압박 증가

4) 치과의사 자세(회전)

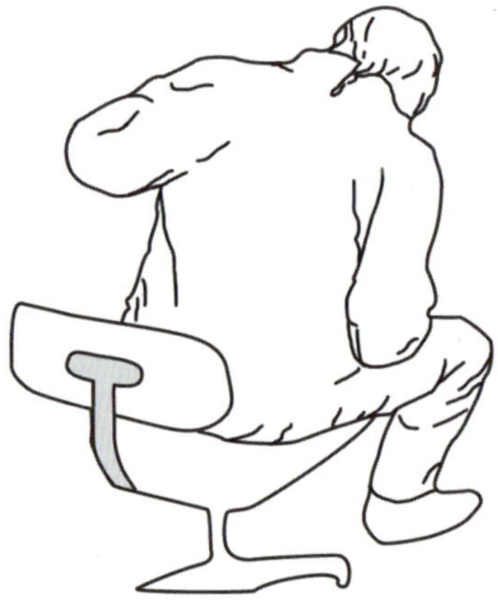

작용

신체 중심 주변의 신체 분절을 회전함

목적

환자, 의자 및 과제를 해결하기 위함

결과

적절한 지지 없이 굴곡하여 오른쪽과 왼쪽에 장시간의 불균등한 스트레스를 발생함. 몸통의 압박은 손가락과 손의 숙련성과 척추 회전에 영향을 줌.

각각의 단독 작용은 분명히 전신 패턴에 영향을 준다. 이 책은 신체를 전체 시스템으로 이해하는 프레임워크를 제공할 것이다.

3개의 운동면

신체는 3개의 면으로 나누어질 수 있다. 우리는 이들 3개의 면을 분리하여 살펴 볼 것이고, 또 실제 3차원 분석이 이들 3개의 면을 모두 포함해야 하기 때문에, 이들 운동면을 합쳐서 3차원적으로 정렬을 설명할 것이다. 신체가 3차원으로 구성되어 있기 때문에 만약 신체 분절에 최적한 변화가 일어난다면, 우리는 3개의 운동면 내에서 변화의 효과를 고려해 볼 필요가 있다. 우리는 1개 운동면에서 일어난 한 신체 분절의 단순한 변화가 3개 운동면 모두에서 일어나는 나머지 모든 분절의 변화에 영향을 줄 수 있음을 고려해야 한다.

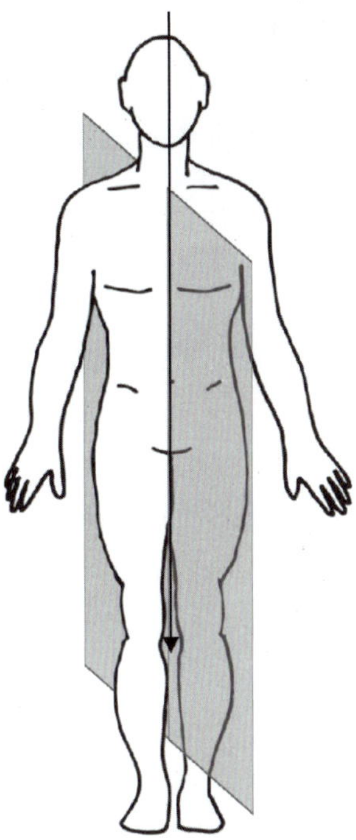

시상면
왼쪽이나 오른쪽

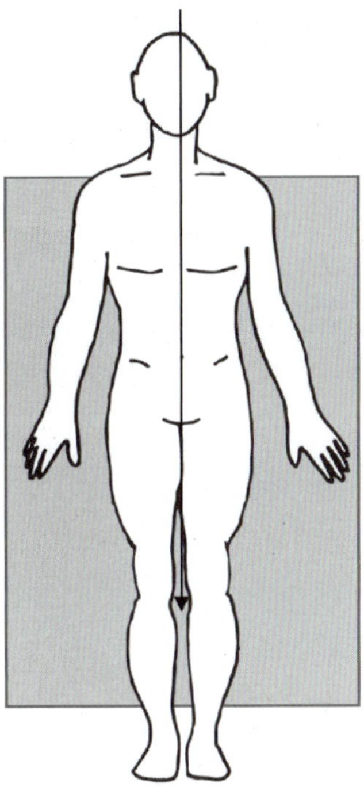

관상면
앞쪽이나 뒤쪽

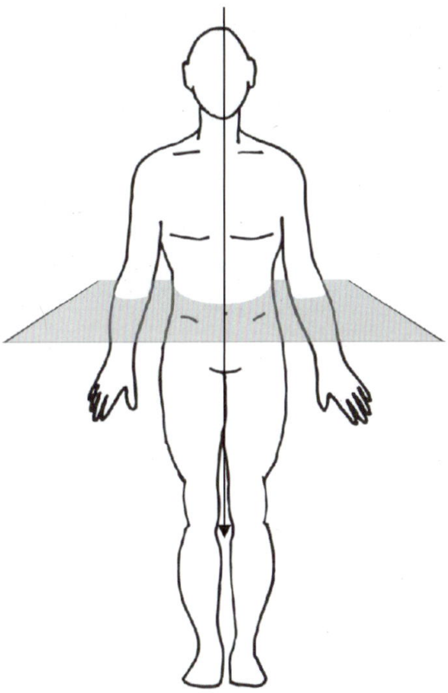

수평면
머리나 발

2차원

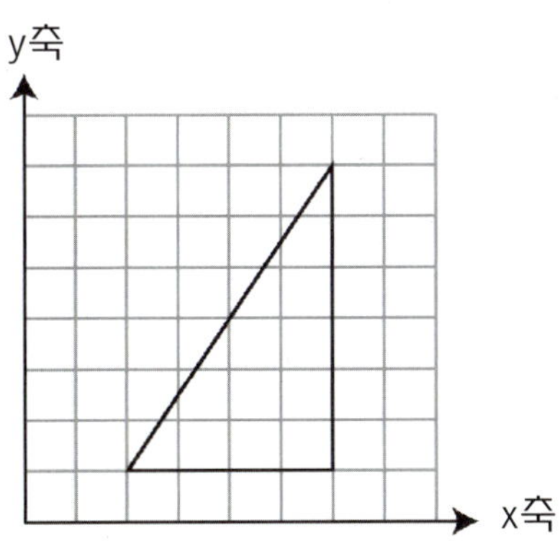

3차원

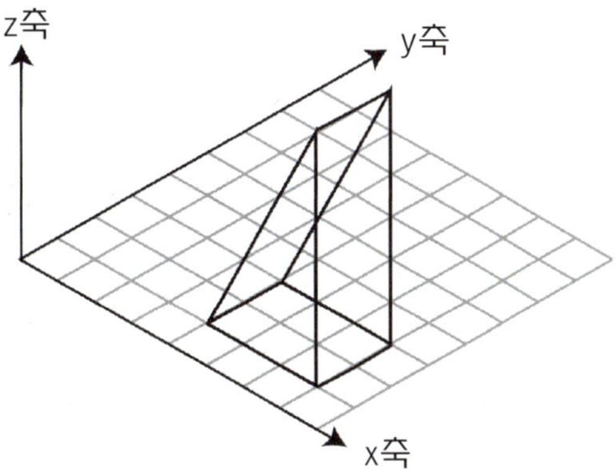

정렬과 기하학적 형태

신체를 6개의 관점에서 살펴봄으로써 이것을 더욱 단순화시켜 보자.

1) 전면 – 앞쪽에서 보는 것

2) 후면 – 뒤쪽에서 보는 것

3) 우면 – 오른쪽에서 보는 것(시상면)

4) 좌면 – 왼쪽에서 보는 것(시상면)

5) 상면 – 새의 눈처럼 머리 위에서 내려다 보는 것

6) 하면 – 벌레의 눈처럼 발 밑에서 올려다 보는 것(수평면)

하나의 관점만 관찰할 때, 우리는 3개의 관계 중 2개만 볼 수 있다.

1) 전면이나 후면 관찰: 신체의 오른쪽과 왼쪽 배치를 관찰할 수 있다. 그리고 신체의 높이를 관찰할 수 있다.

2) 우면이나 좌면 관찰: 우리는 신체의 전후 배치를 관찰할 수 있고, 또 신체의 높이를 관찰할 수 있다.

3) 상면 관찰: 우리는 신체의 전후 배치를 관찰할 수 있고, 또 오른쪽과 왼쪽의 배치를 관찰할 수 있다.

4) 하면 관찰: 우리는 신체의 전후 배치를 관찰할 수 있고, 또 오른쪽과 왼쪽의 배치를 관찰할 수 있다.

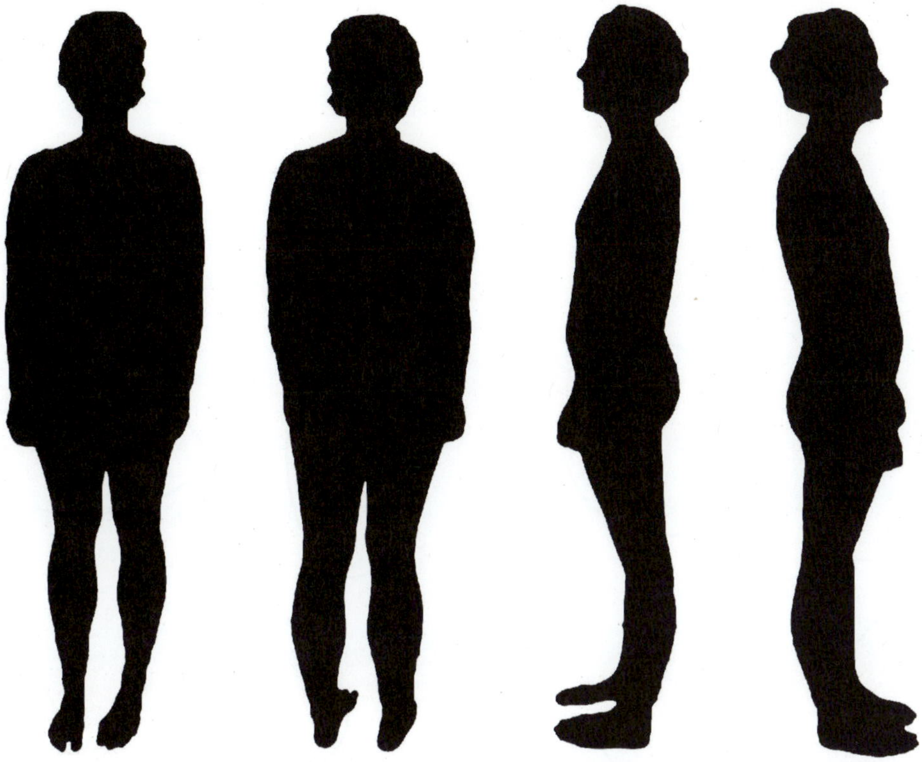

전면 후면 좌면 우면

1) 여러분은 전면 관찰과 후면 관찰을 통해, 치료 회기 동안 클라이언트의 문제나 관심이 무엇인가를 생각하는가?

2) 이번에는 우면과 좌면 관찰을 해 보자. 여러분은 여전히 동일한 관심을 가지고 있는가?

가능한 이론:

1) 나는 클라이언트의 왼쪽 다리에 끌린다. 클라이언트에 따르면, 2살 때 밤이면 왼쪽 다리에 부목을 착용했다는 말을 들었다. 이것은 왼쪽 다리의 심한 외회전을 교정하기 위함이었다.

2) 측면 관찰을 통해, 양쪽 무릎이 과도하게 신전되었음을 알게 되었다.

3) 전면 관찰을 통해, 슬관절, 고관절, 가슴 및 어깨의 높이가 오른쪽이 더 낮거나 압박된 것처럼 보였다.

4) 또는 그녀의 자의식 때문에 가슴이 아래로 내려간 것일 수 있어 더욱 감춰진 것처럼 느껴진다. 클라이언트의 가슴이 복부와 골반을 아래로 밀어내고, 이로 인해 하퇴가 뒤쪽으로 쏠렸는지도 궁금하다.

5) 아니면, 소프트볼 팀의 투수가 되기 위한 그녀의 열정과 오른팔로 공을 던질 때 왼쪽 다리를 어떻게 고정해야 도움이 되는지 묘사하는지 모른다.

6) 아니면, 그녀의 전면에 관심이 간다. 그녀는 어깨와 다리가 안쪽으로 말려 있고, 흉부의 앞쪽이 좁고 뒤쪽이 더 넓었다.

7) 한 교사가 '스카이 훅(sky hook)을 잡도록 팔을 뻗으라'는 말을 통해 그녀의 자세를 교정하는 시도를 했다는 그녀의 말에 내가 영향을 받을 수도 있다. 그녀는 그것을 싫어했고, 두 번 다시 하고 싶지 않았다고 말한다.

어디서부터 시작하나?

자 이제 시작해 보자!

정렬과 기하학적 형태

추상 도형

여러분의 관찰을 훈련하기 위해, 먼저 추상 도형을 살펴보자.

도형과 크기의 차이에 집중하자.

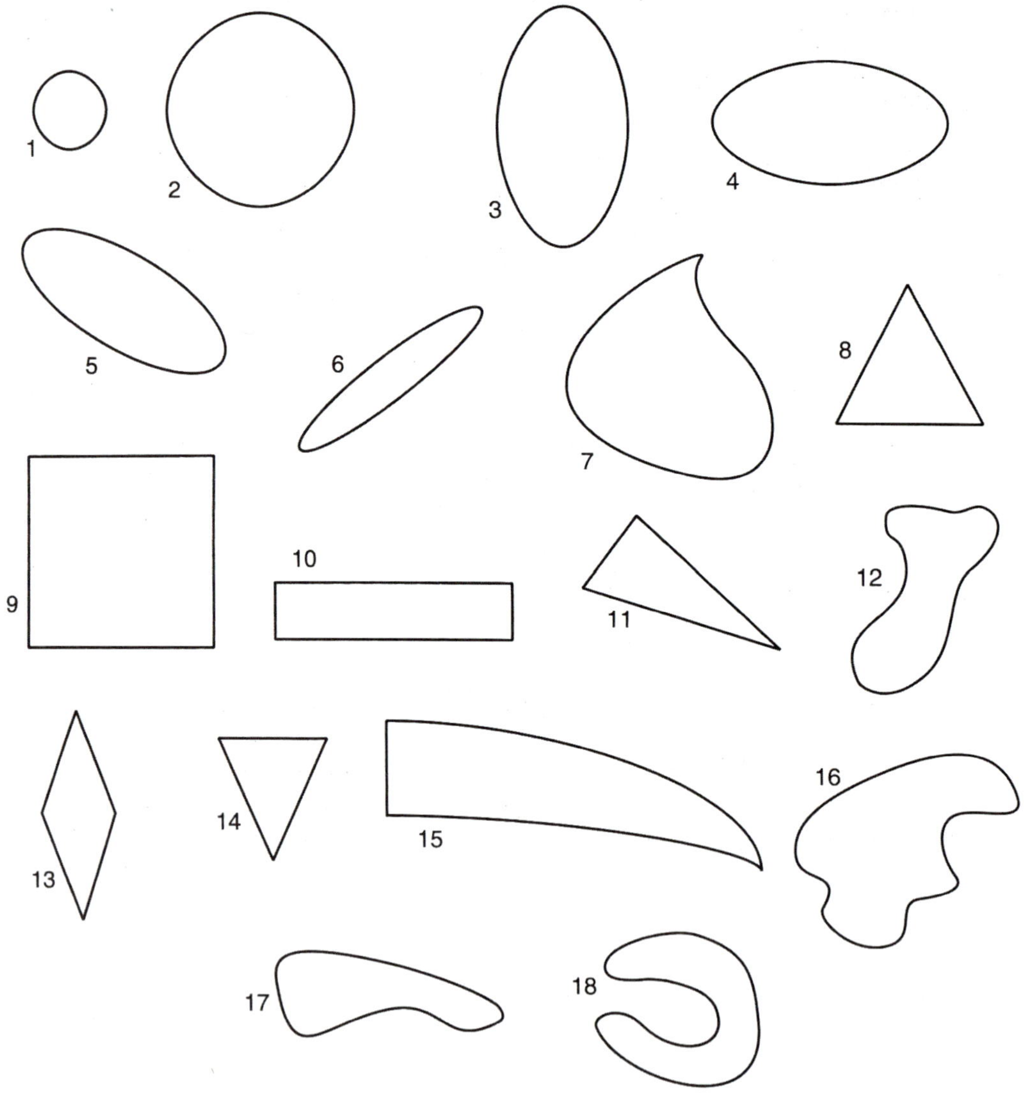

기하학적 중심 확인하기

물체의 공간 기하학적 중심을 **센트로이드**(centroid)라고 한다. 물체가 비대칭일 때, 중심점은 더 큰 쪽 부위로 향한다. 아래 도형들을 살펴보고, 각 도형의 중심점을 찾아보자.

연습 2.1

도형을 살펴보면, 도형의 중심점을 시각적으로 찾는 방법을 알게 될 것이다. 각 도형의 중심점을 표시하기 위해 각 도형 위에 투명지를 배치하거나 연필을 사용하자.

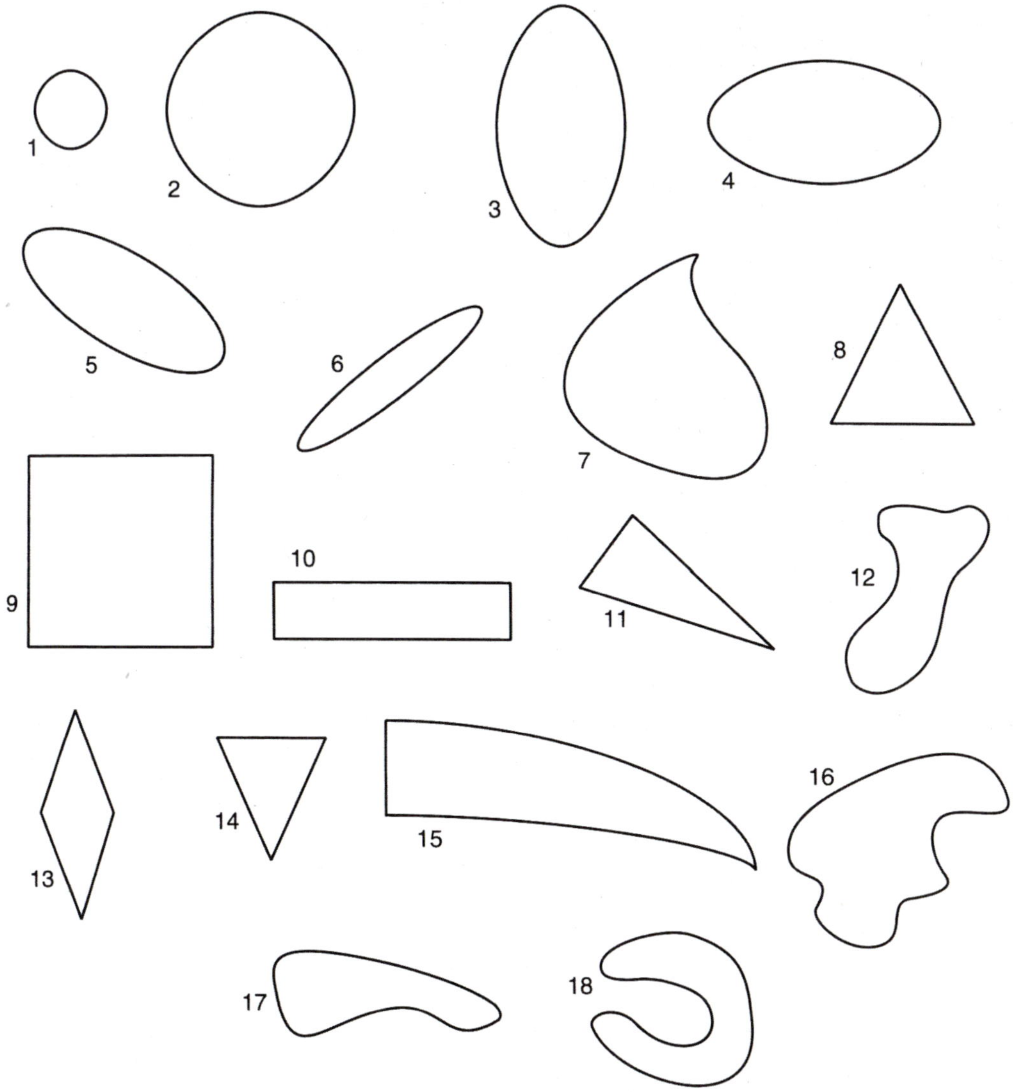

정렬과 기하학적 형태

배치

신체 분절의 정렬을 검사할 때, 우리는 제일 먼저 기하학적 중심의 위치를 찾은 다음, 분절간의 관계나 기하학적 중심과의 관찰을 살펴본다. 3개 운동면을 유념하면서, 신체 한 부분이 다른 것에 비해 오른쪽이나 왼쪽, 위쪽이나 아래쪽, 앞쪽이나 뒤쪽에 배치되어 있다고 말할 수 있다.

연습 2.2

먼저 쌍으로 이루어진 각 도형의 기하학적 중심을 찾아서 표시한다.

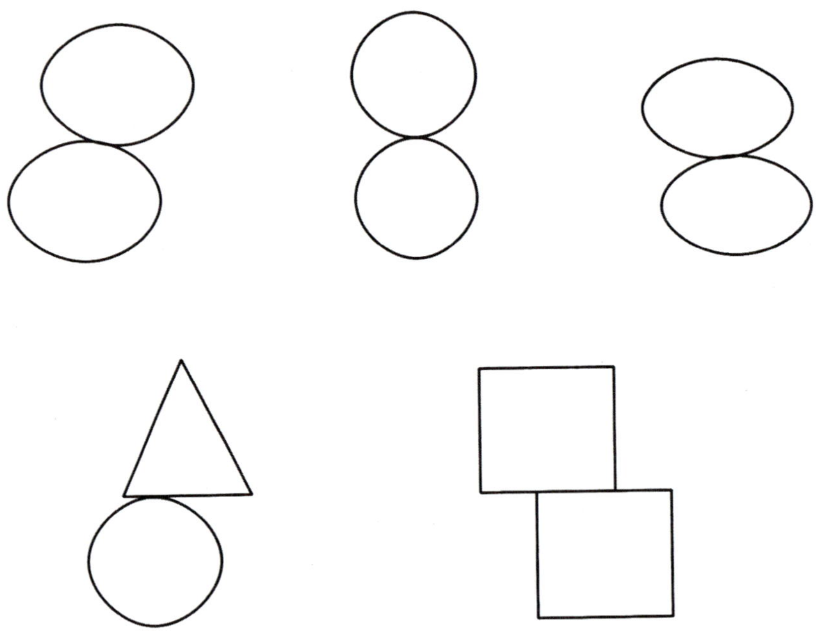

그리고 이것들...

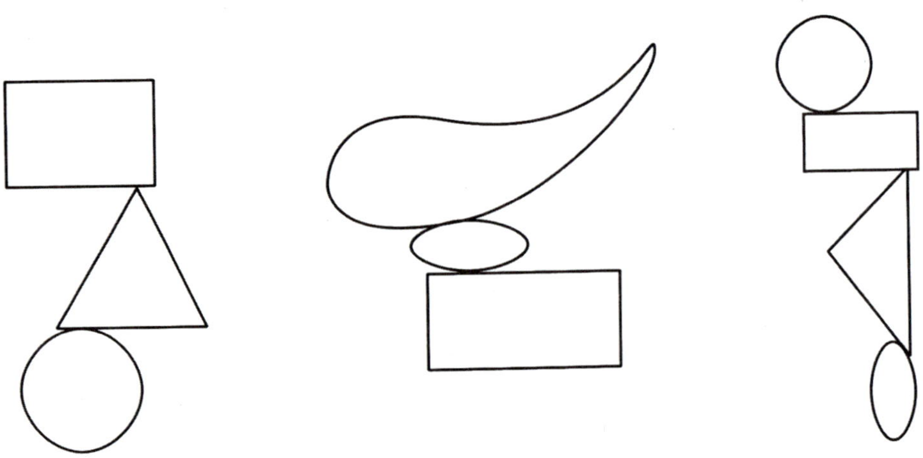

배치

이번에는, 페이지 위에 트레이싱 용지를 놓고, 쌍으로 이루어진 도형의 중심점들을 연결하는 선을 그어 보자. 선을 연결한 다음, 트레이싱 용지에 있는 선을 살펴보자.

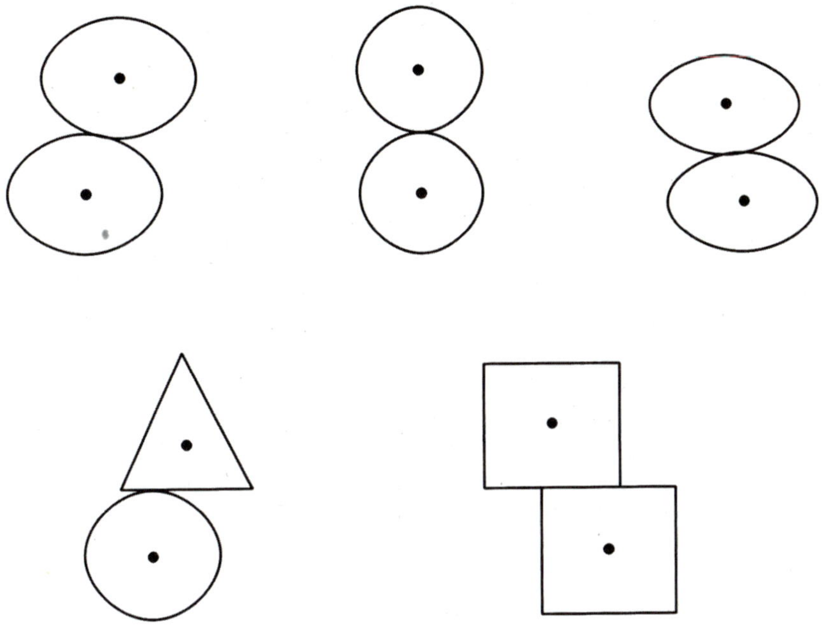

그리고 이것들...

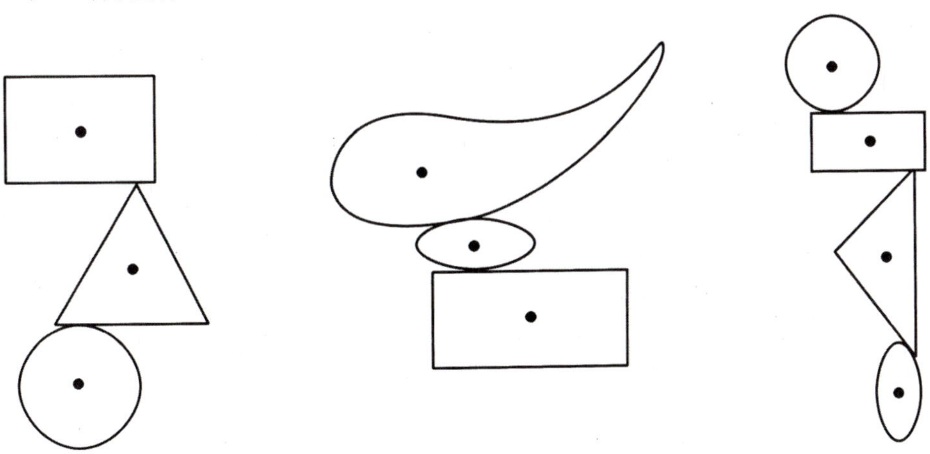

연습 2.3

이런 불규칙한 형태의 물체에서, 서로에 대한 기하학적 중심의 위치와 바닥을 의미하는 수평선과의 관계를 고려해 보자.

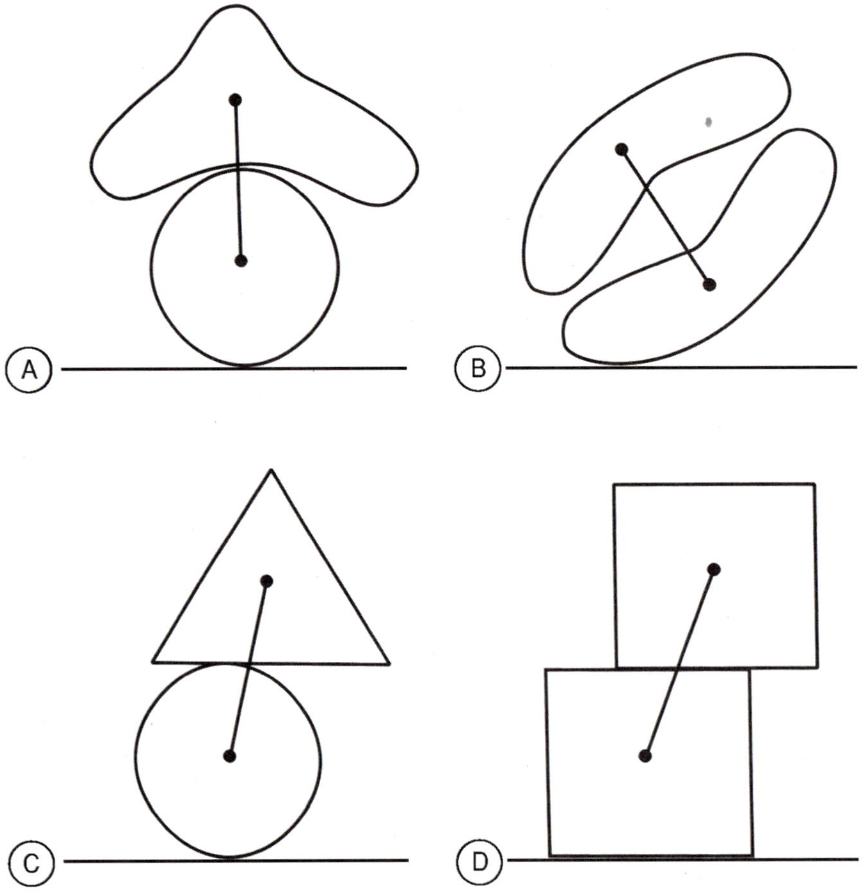

A와 **B**의 경우: 만약 당신이 바닥에 놓여있는 아래쪽 도형을 먼저 살펴보기 시작하면, 위쪽 도형은 아래쪽 도형에 비해 왼쪽으로 치우쳐 있다.

C와 **D**의 경우: 위쪽 도형은 아래쪽 도형에 비해 오른쪽으로 치우쳐 있다.

위쪽 도형과 아래쪽 도형의 위치 때문에, 4개의 모든 예시가 서로에 대해 약간 다른 각도를 형성하고 있음을 확인할 수 있다.

배치의 표기

여러분의 관찰과 평가를 쉽게 작성할 수 있는 환자의 차트로 옮기는 것이 유용하다. 이런 표기는 치료 회기 동안 여러분의 문제 해결을 도울 수 있고, 치료 회기에 따른 변화를 비교할 수 있도록 만든다. 환자의 차트는 보고서 작성과 클라이언트와 다른 치료사와의 소통에도 유용하다. 여러분과 다른 치료사를 위해 이런 정보를 쉽게 접근할 수 있고 시각적으로 명확하게 만들기 위해, 우리는 몇가지 표기법을 살펴볼 것이다. 여러분은 무엇이 여러분께 가장 유용한 것인지를 알게 될 것이다. 다음 그림들은 오른쪽과 왼쪽의 관점에서 분절간의 관계를 빠르게 표기할 수 있는 간단한 방법을 보여준다.

심볼

먼저, 각 분절의 기하학적 중심을 찾기 위해 점들을 배치한다. 그 다음, 상단 분절의 위나 하단 분절의 아래에 중심이 되는 X를 배치하여 기준점을 지정한다. 변위의 방향을 표시하기 위해 화살표를 사용할 수 있다. 아래(또는 위) 분절로부터 중심에서 벗어난 배치 거리는 화살표의 길이를 결정한다.

본 예시에서, 우리는 바닥에 있는 기준점(X)으로 시작한다.

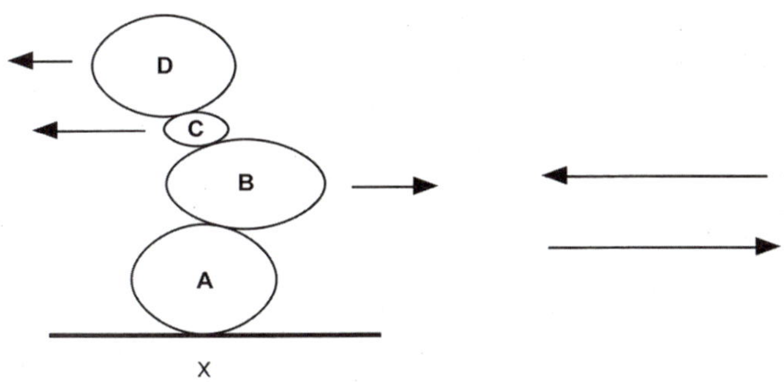

화살표의 길이는 그것의 바로 위쪽에 있는 분절(바닥쪽에서 시작했을 때)에 비해 또는 그것의 아래쪽에 있는 분절(위쪽에서 시작할 때)에 대한 분절의 변위 정도를 나타낸다. 여러분이 알 수 있듯이, **B**는 **A**의 오른쪽으로 변위되고, **C**는 **B**의 왼쪽으로 변위되고, **D**는 **C**의 왼쪽으로 변위되어 있다.

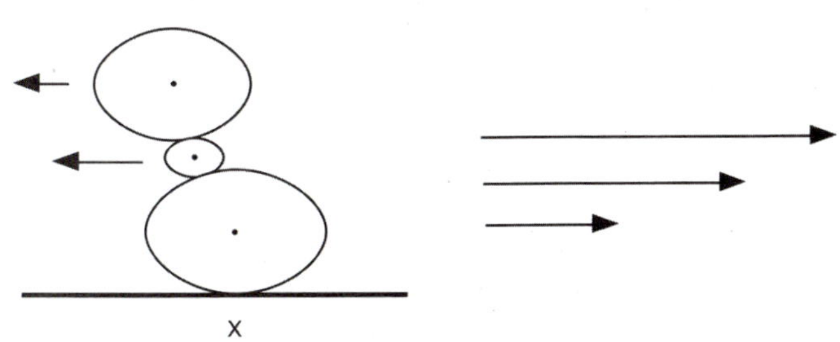

본 예시에서, 중간 분절의 중심이 하단 분절의 중심에서 더 많이 왼쪽으로 변위되었기 때문에, 중간 분절의 화살표가 가장 길게 표기되어 있음을 확인할 수 있다.

정렬과 기하학적 형태

연습 2.4

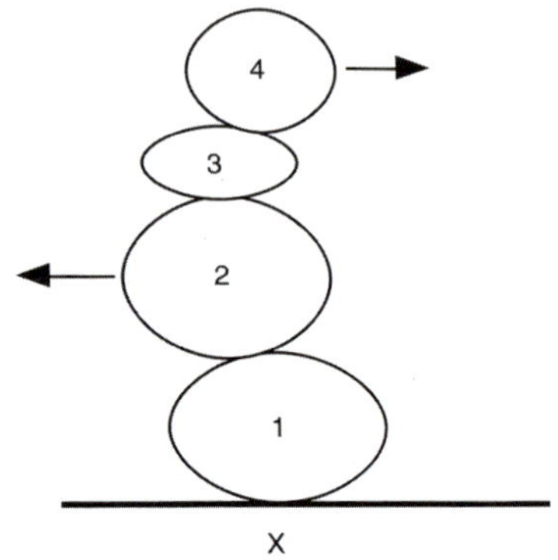

시작점 X와의 관계에서 볼 때, 분절 1이 기준점 분절이다:

1) 분절 2는 분절 1의 왼쪽에 위치한다.

2) 분절 3은 분절 2보다 약간 왼쪽에 위치한다.

3) 분절 4는 분절 3보다 약간 오른쪽에 위치한다.

여러분이 위쪽이나 아래쪽에서 시작하든간에, X가 기준점이다. 화살표가 첫 번째 분절로부터의 변위를 의미하기 때문에, 기준점 분절에서는 화살표가 없다. **한 분절의 중심이 다른 분절의 중심과 일치하여 변위가 없을 때도 화살표를 그리지 않는다.**

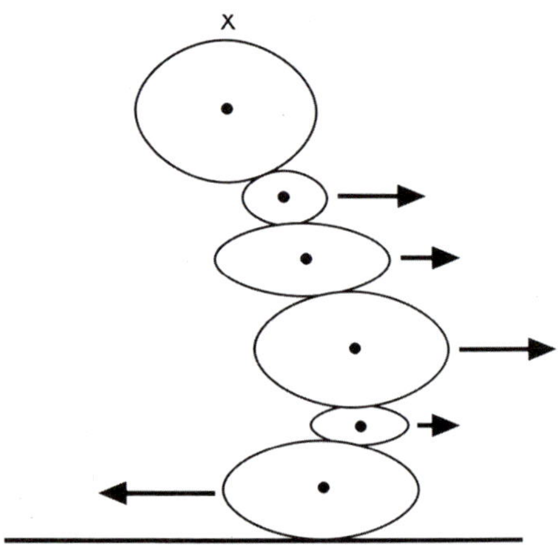

이번 평가는 위에서 시작하여 아래로 내려간다. 시작점 분절에는 화살표가 없는데, 바로 기준점이기 때문이다.

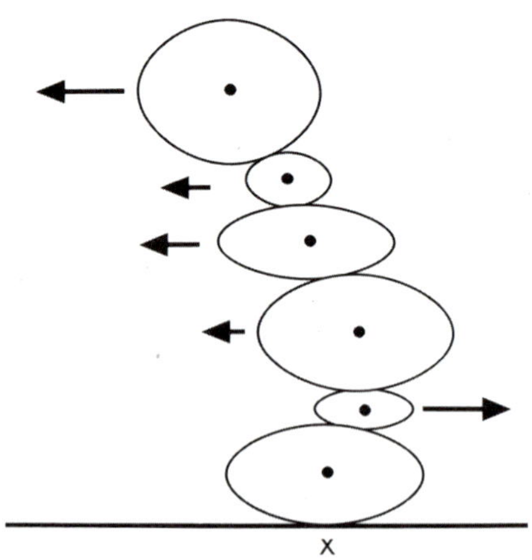

여기에 동일한 패턴이 있지만, 이번 평가는 아래쪽에서 시작해 위로 올라가는 것이다. 시작점 분절에는 화살표가 없는데, 바로 기준점이기 때문이다.

이런 패턴을 읽을 때 다른 점에 주목한다: 위에서 시작해 아래로 가는지 또는 아래에서 시작해 위로 올라가는지. 신체에 미치는 결과가 위에서 아래로 내려올 수도 있고, 또 아래에서 위로 올라갈 수도 있기 때문에, 우리는 양쪽 모두를 알아야 한다.

사진을 통한 분절 윤곽도 그리기

연습 2.5

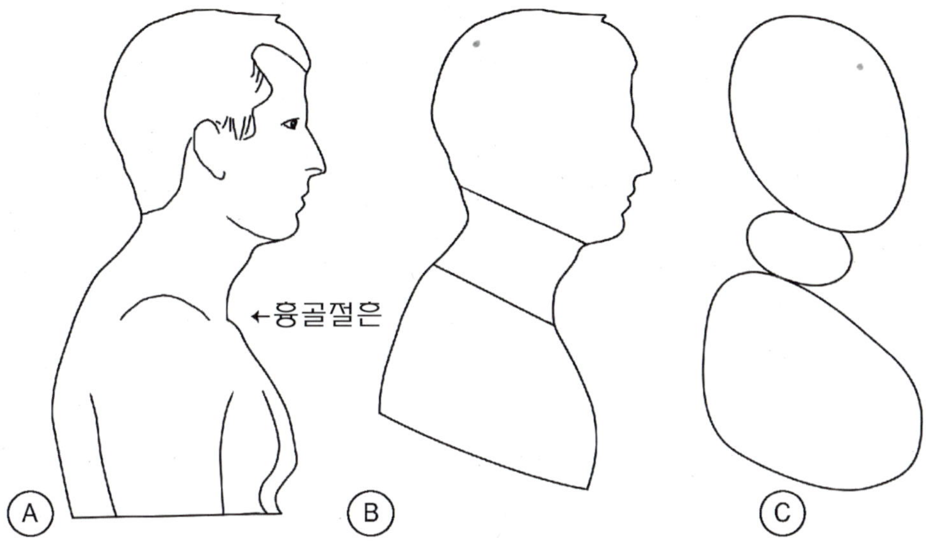

그림(A)에서 시작한다:

- 그림을 관찰한다: 상부 가슴, 목, 머리.
  그림 B(분절 윤곽도)는 오른쪽에서 바라본 것으로 가슴의 오른쪽을 그린 것이다. 가슴의 왼쪽면은 포함되지 않았다.

분절 윤곽도(B):

- 기하학적 중심(센트로이드)을 지정하기 위해 점을 추가했다.
- 배치 변화를 관찰하기 위해 점들을 연결한다. 즉, 중심의 오른쪽과 왼쪽으로 이동하는 지그재그 선이 그려진다.

구형 신체도(C):

- 기하학적 중심의 위치를 위해 점을 추가한 다음, 배치 변화를 관찰하기 위해 점들을 연결하여 선을 그린다.
- **하단**에 기준점 X를 표시하고, 그 다음 각 분절의 변위 정도와 방향을 표기하기 위해 화살표를 그린다.
- 다양한 색연필이나 트레이싱 용지를 사용하여, **상단**에 기준점(X)을 표시한다. 그런 다음, 각 분절의 변위 방향과 정도를 표기하기 위해 화살표를 그린다.

표기법 과정을 다시 요약하면:

1) 신체 분절의 윤곽도를 그린다.
2) 기하학적 중심을 보여주기 위해 점을 찍는다.
3) 점들을 선으로 연결한다.
4) 한 분절과 다음 분절간의 각도 변화를 본다.
5) X를 기준점으로 표시한다.
6) 분절이 왼쪽으로 변위되었는지 아니면, 오른쪽으로 변위되었는지를 표기하기 위해 화살표를 그리고, 변위의 정도를 화살표의 길이로 표현한다.
7) 여러분의 평가가 하단에 있는 기준점(X)에서 시작했을 때와 상단에 있는 기준점(X)에서 시작했을 때 어느 정도의 차이점이 있는지를 확인한다.

정렬과 기하학적 형태

2차원 도형을 살펴보고, 그들의 중심을 찾아내고, 그들 서로의 관계를 고려해 보자:

1) 도형

2) 기하학적 중심(점)을 추가한다.

3) 분절 변위를 보여주기 위해 기하학적 중심을 연결하는 선을 그린다.

4) 각 분절의 중심이 오른쪽이나 왼쪽으로 얼마나 변위되었는지를 보여주기 위해 화살표를 그린다.

이들 도형에 다른 힘들이 작용할 때 무슨 일이 일어나는가? 힘으로는 무게, 근력 및 중력 등이 있다.

- 무게(크거나 무거운 도형이 더 큰 힘/저항을 가질 것이고, 주변 도형에 더 큰 영향을 줄 것이다)를 추가한다.
- 만약 분절 경계가 쉽게 변할 수 있다면, 주변 도형이 분절의 형태를 변화시킬 수 있다(즉, 위쪽에 있는 무거운 도형이 아래쪽의 유연한 도형을 압박하여 납작하게 만들 수 있다).

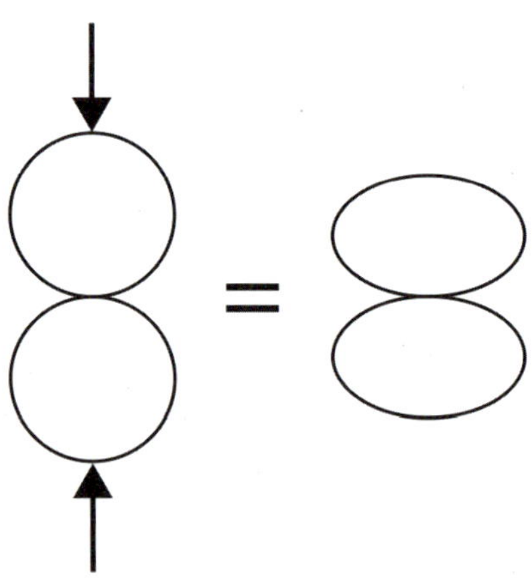

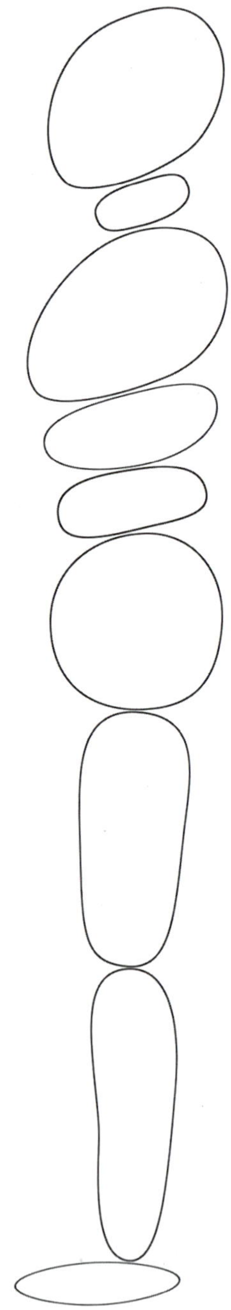

우리가 이 책을 통해 더 많이 알고, '관찰하기 스킬'을 더욱 발전시켜 나가는 것처럼, 이들 힘에 대해서도 더 많은 공부를 해야 할 것이다.

CHAPTER 3

측면에서 정렬 이동 관찰하기

(Seeing alignment shifts from the side)

내가 1980년에 물리치료사들을 훈련시키기 시작했을 때, 그들은 이동(shift)을 설명하는 병진운동(translation)이라는 용어를 나에게 알려주었다. 어떤 용어이든 여러분의 이해를 돕는데 적합하다면, 분절의 오른쪽에서 왼쪽, 또는 앞쪽에서 뒤쪽이라는 의미에서 그 용어를 사용하길 바란다.

나는 신체를 9개 분절로 나누어 한 신체 분절이 다른 신체 분절에 얼마나 강한 영향을 주는지를 명확하게 알 수 있도록 했다. 나는 가슴을 2개 분절(상하)로 나누었는데, 그 이유는 늑곽 안에서 어떻게 움직인지에 대한 뚜렷한 차이가 있기 때문이다. 인체에는 약 360개의 관절이 있고, 각각의 관절이 하나의 분절을 나타낼 수 있지만, 나는 신체를 9개의 주요 신체 분절로 관찰할 것을 제안한다.

9개 신체 분절:

1) 머리	4) 하부 가슴	7) 대퇴
2) 목	5) 복부/요추 영역	8) 하퇴
3) 상부 가슴	6) 골반	9) 발

팔을 포함시켰을 때는 3개 이상의 분절이 추가될 수 있다.

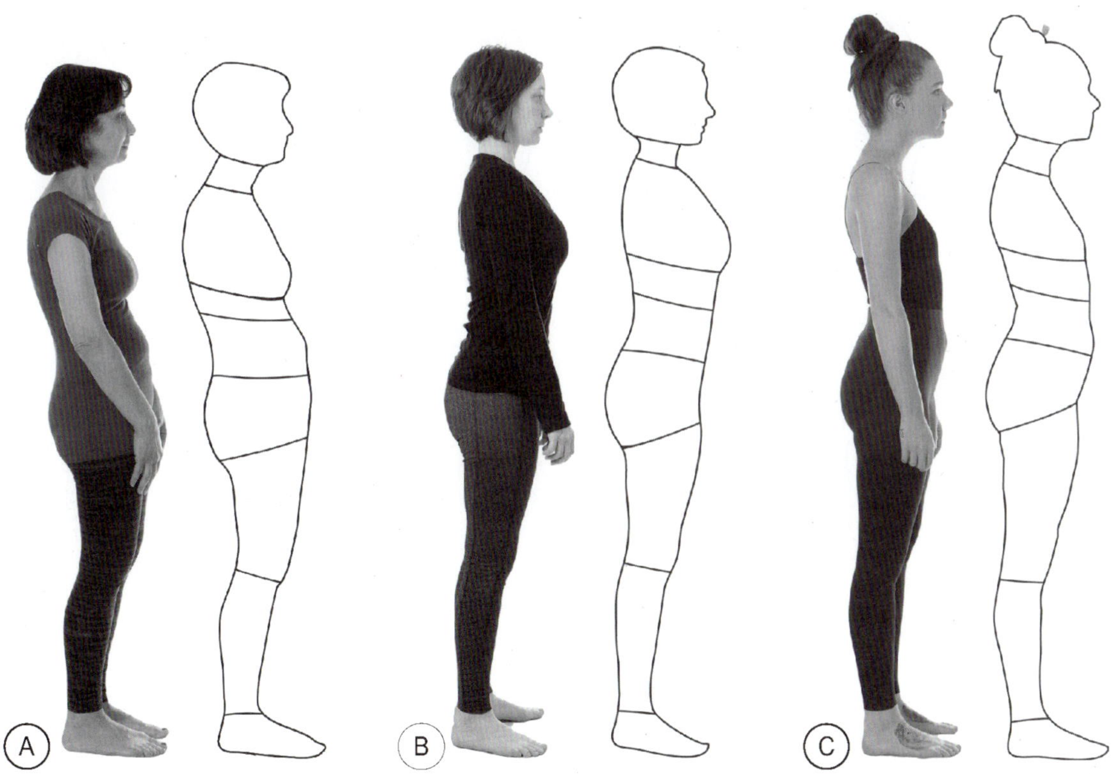

Ⓐ 굴곡 패턴 Ⓑ 신전 패턴 Ⓒ 신전의 조합 패턴

예시 **A**의 공통 패턴: (1) 상부 늑골은 아래쪽으로 하강하고 (2) 하부 늑골도 하강할지도 모른다. **B**의 경우에는 상부와 하부 늑골이 위쪽으로 거상되어 있다. **C**의 경우에는 상부 늑골은 하강되고, 하부 늑골은 거상되어 있다.

측면에서 정렬 이동 관찰하기

신체 측면에 있는 랜드마크

신체 분절을 3차원적으로 더욱 살펴보기 위해, 우리는 분할로서 랜드마크를 사용하여 9개의 분절에 집중한다.

다음의 랜드마크는 이웃한 분절에 대한 각 분절의 배치와 분절간의 각도를 관찰할 수 있는 기준점을 우리에게 제공한다.

랜드마크 기준은 분절 윤곽도로 진행하는데 도움을 주고, 또 구형 신체도로 진행하는데도 도움을 준다.

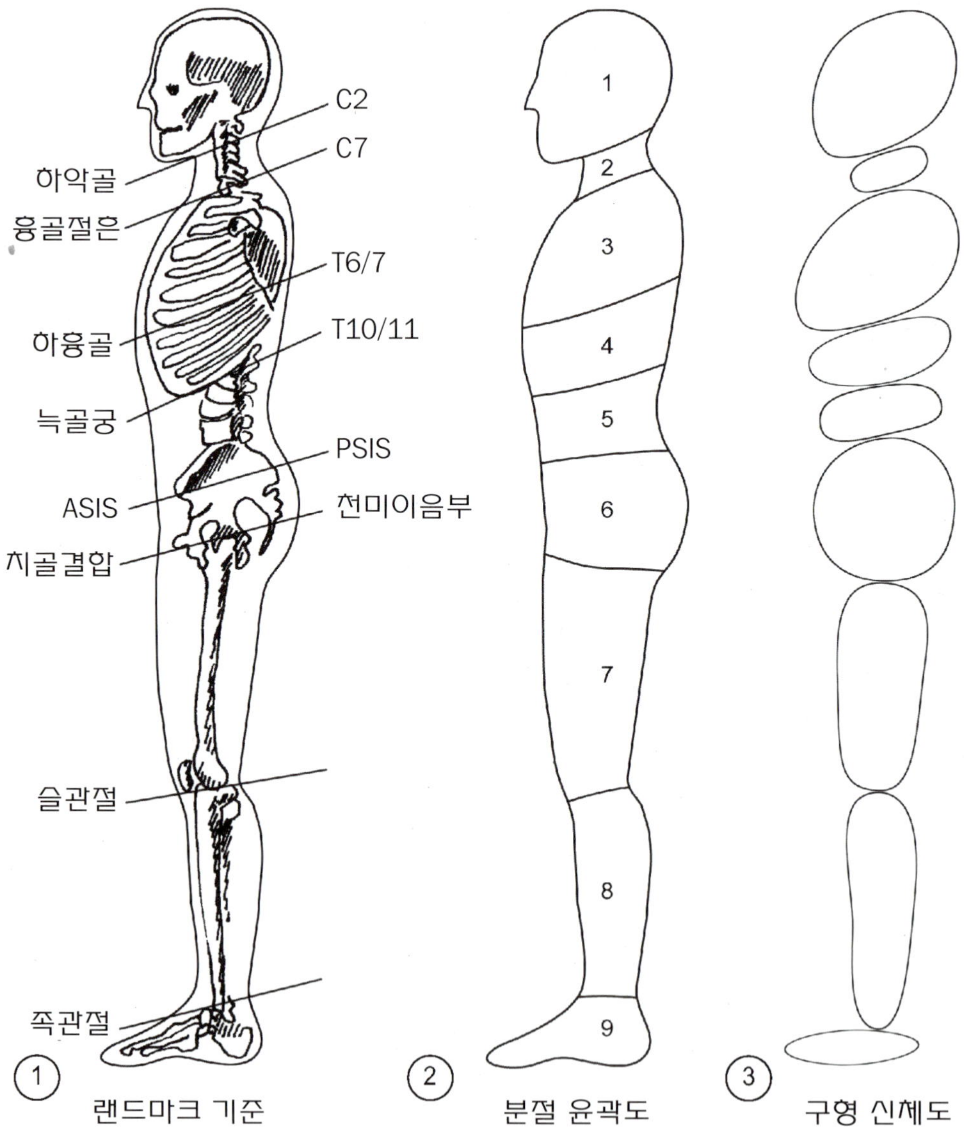

① 랜드마크 기준 ② 분절 윤곽도 ③ 구형 신체도

구형 신체도와 랜드마크 – 9개 분절 그리기

나는 9개의 신체 분절을 표기하는 빠르고 쉬운 방법으로서 구형 신체도를 만들었다. 아래에 있는 그림의 진행을 관찰하여 랜드마크에서 시작한 후 분절 그리기로 진행하고, 다시 구형 신체도에 여러분의 소견을 표시하는 것으로 진행한다. 그리고 마지막에는 신체 차트에 기록해 보자.

이제 여러분의 학습을 위해 이들 5단계 과정을 진행해 보자. 여러분이 신체 패턴을 빠르고 정확하게 표기할 수 있으면, 매번 5단계 과정들을 거칠 필요는 없을 것이다.

1) 머리
2) 목
3) 상부 가슴
4) 하부 가슴
5) 복부/요추 영역
6) 골반
7) 대퇴
8) 하퇴
9) 발

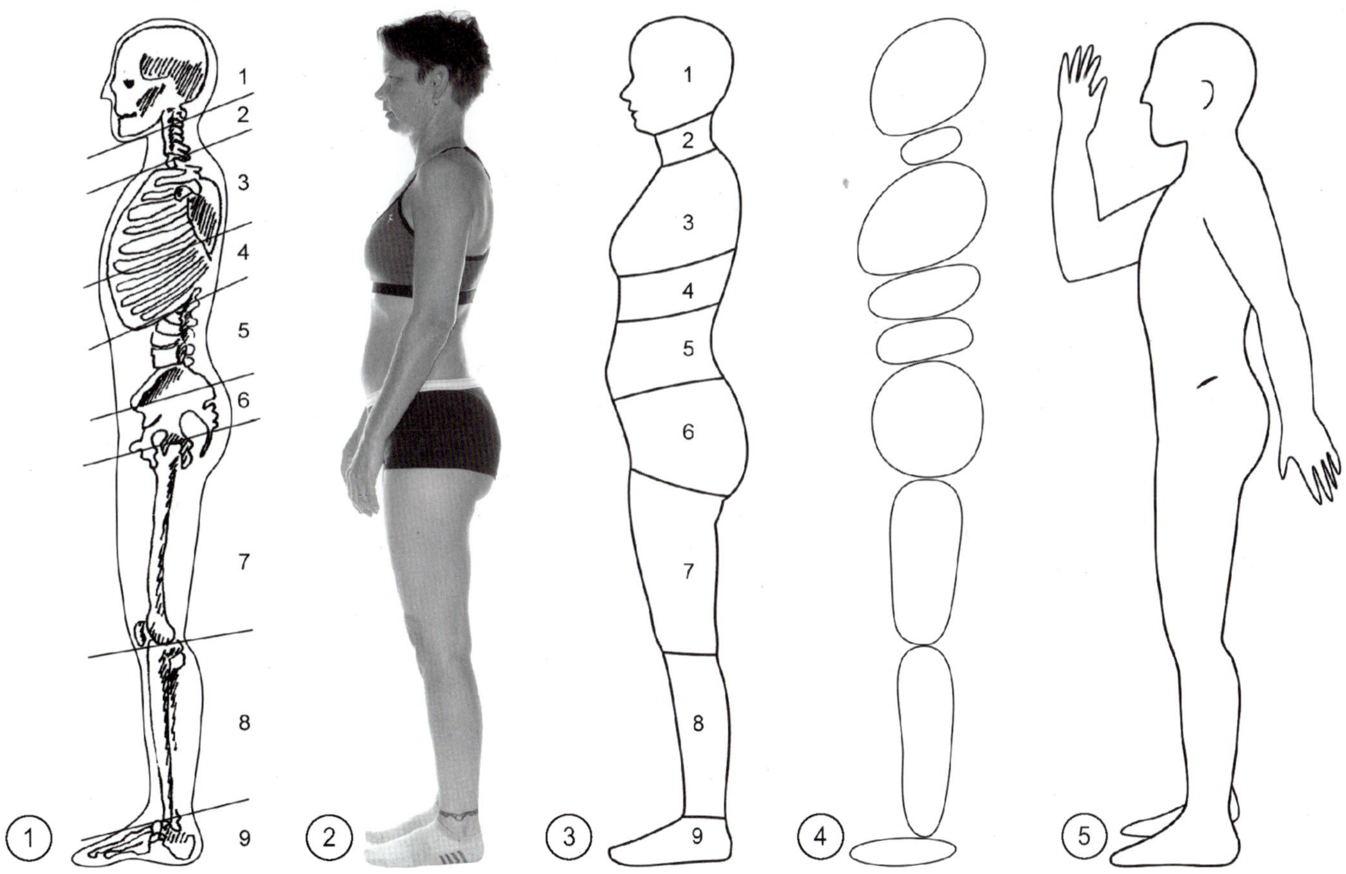

해부학적 랜드마크 사진 분절 윤곽도 구형 신체도 신체 차트

측면에서 정렬 이동 관찰하기

구형 신체도로 표기 전환하기

1) 패턴을 관찰하기 위해 사진에서부터 시작한다.
2) 36쪽에 있는 랜드마크를 이용하여 9개의 분절 윤곽도를 그린다.
3) 센트로이드(점)를 찍는다.
4) 점들을 연결하여 선을 그린다. 9개 분절의 상대적 전후 배치를 관찰한다.
5) 화살표를 구형 신체도에 표기한다.
6) 전후 배치의 정도를 묘사하기 위해 상대적 화살표의 길이를 그린다.

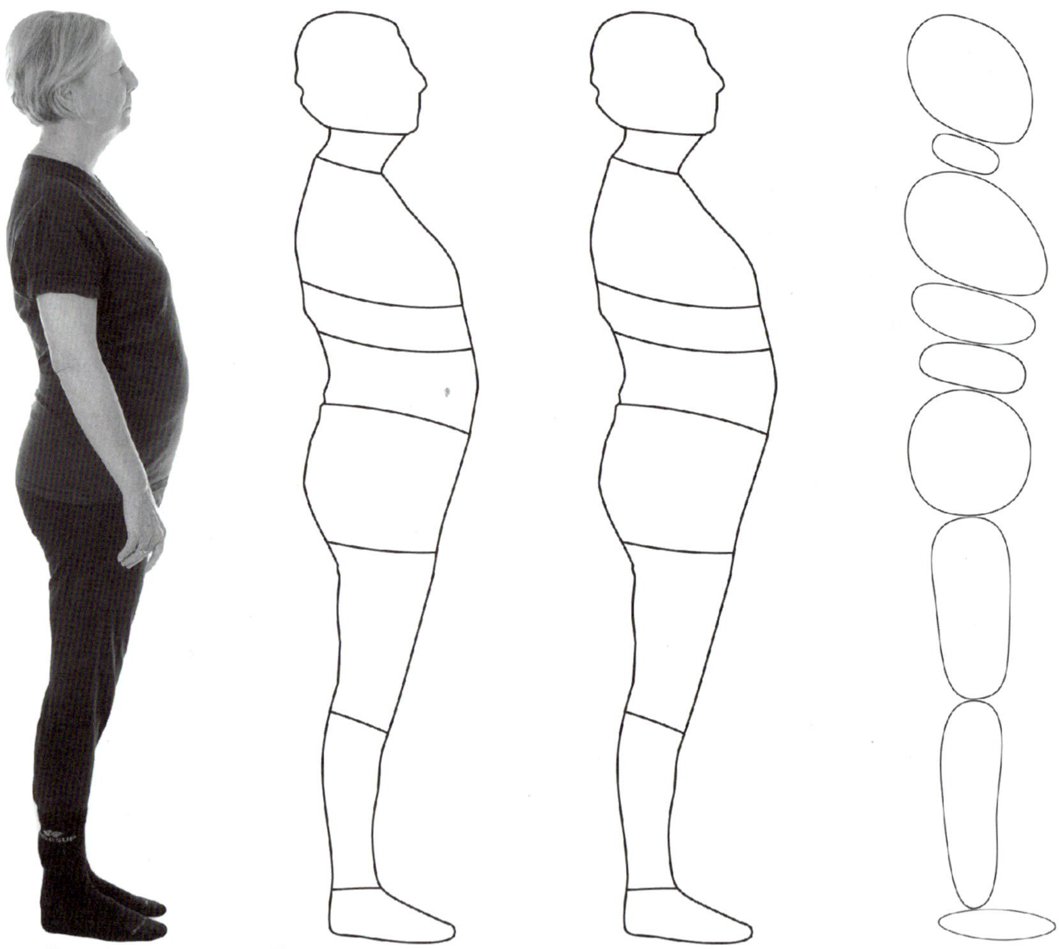

① 사진 ② 분절 윤곽도 ③ 점을 찍고 선을 그린다. ④ 기준점인 X를 머리나 발에 표시하고, 화살표로 변위를 표기한다.

여러분의 화살표 표기를 관찰하면, 반대 방향으로 배치되고 변위된 분절을 볼 수 있다. 이렇게 서로 반대 방향으로 이동하면, 그들 분절 사이에 전단력이 발생한다.

구형 신체도로 표기 전환하기

실습

여러분의 표기에 사용된 길고 짧은 화살표는 분절 간의 상대적 변위 정도를 보여주는데 도움을 준다.

다음 사진을 살펴 보고, 9개 분절의 배치를 보여주는 분절 윤곽도와 비교해 보자. 분절 윤곽도의 연습은 여러분이 신체 패턴을 빠르게 확인하는데 도움을 줄 수 있다.

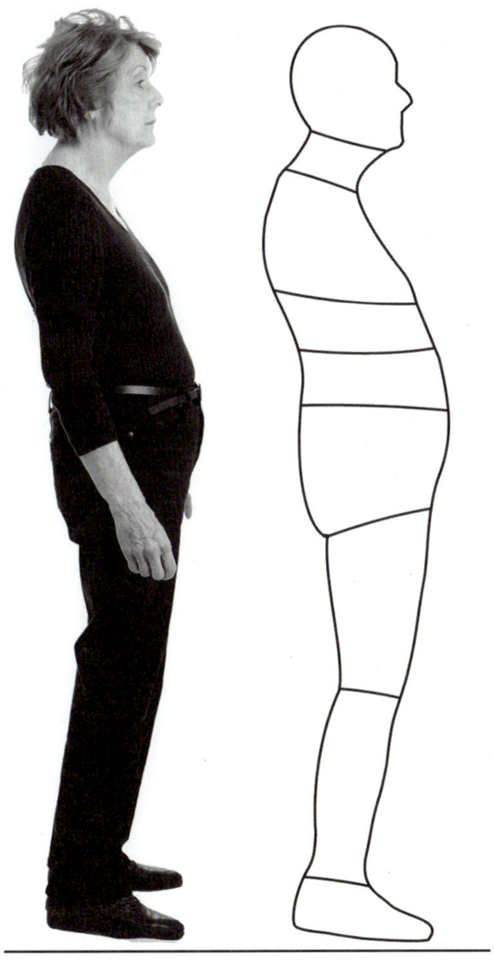

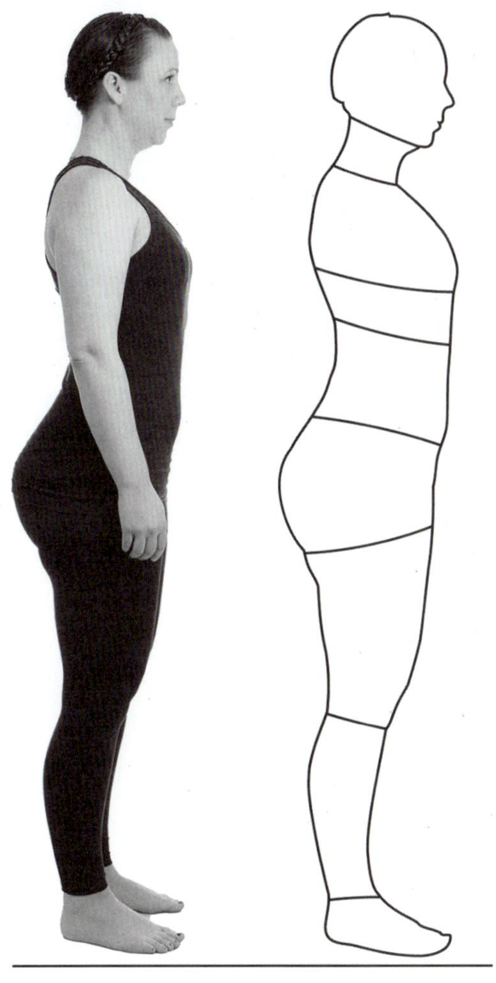

측면에서 정렬 이동 관찰하기

9개 분절의 구형 신체도

먼저 분절 윤곽도를 그리면서 시각적 평가 스킬을 계속 훈련하고, 그 다음 구형 신체도에 표기를 한다. 분절간의 배치 관계를 알 수 있도록 여러분의 눈을 훈련시키자.

연습 3.1

1) 사진 속의 신체를 관찰하고, 윤곽도의 형태를 살펴본다.
2) 랜드마크를 이용하여 윤곽도 안에 9개의 분절을 그린다.
3) 머리나 발에 기준점인 X를 표시하고, 구형 신체도에 여러분의 소견을 표기한다.

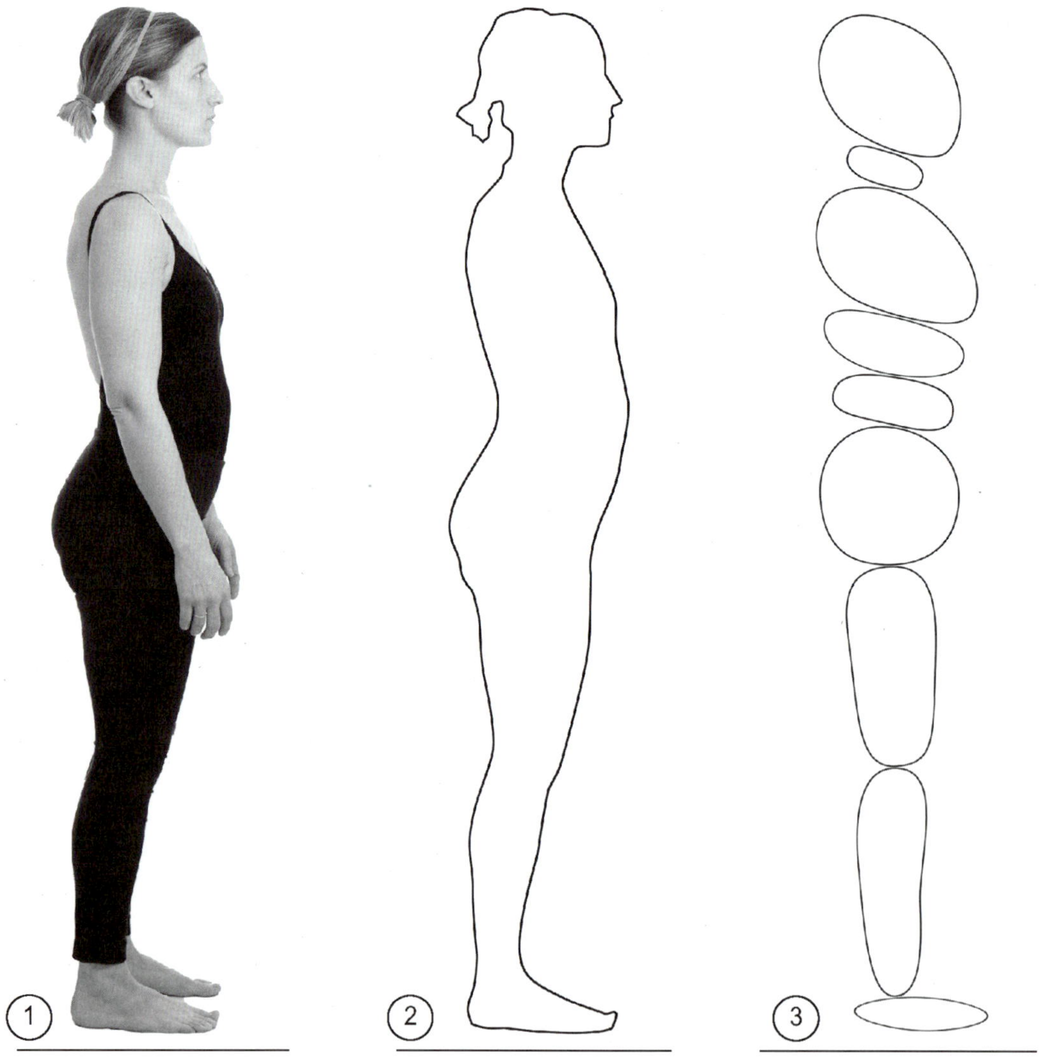

① 사진 ② 신체 분절 추가 ③ 분절의 배치 표기

실습

윤곽도(2)에 사진(1)의 중심 정렬을 표기하고, 그 다음 구형 신체도(3)에 전후 변위의 정도를 표시한다.

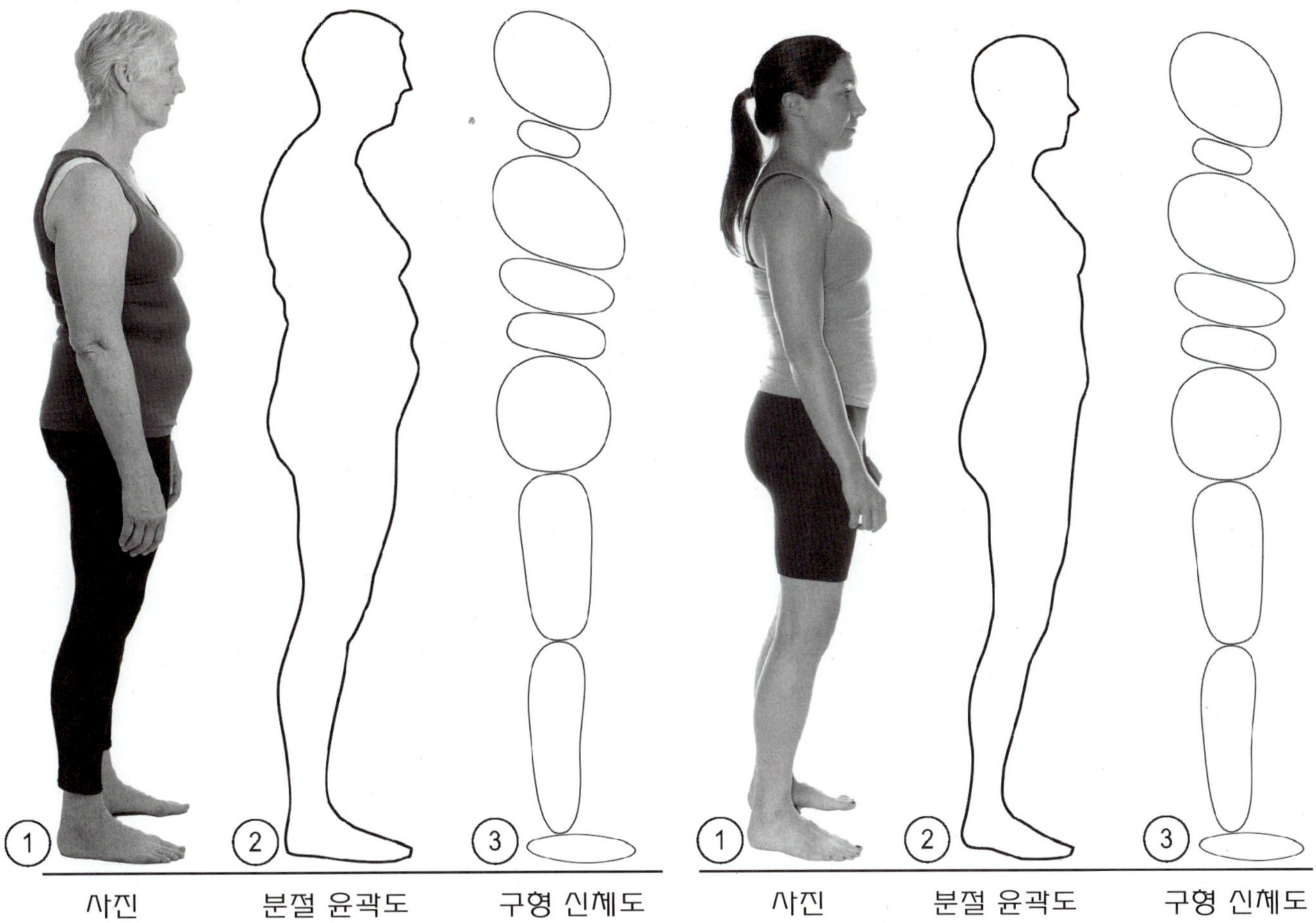

각 사진과 윤곽도 위에 표기를 한 다음, 여러분의 표기를 잘 살펴보자. 표기했던 신체 정렬을 보자. 사진을 드러내고, 클라이언트를 얼마나 잘 그렸는지를 확인하자.

이것은 여러분 자신의 신체 위에 이런 패턴을 포함시킴으로서 여러분 표기의 전후 관계에 가까운 자세를 취할 수 있는지를 알아보는 좋은 시간이 될 것이다.

표기가 누락되거나 잘못된 것이 있는지를 확인한다. 사진 없이 정렬를 정확하게 다시 만들 수 있도록 여러분의 표기를 변경한다. 여러분이 표기법 체계를 개선하면, 치료 회기 마다 발생하는 클라이언트의 정렬을 정확하게 비교할 수 있고 또 시간의 경과에 따른 진전을 기록할 수 있을 것이다.

측면에서 정렬 이동 관찰하기

연습 3.2

아래 제시된 각 신체를 위한 이번 연습을 완수한다.

1) 첫 번째 사진 위에 분절의 윤곽을 그린다.
2) 기하학적 중심을 표시한다.
3) 중심을 연결하는 선을 그린다.
4) 발에서 위쪽으로 또는 머리에서 아래쪽으로 서로에 대한 분절 배치를 위해 화살표를 표시한다.
5) 두 번째 사진과 여러분의 표기를 비교해 보고, 여러분이 얼마나 정확했는지를 확인한다.

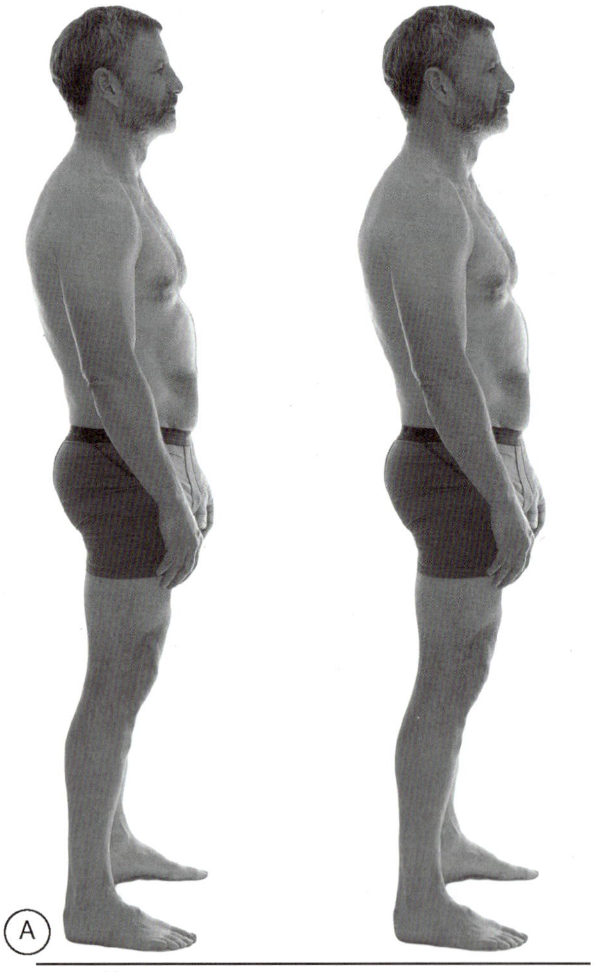

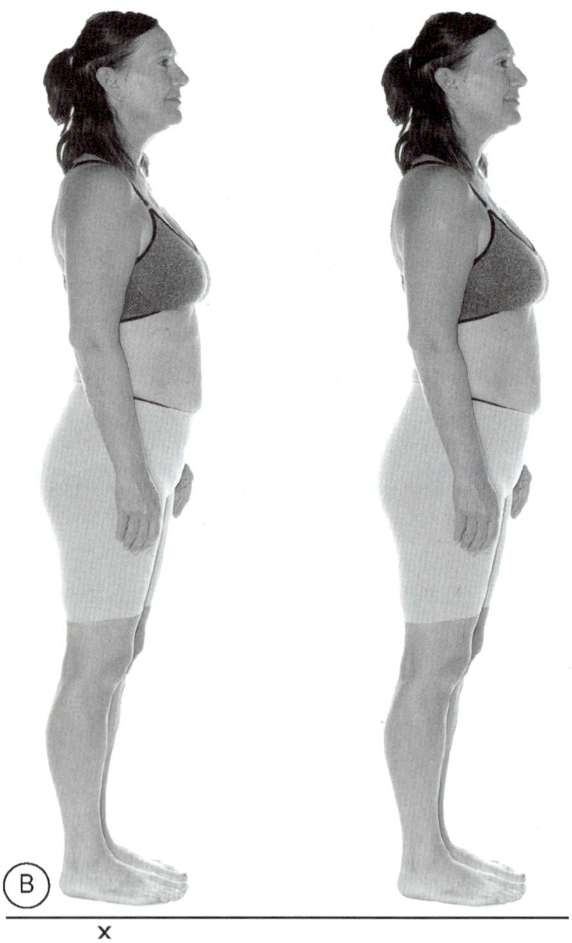

윤곽을 그릴 때 가끔 우리의 눈은 미세한 관계를 놓칠 수 있다. 이런 윤곽도 그리기의 연습은 9개 분절의 배치를 볼 수 있도록, 그리고 서로 관계를 보다 분명하게 만들 수 있도록 우리의 눈을 훈련시킨다.

연습 3.3

다음 사진과 그림을 관찰한다. 신체 분절의 윤곽을 그린 다음, 자세의 관계를 표시한다. 기준점인 X에서부터 시작한다. 발이 체중 부하가 많이 걸리는 분절이다. 발 위의 모든 분절은 발에 X 표시가 배치된 것과 관련된다.

1) 분절의 윤곽을 그린다.
2) 기준점을 확인하기 위해 X 표시를 한다.
3) 화살표로 각 분절의 배치를 표시한다.

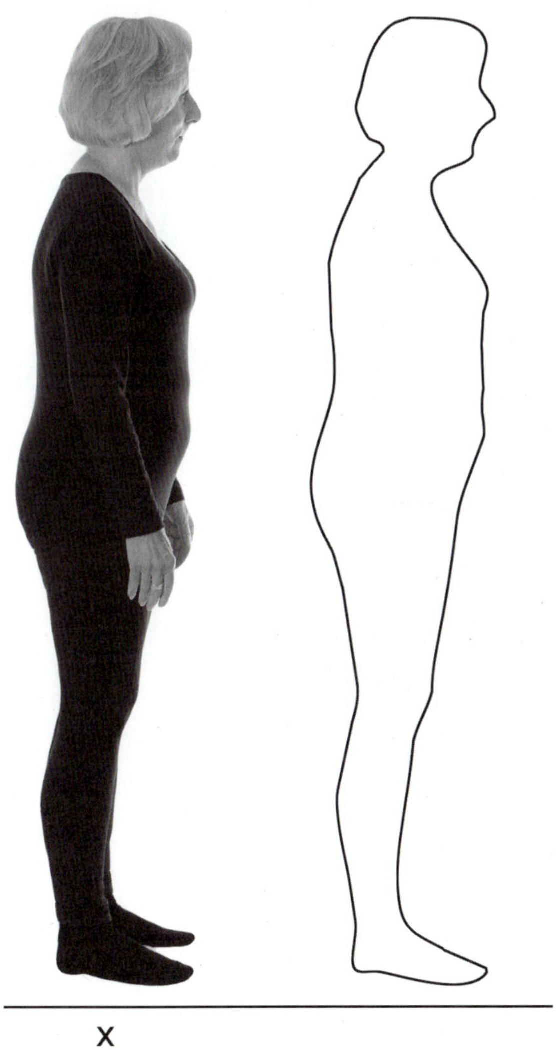

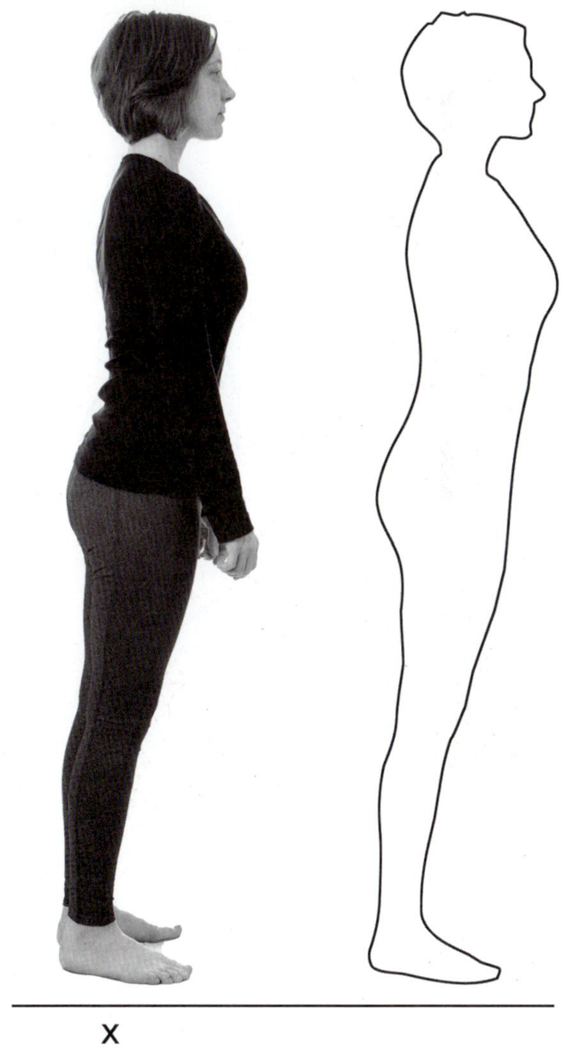

측면에서 정렬 이동 관찰하기

연습 3.4

시작점을 반대로 한다. 아마도 클라이언트는 편타성 손상으로 인한 목과 머리가 심하게 손상받은 것 같다. 동일한 사람을 첫 번째는 머리에 X를 배치하여 아래쪽 방향으로 평가해 보자.

1) 분절의 윤곽을 그린다.
2) 기준점을 확인하기 위해 X 표시를 한다.
3) 화살표로 각 분절의 배치를 표시한다.
4) 이전의 연습으로부터 위에서 아래로 향한 표기(X가 머리에 위치하는)와 아래에서 위로 향한 표기(X가 발에 위치하는) 사이의 차이점을 비교해 본다.

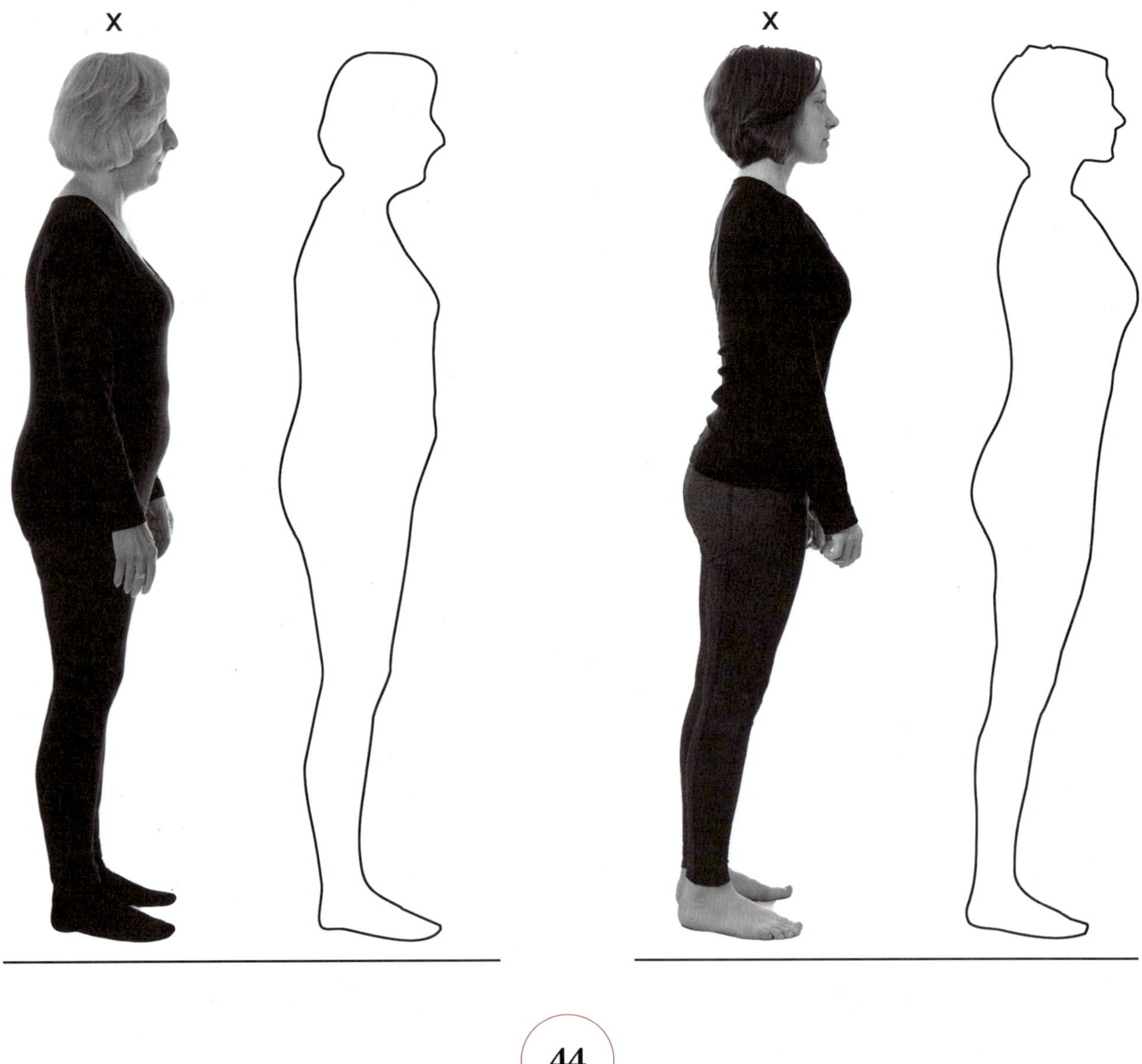

사진에서 신체 차트로 표기 전환하기

일부 치료사들은 클라이언트의 자세 변화를 추적하기 위해 사진을 사용한다. 사진들은 연구를 위한 진전과 시각적 기준의 유용한 도구로 작용할 수 있다. 우리가 방금 작용했던 내용은 환자 파일 안에 있는 사진에 직접 표기했을 때 유용할 수 있다.

사진을 이용하든 또는 클라이언트가 여러분 앞에 서 있는 동안에 그 사람을 표기를 하든 간에, 여러분의 관찰을 신체 차트에 표기하는 것이 유용하다. 아래에 제시된 그림처럼, 신체 차트에 동일한 배치 표기를 기입함으로써 이것을 수행할 수 있다.

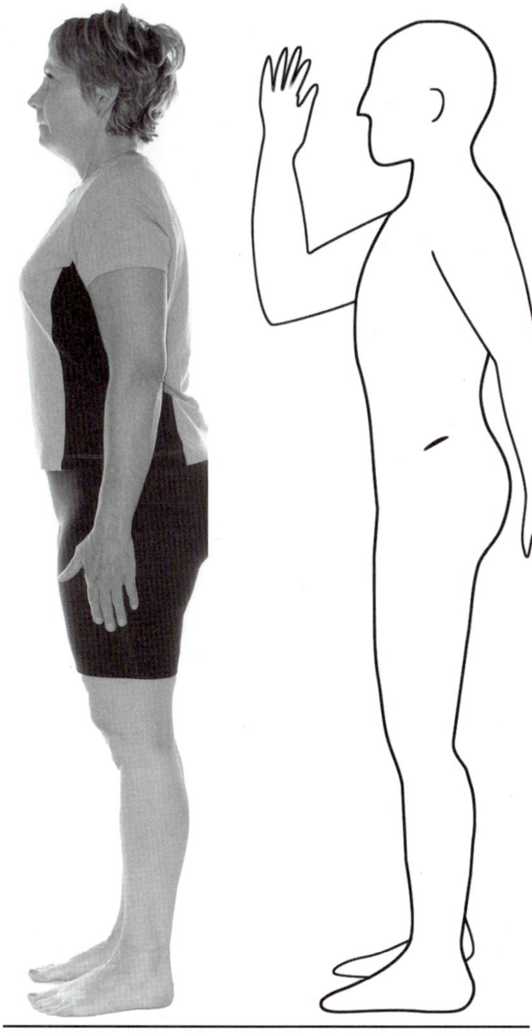

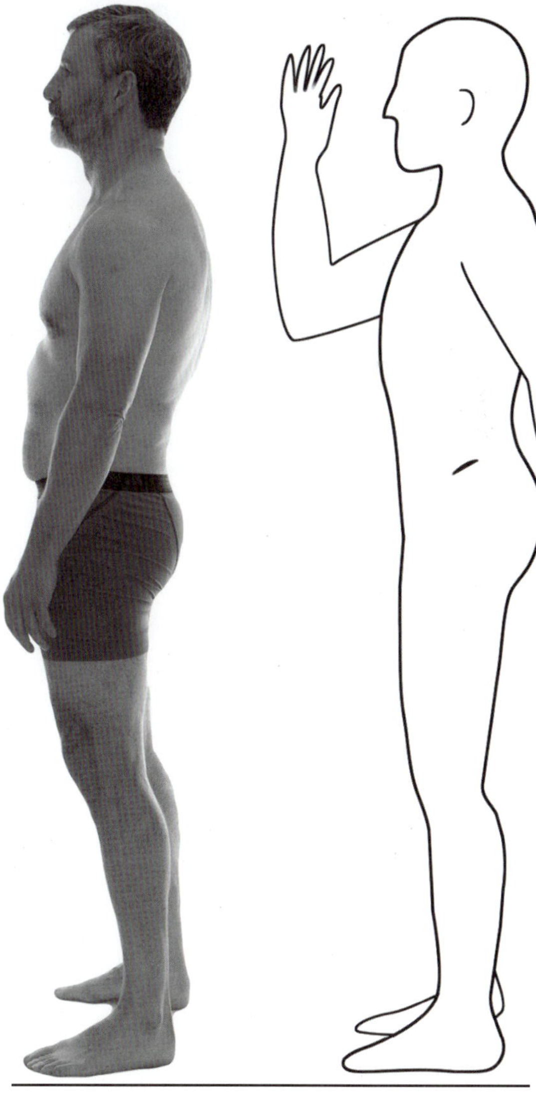

측면에서 정렬 이동 관찰하기

다림줄-측면

다림줄의 정의는 바닥과 수직을 이루는 선이다. 다림줄의 전통적인 사용 방법(측면에서 봤을 때)은 귀, 어깨, 요추, 고관절, 슬관절 및 족관절을 지나가도록 한다.

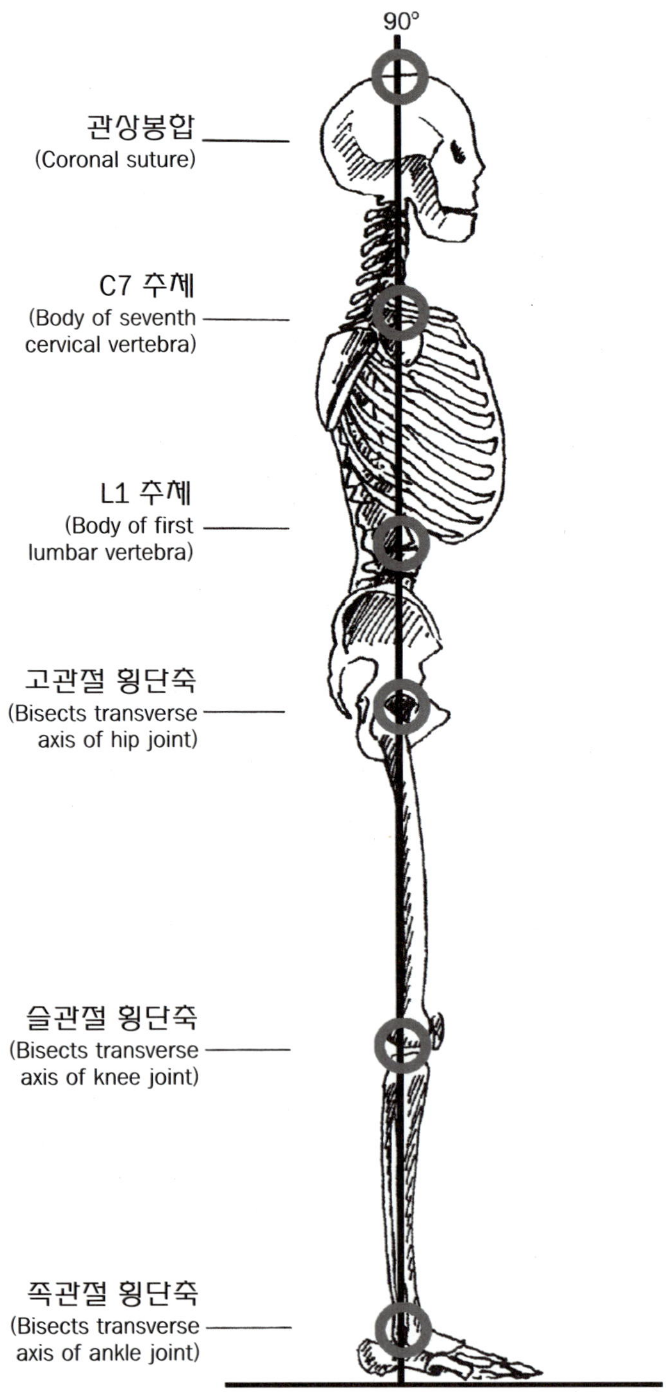

우리는 클라이언트의 사진에 바닥에서부터 족관절을 통과해 위쪽으로 다림줄을 배치함으로써, 신체의 공간적 관계를 빠르게 결정할 수 있는 부가적인 도구를 가진다.

실증

아래의 것은 다음 순서에 따라 표기하는 방법을 보여주고 있다:

1) 분절의 윤곽을 그린다.
2) 기준점의 배치로서 X를 표기한다.
3) 다림줄을 그린다(팁: 위치를 설정하기 위해 긴 치실이나 끈을 사용한다. 그런 다음, 자를 이용해 바닥에서 발목을 통과해 위쪽으로 향하는 수직선을 그린다).
4) 다림줄의 전후에 위치하는 분절의 배치를 표시하기 위해 수평의 화살표를 그린다.

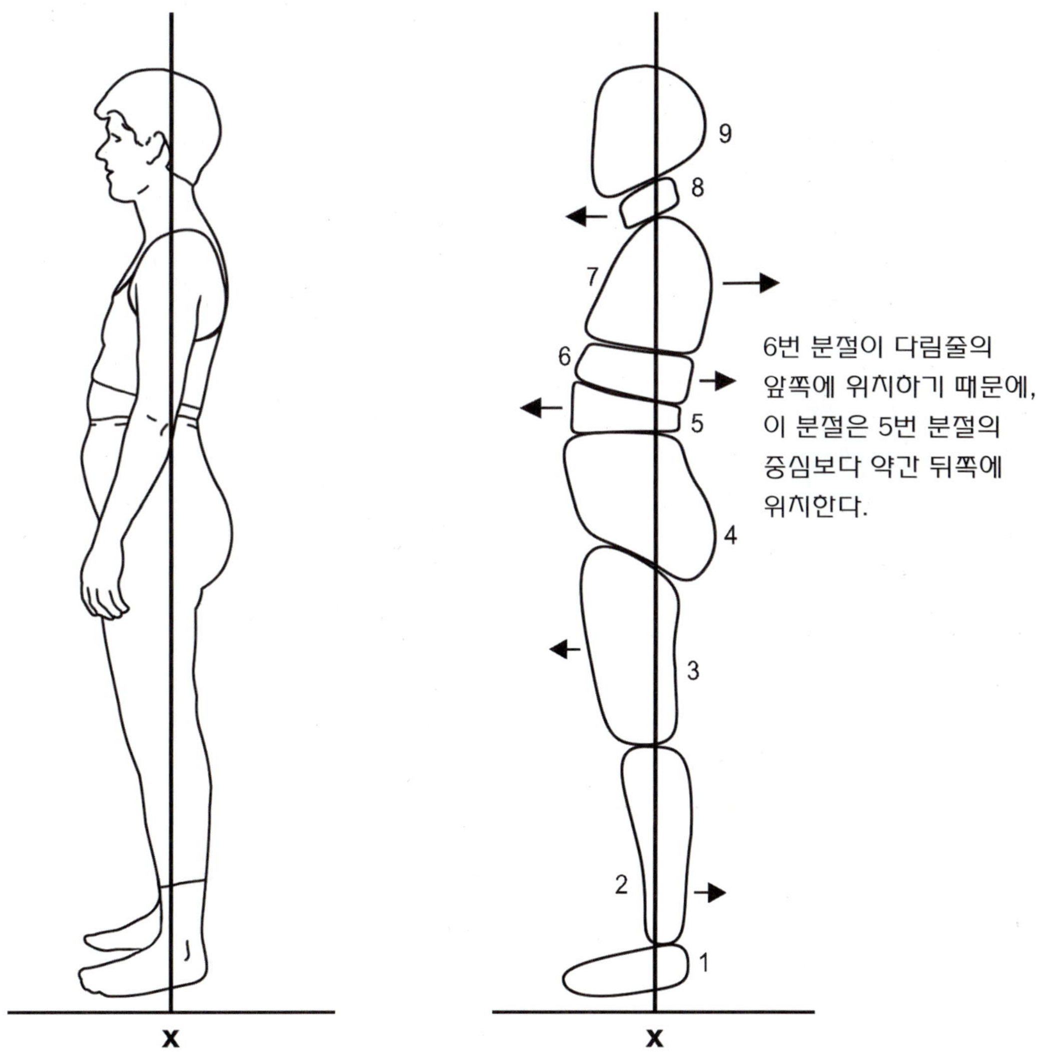

측면에서 정렬 이동 관찰하기

정렬의 표기를 조합하는 실습

아래의 3개 사진을 이용해 여기까지 배웠던 개념과 스킬을 복습해 보자:

1) 9개 분절의 윤곽을 그린다.
2) 기하학적 중심을 표시한다.
3) 발이나 머리에 시작점인 X를 표시한다.
4) 기하학적 중심을 연결하여 선을 그린다.
5) 전-후 변위의 방향과 양을 화살표로 표시한다.
6) 다림줄과 비교한다.
7) 1단계에서 6단계까지 얻은 정보를 바탕으로, 체중부하가 가장 많이 걸리는 발의 지점은 어디인가(발꿈치쪽인가 아니면 발 앞쪽인가)? 그리고 그 곳에 화살표(↑)를 그린다.

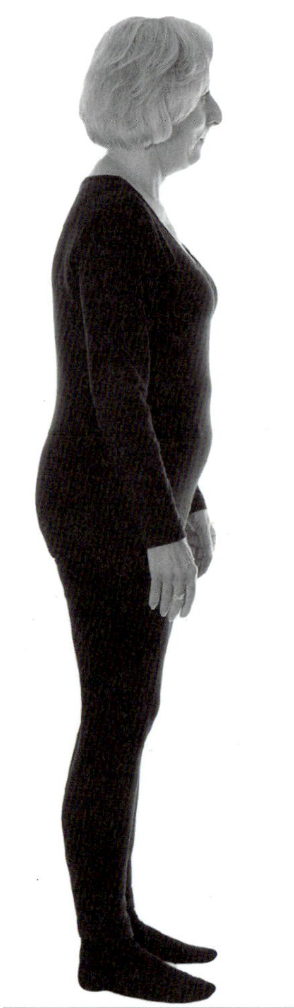

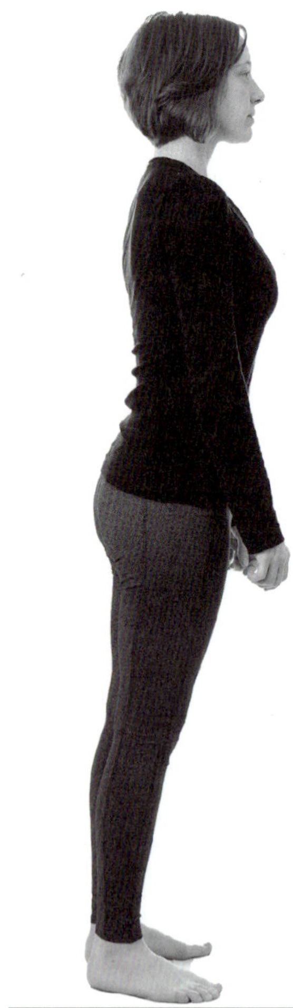

예시를 위해

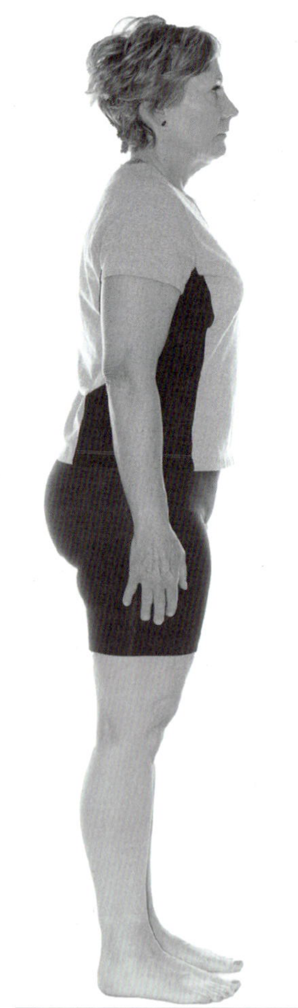

신체 차트

이제, 사진을 관찰한 후 신체 차트위에 직접 표기해 보자. 클라이언트의 표기 이외에, 많은 치료사들은 클라이언트의 신체 차트에 통증이나 손상 영역을 표기한다. 이런 표기 실습은 클라이언트의 호소와 여러분의 표기를 비교할 때 더 많은 정보를 얻을 수 있다.

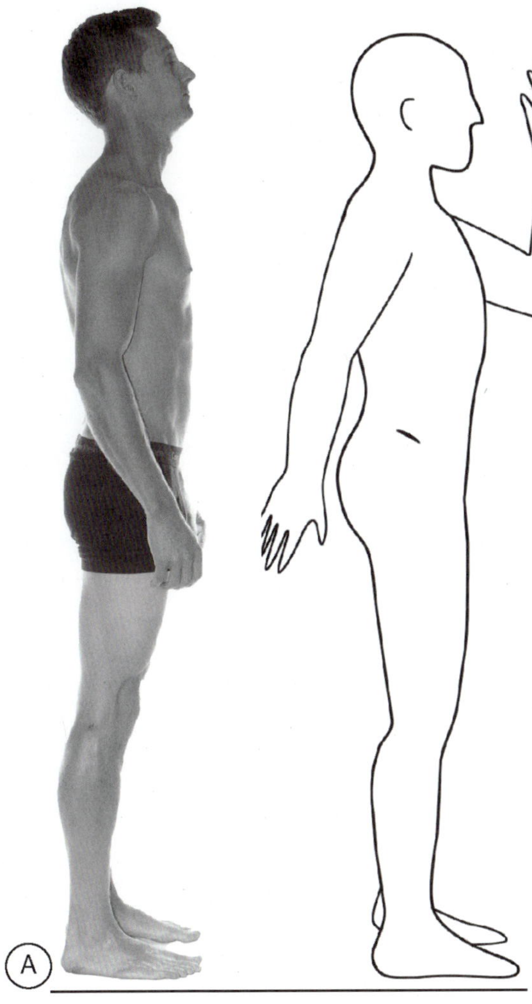

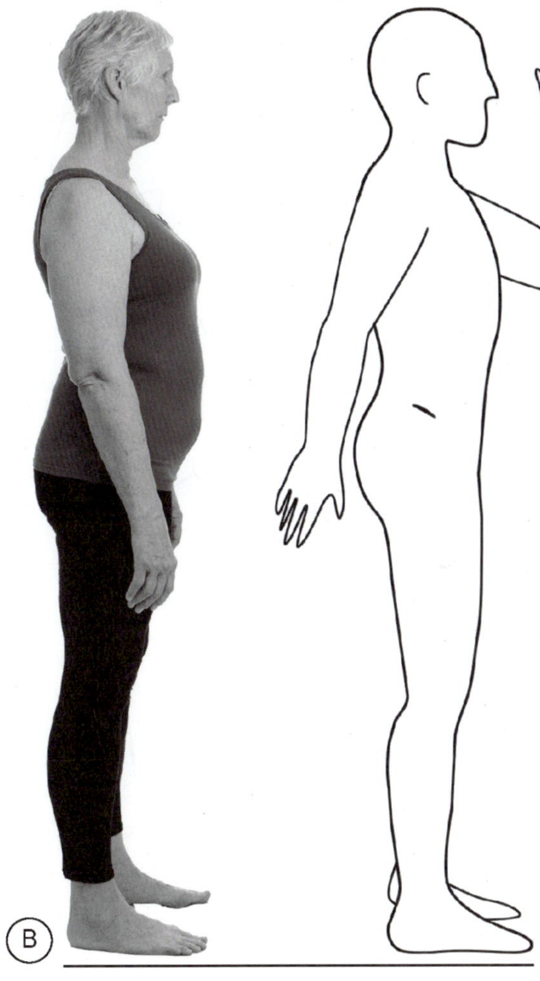

신체 분절의 전후 배치를 확인하기 위해 화살표를 그리고, 또 체중이 가장 많이 받게되는 발의 지점이 어느 곳인지를 확인하기 위해서도 화살표를 그린다.

A의 신체 패턴은 흔한 편이지만, 놓친 관계를 드러낸다. 클라이언트의 목이 앞쪽으로 쏠려 있지만, 머리는 목보다 뒤쪽에 위치한다.

B의 경우 클라이언트의 목은 상부 가슴보다 뒤쪽에 배치되어 있다. 상부 가슴은 뒤쪽으로, 목은 약간 앞쪽으로 변위되어 있고, 머리는 목의 중심에 위치한다.

측면에서 정렬 이동 관찰하기

연습 3.5

사진 A와 B에서 보여지는 정렬과 체중부하를 표시하기 위해 신체 차트를 이용하자. 신체 분절의 전후 배치를 확인하기 위해 화살표를 그리고, 체중이 가장 많이 걸리는 발의 지점을 확인해서 화살표로 표시한다.

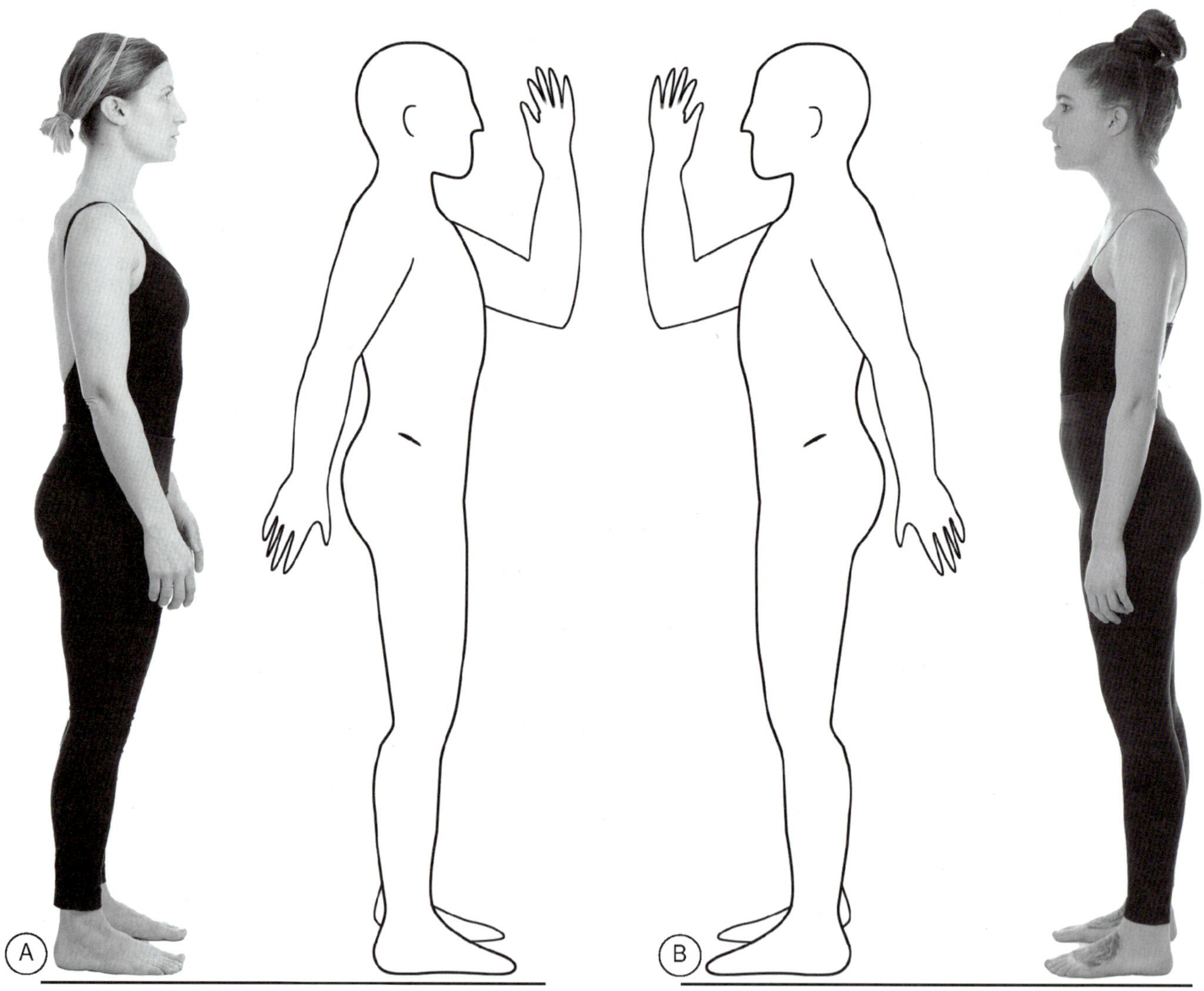

CHAPTER 4

전면에서 정렬 이동 관찰하기

(Seeing alignment from the front view)

신체 분절이 구형 신체도를 어떻게 규정하는지를 보기 위해 아래의 그림들을 살펴보자.

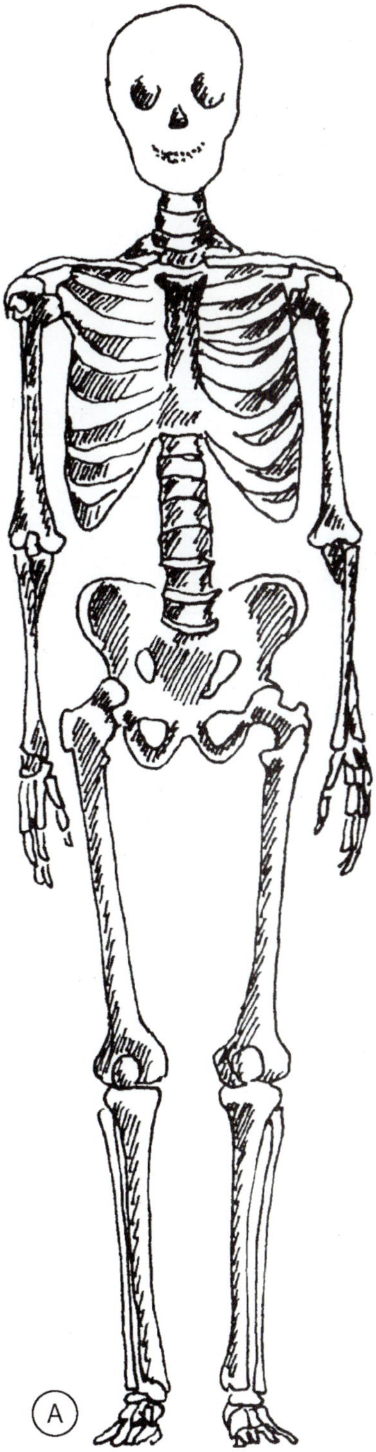

골격 기준

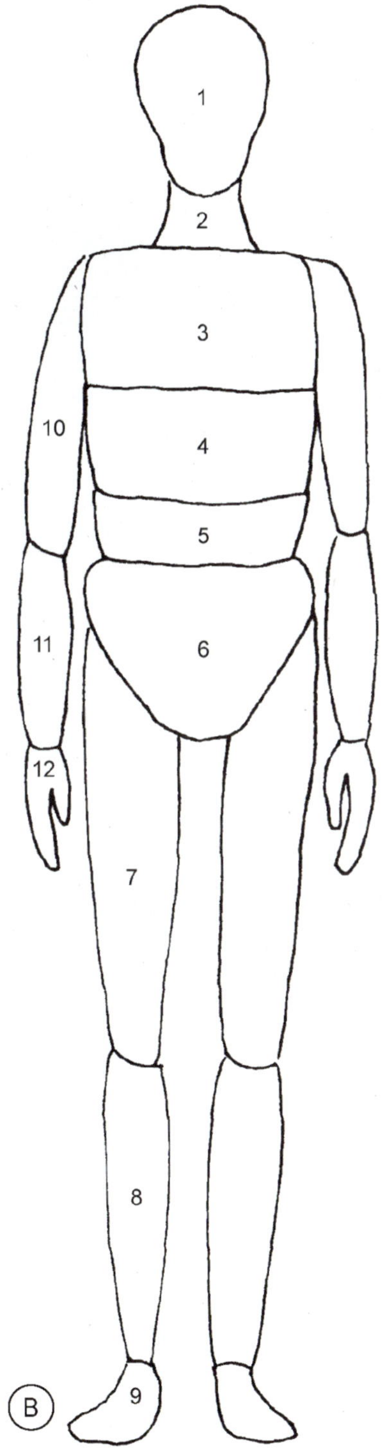

분절 윤곽도

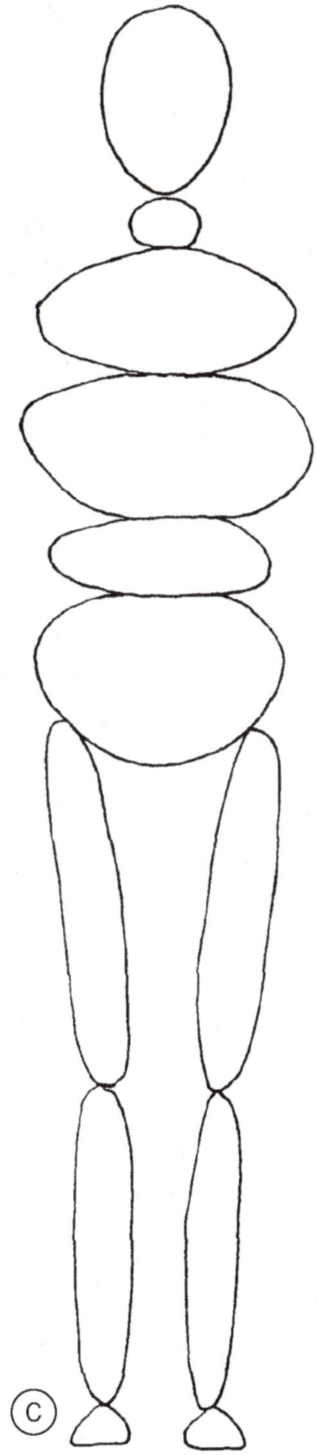

구형 신체도

전면에서 정렬 이동 관찰하기

연습 4.1

여러분의 평가를 보다 구체적으로 하기 위해서는, 종이를 가지고 여성의 발 위에 있는 모든 신체 분절을 덮는다. 신체의 전면에 집중한다. 여러분이 발을 관찰할 때 하퇴가 어디에 위치하게 될 것인를 예측해 보자. 종이를 한 번에 한 분절씩 위로 이동시키면서 각 분절을 관찰하고, 위쪽에 있는 그 다음 분절의 위치를 예측해 보자.

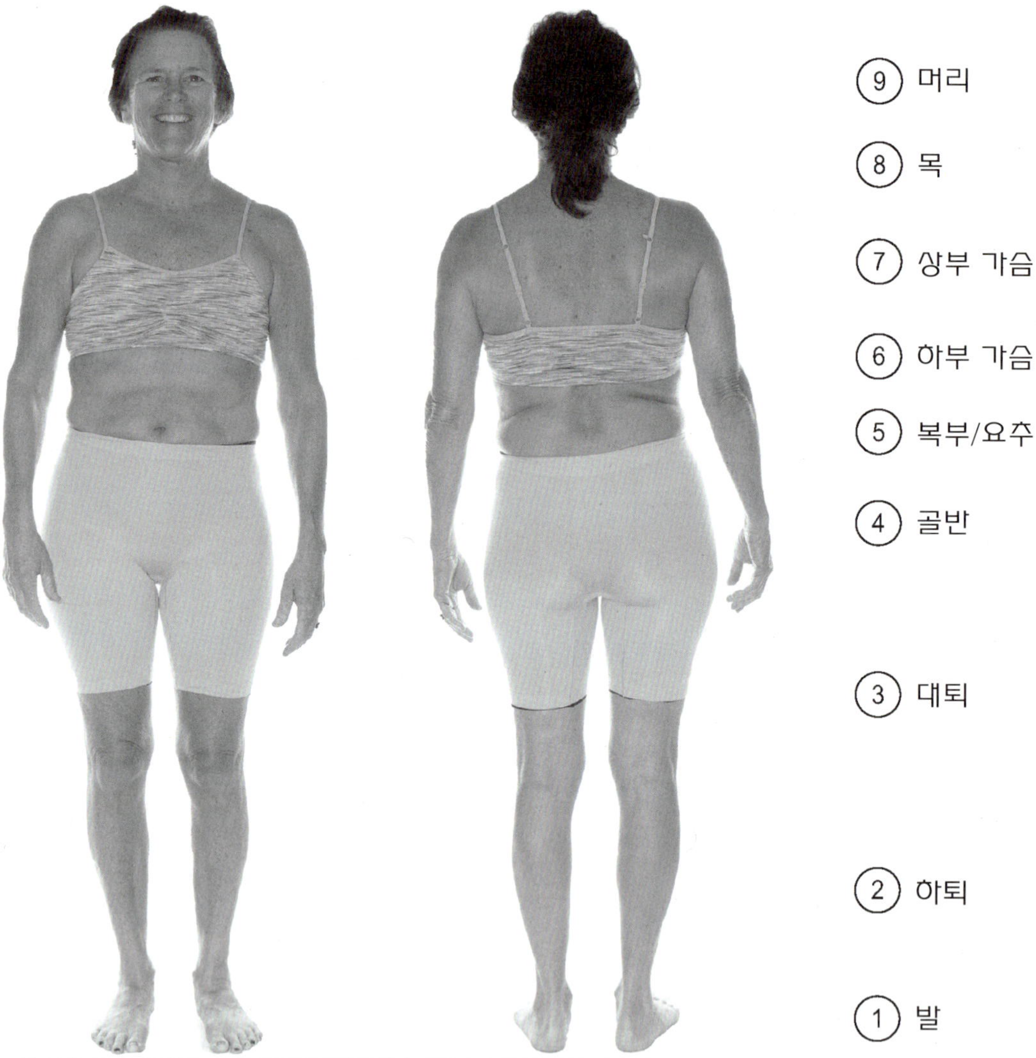

전면에서 관찰할 때, 골반이 오른쪽으로 이동하고 가슴이 왼쪽으로 이동하는 정도에 놀랐는가? 그녀의 패턴이 뒤쪽으로부터 얼마나 더 뚜렷하게 보이는지를 여러분은 볼 수 있는가? 가끔 다른 측면의 관찰이 여러분께 더 많은 정보를 제공할 수 있다.

모든 신체 분절을 종이로 덮은 후, 아래에서부터 시작하거나 또는 위에서부터 시작하는 것이 전신을 한 번에 보는 것보다 눈에 더 많이 드러나거나 또는 더 뚜렷한 변위를 만든다.

분절 중심과 배치와의 관계

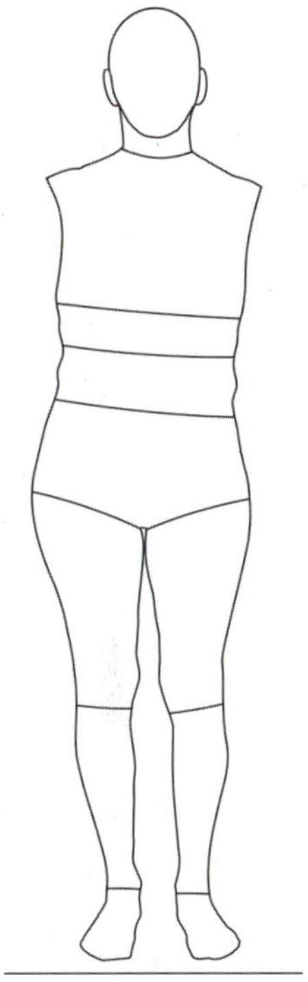

전면

이것은 앞 페이지에 그려진 여자의 분체 윤곽도이다.

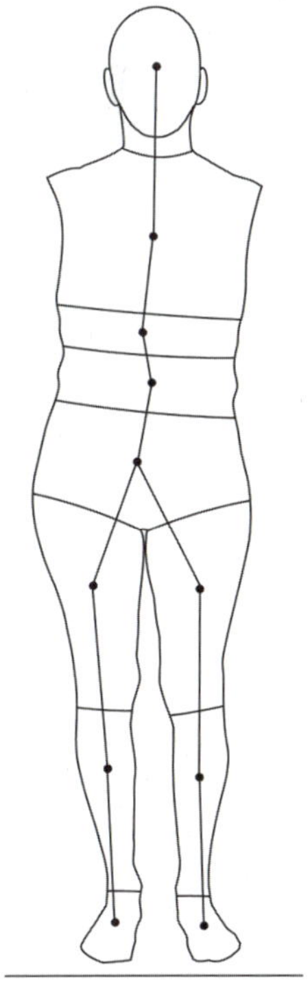

전 면

각 분절에 기하학적 중심(점)을 찍고 그 점들을 연결할 때 우리는 다음과 같은 것을 볼 수 있다.

전면에서 정렬 이동 관찰하기

연습 4.2

사진에 9개 신체 분절의 윤곽을 그리기 위해 트레이싱 용지를 사용해 보자. 분절의 좌·우 이동을 보기 위해 각 분절에 기하학적 중심을 찍고, 그 점들을 연결하는 선을 그린다.

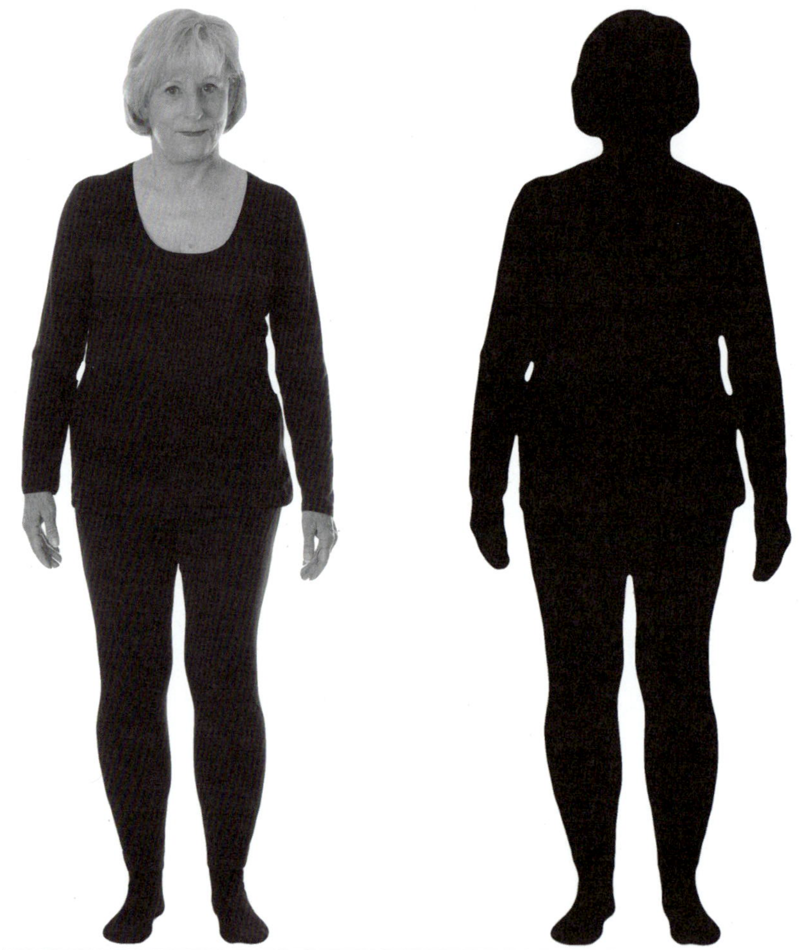

전두면에 표시되는 좌·우 표기법

이제 전두면에서 분절의 좌·우 관계를 관찰해 보자(이것은 앞쪽 페이지의 여성과 동일하다).

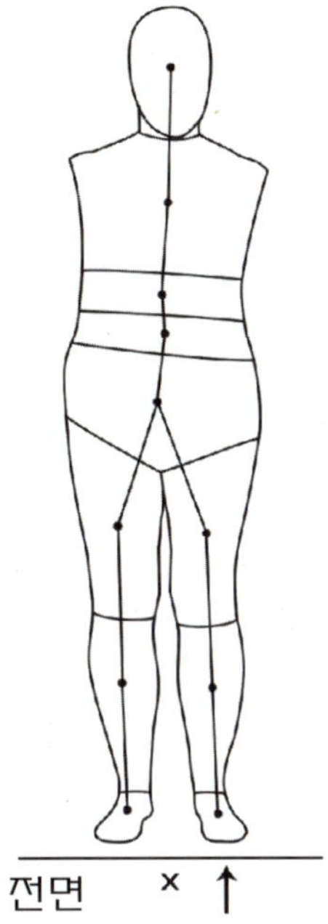

중심점의 연결로 생성된 지그재그 라인은 배치를 더욱 뚜렷하게 만든다.

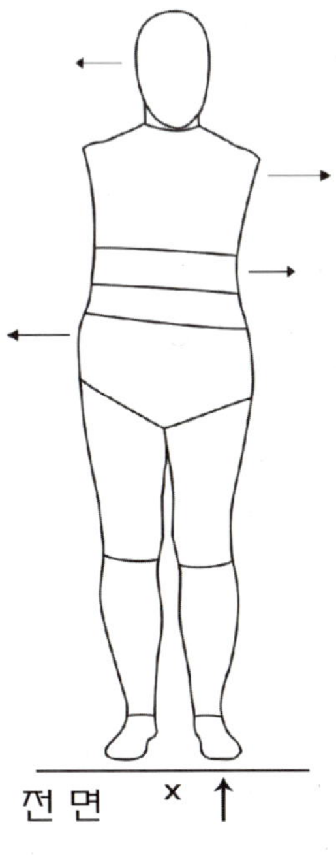

이제 우리는 화살표로 배치를 오른쪽이나 왼쪽으로 표기할 수 있다. X는 기준점을 표시하고, ↑ 는 체중부하가 가장 큰 지점을 나타낸다.

전면에서 정렬 이동 관찰하기

연습 4.3

A) 아래에 있는 사진 3장을 관찰한다.

1) 분절의 윤곽을 그린다.
2) 각 분절의 기하학적 중심을 표시한다.
3) 중심을 연결한다.
4) 발에서 시작하여 머리 쪽으로 올라간다. 아래 분절에 대한 각 분절의 좌·우 배치를 표시하기 위해 화살표를 사용한다.

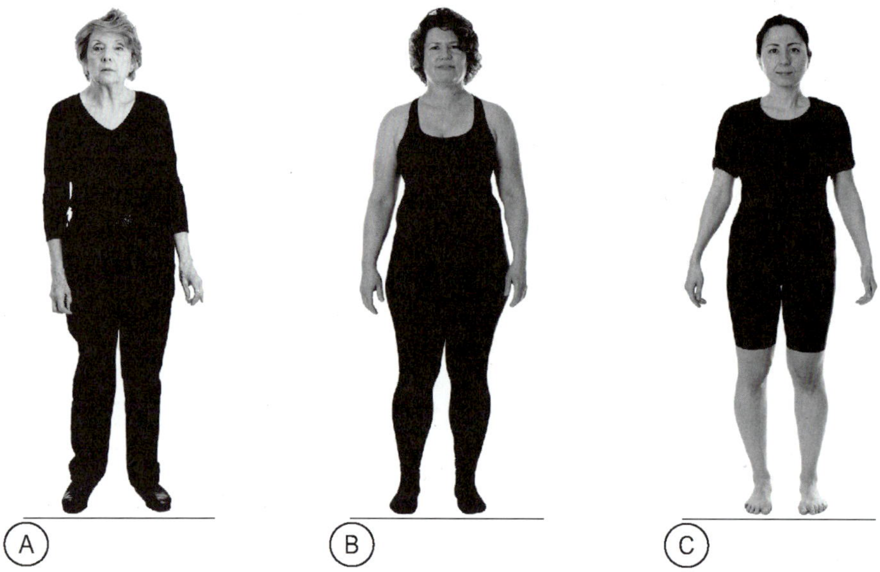

B) 이제, 신체 차트에 여러분의 표기를 기입하자.

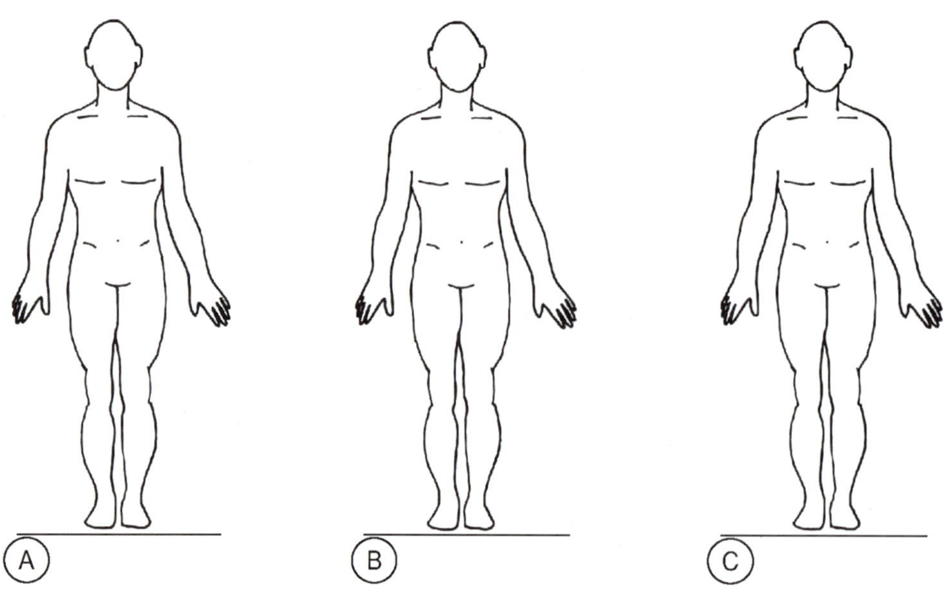

C) 보다 구체화해 보자: 발에서부터 시작하고, 아래 분절에 대해 각 분절의 배치를 표기하기 위해 앞쪽 페이지에서 여러분이 그렸던 화살표의 길이를 체크해 보자. 각 화살표의 길이는 아래 분절에 대한 변위의 정도를 결정한다.

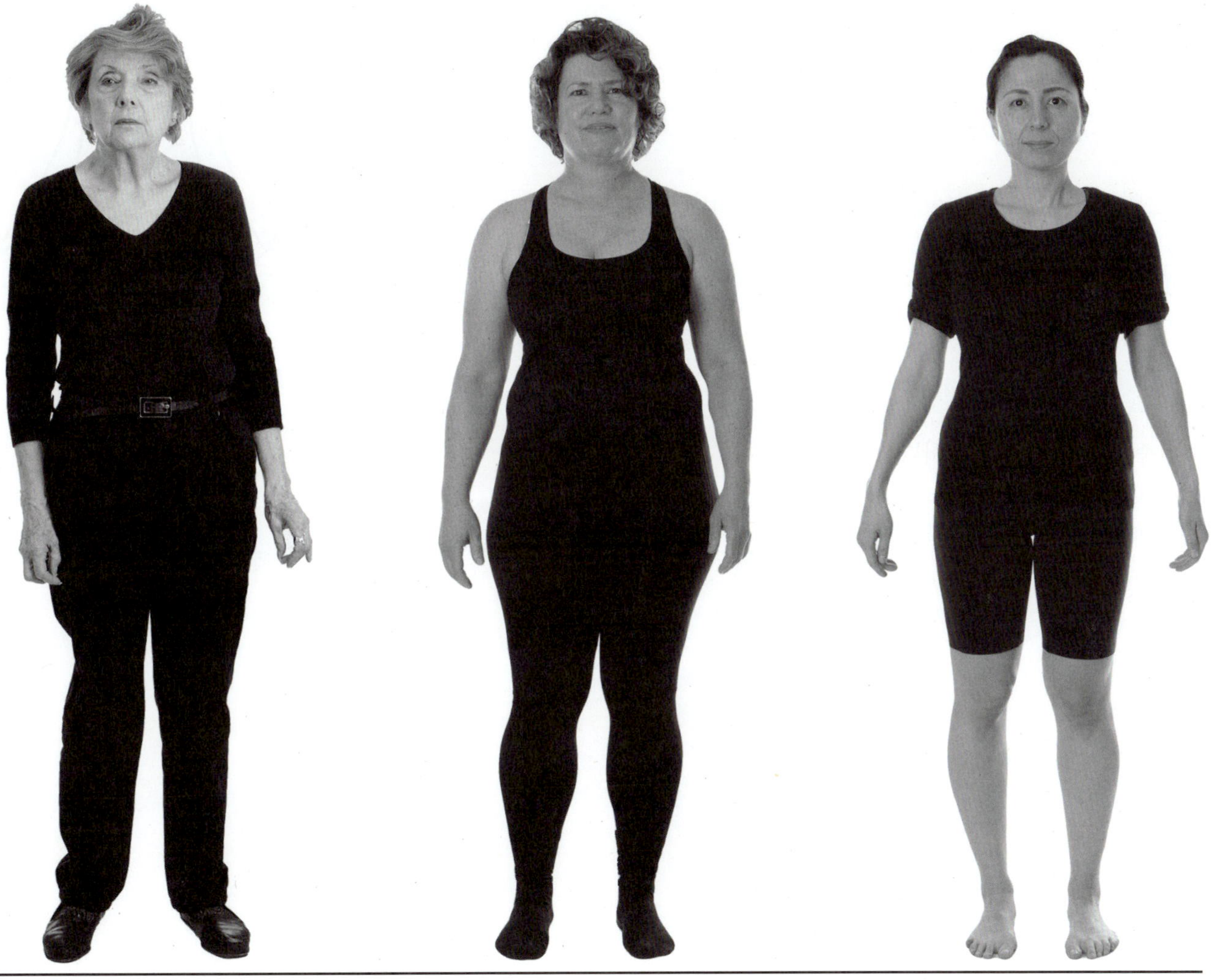

그 여성들은 오른쪽 발이나 왼쪽 발 중에서 어느 쪽에 더 많은 체중을 부하하고 있는가? 오른쪽이나 왼쪽 중에서 더 많은 체중이 어느 쪽에 있는지를 결정하기 위해 치실을 사용해 보자(치실을 양발의 중간 지점에서 수직으로 배열시킨다). 체중이 가장 많이 걸리는 발을 확인하기 위해 ↑ 화살표를 사용하자.

전면에서 정렬 이동 관찰하기

신체를 좌·우로 나누는 앞쪽의 다림줄

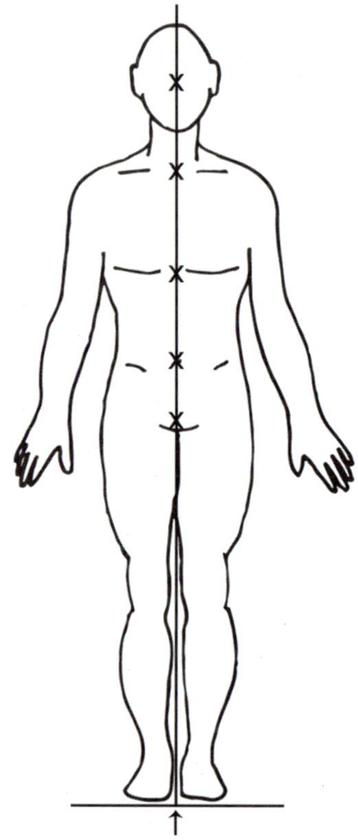

실제로 대부분의 신체는 좌·오른쪽이 정확하게 동일한 패턴을 보이지 않는다.

연습 4.4

다림줄을 설정한다: 치실을 팽팽하게 잡고 양발의 중간 지점에 배치한 후 수평선과 수직되게 머리까지 다림줄을 잡아 당긴다.

여러분이 생각하는 분절의 중심에 점을 찍는다:

a) 치골결합
b) 배꼽
c) 흉골 하단
d) 흉골절흔

분절 중심을 선으로 연결한다:

a) 치골결합
b) 배꼽
c) 흉골 하단
d) 흉골절흔

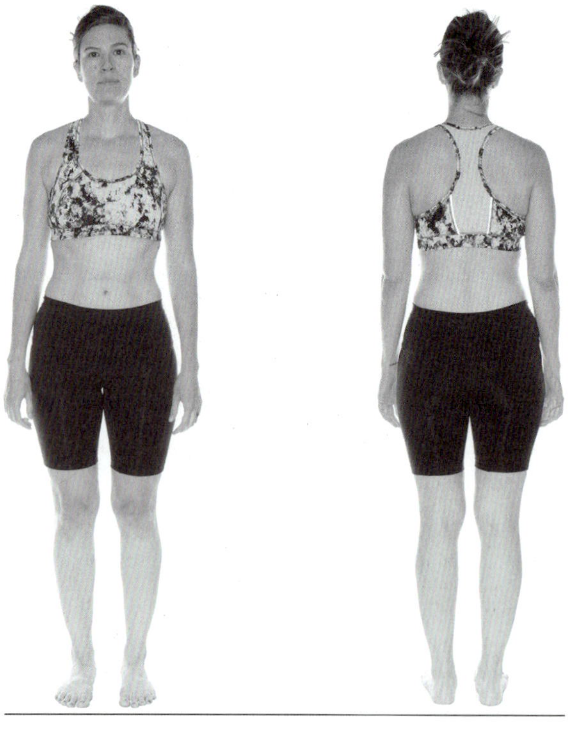

후면에서 관찰했을 때도 여러분은 동일한 패턴을 볼 수 있는가?

중심선

연습 4.5

1) 이들 사진에서 다림줄을 확인하기 위해 치실(양발의 중간 지점에서 수평선과 수직으로 배치한다)을 사용해 보자.
2) 랜드마크(치골결합, 배꼽, 흉골 하단, 흉골절흔)를 위쪽으로 정렬한다.
3) 이들 사진과 이전 페이지에 있던 사진들을 비교해 보자. 어떤 신체 패턴이 더 잘 정렬되어 있는가?

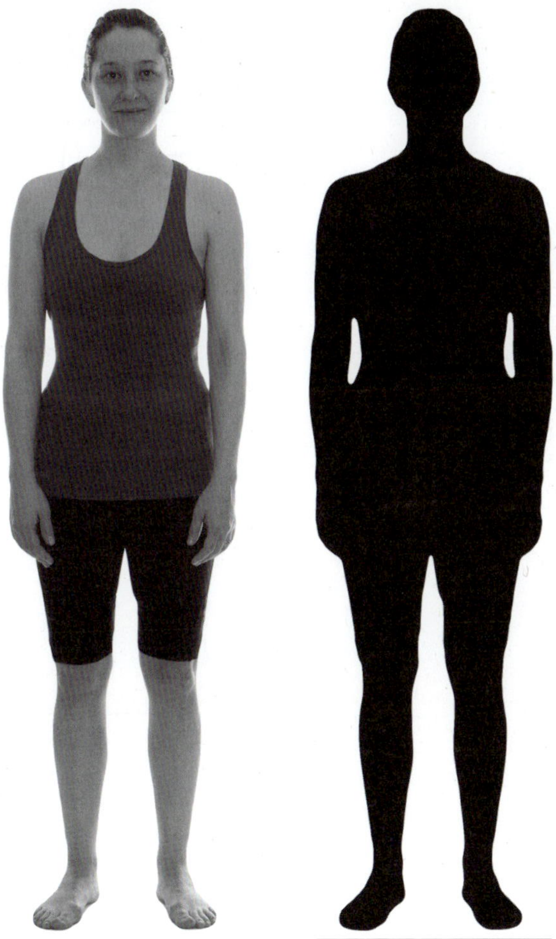

Ⓐ

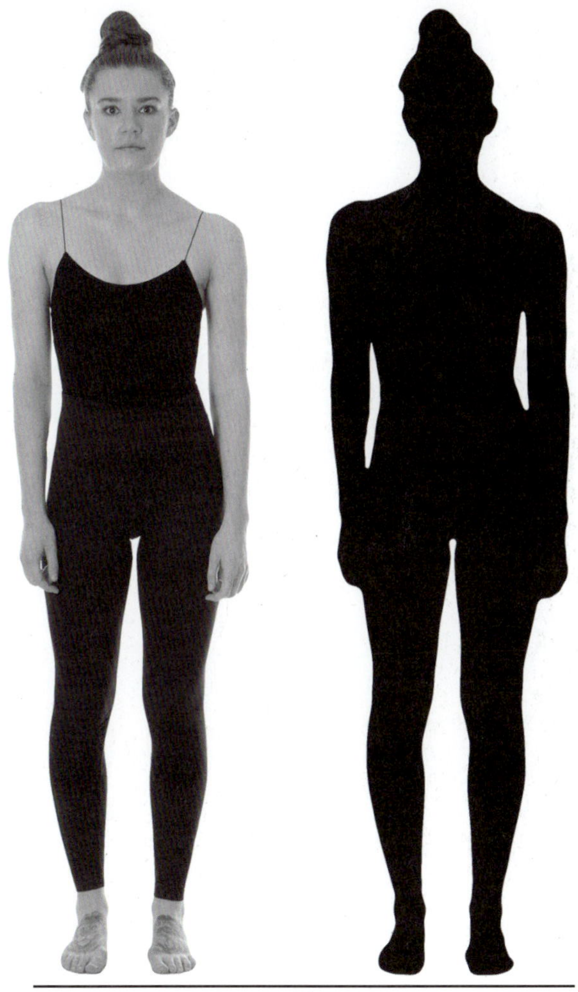

Ⓑ

체중이 오른쪽과 왼쪽 중 어느 쪽으로 더 많이 쏠려 있고 체질량이 어느 쪽으로 이동되어 있는가?

비록 2명의 여성이 오른쪽으로 이동된 가슴을 가지고 있더라도, 우리는 클라이언트 **A**의 체질량이 대부분 왼쪽으로 이동되어 있음을 볼 수 있고, 클라이언트 **B**의 체질량이 대부분 약간 오른쪽으로 이동되어 있음을 볼 수 있다.

전면에서 정렬 이동 관찰하기

연습 4.6

아래의 클라이언트 그림에 중심선을 그림으로써, 우리는 골반이 오른쪽으로 이동되어 있고, 또 중간 몸통과 상부 몸통이 왼쪽으로 이동되어 있음을 쉽게 알 수 있다.

아래의 랜드마크 위에 점을 표기하기 위해 트레이싱 용지를 사용하자:

a) 치골결합

b) 배꼽

c) 흉골 하단

d) 흉골절흔

e) 콧등

양발의 중간 지점에서 시작해 이들 랜드마크의 점들을 연결하여 선을 그려 보자:

a) 치골결합(여러분은 아래쪽 분절 질량의 배치를 보게 될 것이다)

b) 배꼽

c) 흉골 하단

d) 흉골절흔

e) 콧등

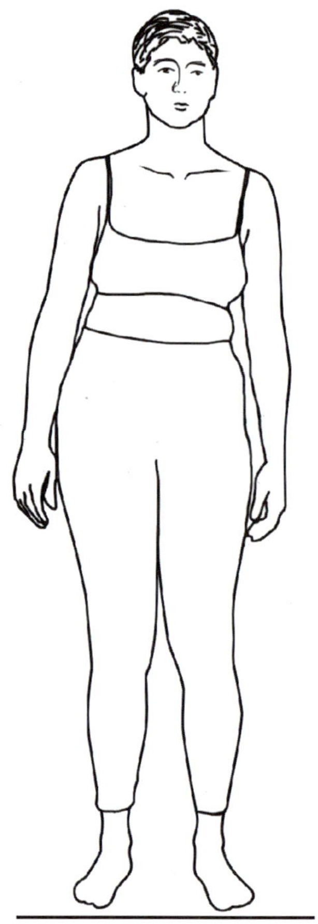

전면

여러분의 표기와 그림을 비교해 보자.

여러분은 그녀가 더 많은 체중을 어느 쪽에 두고 있다고 생각하는가? 오른쪽 발과 왼쪽 발 중 어느 쪽인가?

나는 그녀의 패턴을 알고 있고, 이 경우의 답은 왼쪽이다. 그 이유는 상체의 이동이 왼쪽 발 쪽으로 더 많은 체중부하하기 때문이다. 6장에 있는 회전을 우리가 첨가했을 때 체중부하가 더욱 뚜렷해진다.

우리는 여러분께 치실을 양발 사이의 중간 지점에 배치하고 바닥과 수직되게 위로 잡아 당길 것을 제안해 왔다. 여러분은 평가를 위해 다림추를 만들 수 있다.

연습 4.7

이것은 신체가 변위를 어떻게 조절하는지를 보여준다.

1) 무게추 역할을 하기 위해 종이 클립을 치실 끝에 매달아 다림추를 만든다.
2) 이 책을 똑바로 세운다(수직으로 세운다).
3) 신체 분절이 오른쪽이나 왼쪽으로 쏠려 있는지를 확인하기 위해 각 사진 앞에 다림추를 매단다.

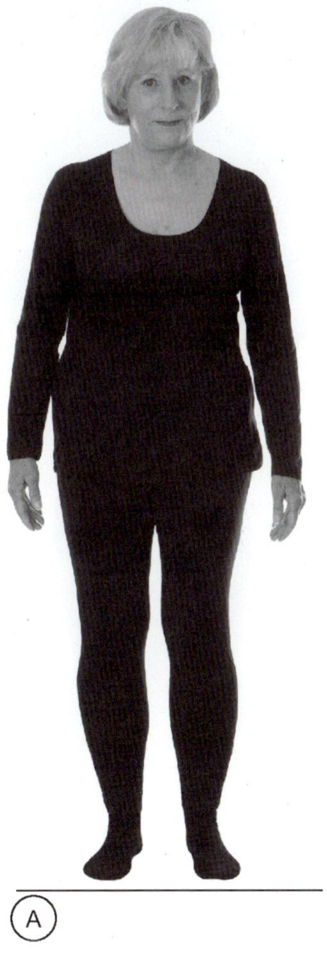

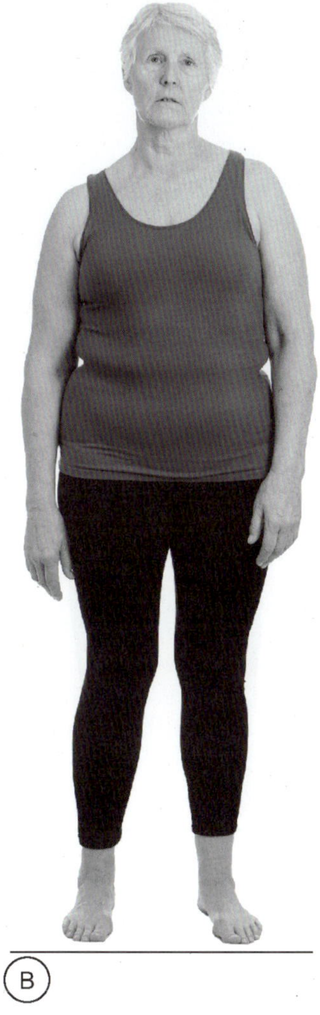

치실 다림추를 이용해 여성 **A**의 골반이 오른쪽으로, 가슴과 턱이 왼쪽으로 이동되어 있음을 알 수 있고, 또 여성 **B**의 경우에는 왼쪽으로 이동된 신체 분절이 더 많이 있음을 알 수 있다.

전면에서 정렬 이동 관찰하기

발에 가해지는 체중 부하의 표기법

모든 신체 분절의 배치는 오른쪽 발과 왼쪽 발 중 어느 쪽으로 체중이 쏠려 있는지를 결정할 것이다. 이것은 대부분의 체중이 쏠리는 쪽의 발 밑에 화살표를 배치함으로써 표기될 수 있다.

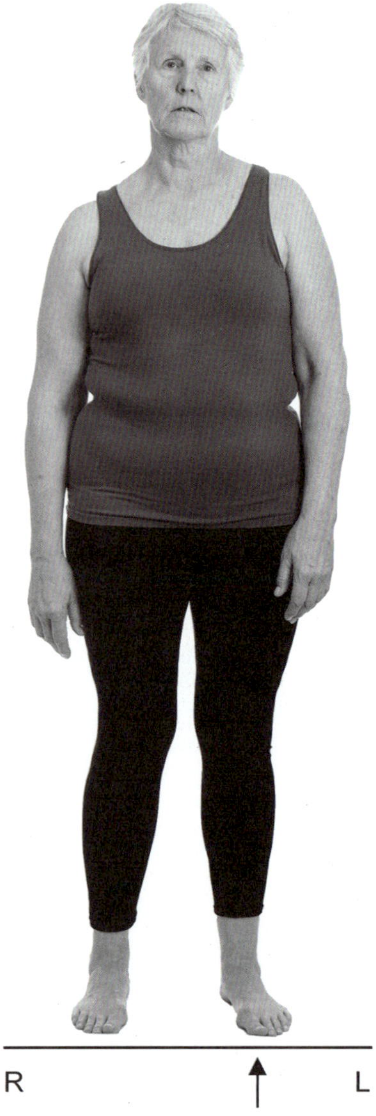

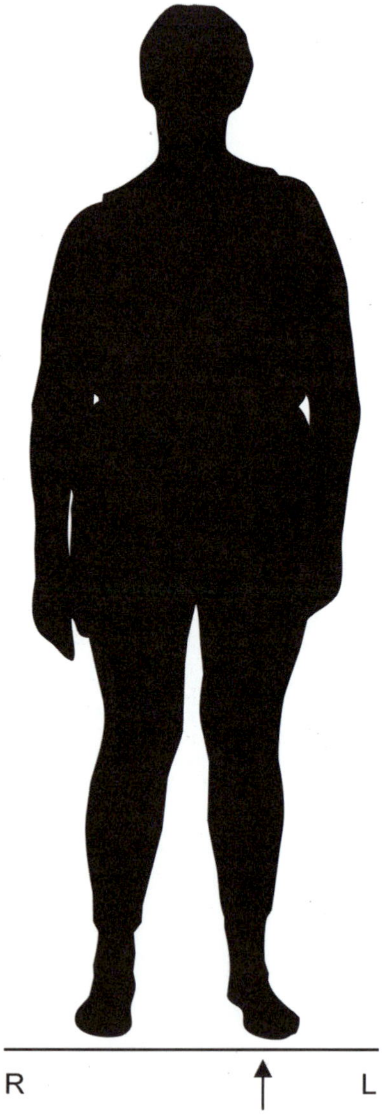

사람들은 종종 자신의 체중이 양쪽 발에 비균등하게 분배되어 있음을 알지 못한다. 그리고 사람들의 좌·우 발은 체중부하 영역이 매우 다르다. 예를 들어, 어떤 발은 발 앞쪽에 체중이 많이 실리고, 다른 발은 발의 뒤쪽이나, 안쪽 또는 가쪽 부분에 체중이 많이 실린다.

나는 종종 사람들에게 체질량의 형태와 위치를 보기 위해 실루엣 형상을 사용할 것을 제안한다. 우리는 이 책의 곳곳에서 실루엣 형상을 사용할 것이다.

연습 4.8

여러분이 더 큰 체중부하 쪽을 결정할수록 있도록 돕기 위해.

1) 클라이언트에게 양쪽 발로 서도록 지시한다. 다리를 길치라고 지시한다. 잠깐 멈추고, 관찰한다.
2) 그런 다음, 체중을 오른쪽으로 이동하도록 지시하고, 클라이언트가 중심과 균형을 잡을 때까지 그 자세를 유지시킨다. 잠깐 멈춘다.
3) 체중을 다시 중간 지점으로 이동하도록 지시한다. 잠깐 멈춘다.
4) 체중을 왼쪽으로 이동시키도록 지시한다. 잠깐 멈춘다.
5) 다시 중앙으로 돌아온다. 잠깐 멈춘다.
6) 왼쪽 발을 들어올릴 수 있을 때까지 클라이언트에게 체중을 오른쪽 발 쪽으로 이동하도록 지시한다. 그런 다음, 중앙 위치로 돌아오도록 지시한다.
7) 오른쪽 발을 들어올릴 수 있을 때까지 중앙 위치에서 체중을 왼쪽 발 쪽으로 이동하도록 지시한다. 그런 다음, 다시 중앙 위치로 돌아오도록 주문한다.
8) 적은 이동 범위를 가진 쪽이 대개 대부분의 체중이 쏠린 쪽이다.

살펴볼 때 클라이언트의 중심이 어느 쪽에 있는가? 치실을 사용하자.

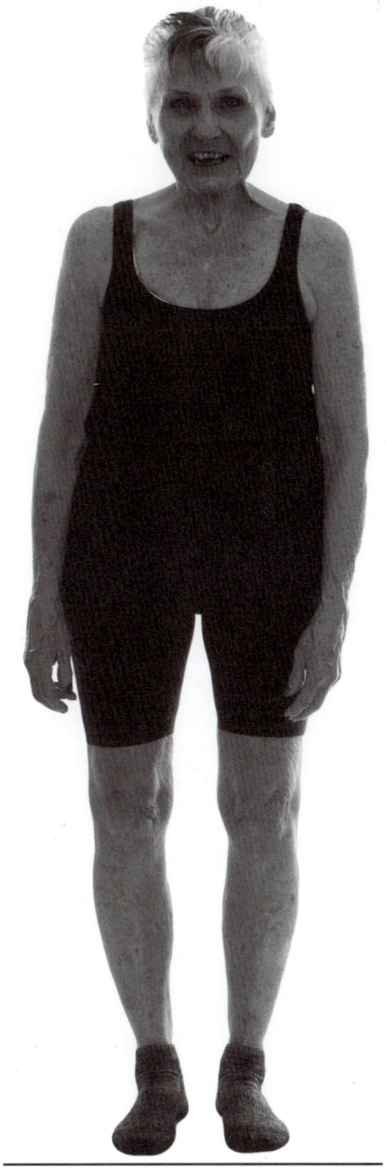

전면에서 정렬 이동 관찰하기

연습 4.9

시작점: 일반적으로 발에서부터 시작한다. 그 이유는 발이 체중부하의 가장 큰 영역이기 때문이다.

1) 신체 **A**를 관찰한다.
2) 체질량이 오른쪽과 왼쪽 중 어느 쪽으로 치우쳐 있는지를 결정하기 위해 치실을 사용하자.
3) 다음과 같이 표기한다:

① 기준점 ×
② 이동 ⟶ ⟵
③ 다림줄 |
④ 체중부하 ↑

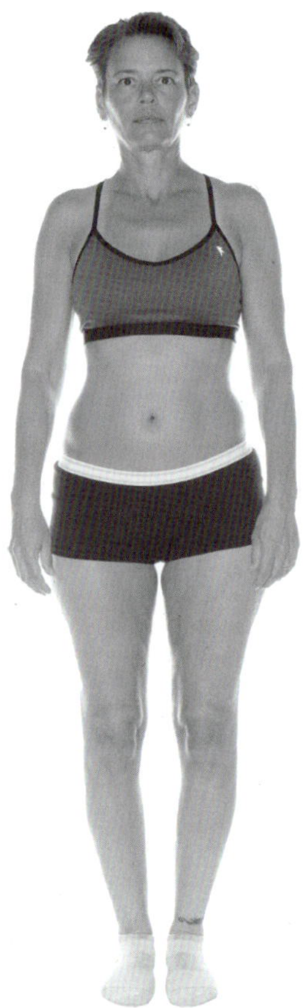

Ⓐ

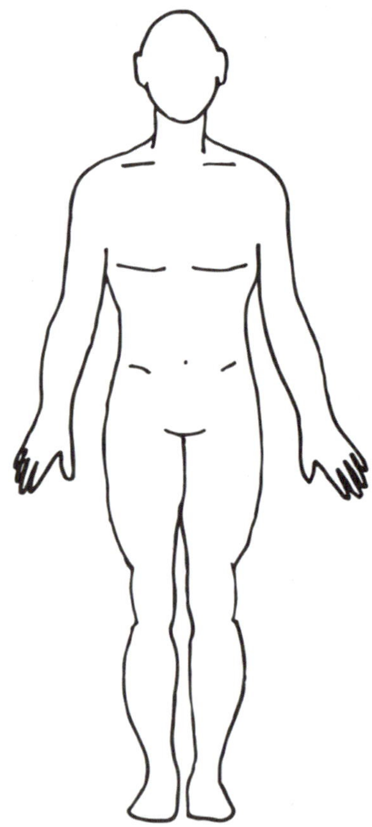

Ⓑ

4) 신체 분절 형태를 표기하기 위해 사진(**A**) 위에 투명지를 배치한다.
5) 표시 마크를 사용하지 않고, 이들 관계를 확인하기 위해 투명지를 사진에서 제거한다.
6) 신체 차트(**B**)에 여러분의 표기를 기입한다. 표기만 살펴봤을 때, 여러분의 눈을 사진 **A**에 고정시키는 동일 패턴을 보았는가?

치료 회기 이전과 이후의 변화를 확인하는 것은 여러분과 클라이언트 모두에게 도움을 줄 것이고, 다음의 치료 회기를 위해 여러분을 준비시킬 것이다.

이것은 그들의 패턴과 변화에 대해 클라이언트를 교육할 때 가져야 할 중요한 스킬이다.

CHAPTER 5

4개 관점에서 정렬과 수평 경사 관찰하기

(Seeing alignment and horizontal tilts from four views)

지금까지 우리는 전두면에서 좌·우 변위(이동)를 살펴보았고, 횡단면에서 전후 변위를 살펴보았다. 이제 우리는 횡단면에서 **경사**(tilt)를 검사할 것이다. 경사는 관절에서 주로 관찰되는 높이의 차이이다. 경사를 위한 다양한 랜드마크 영역을 확인해 보자.

랜드마크 – 전면

랜드마크 선택(머리에서 아래로 내려감)

1) 정수리

2) 상악골*

3) 하악골(하단)

4) 쇄골 상단**

5) 견관절

6) 흉골 아래쪽의 6번 늑골

7) 늑골궁

8) 주관절

9) 장골릉

10) 수근관절

11) 고관절

12) 손가락끝

13) 슬관절

14) 족관절

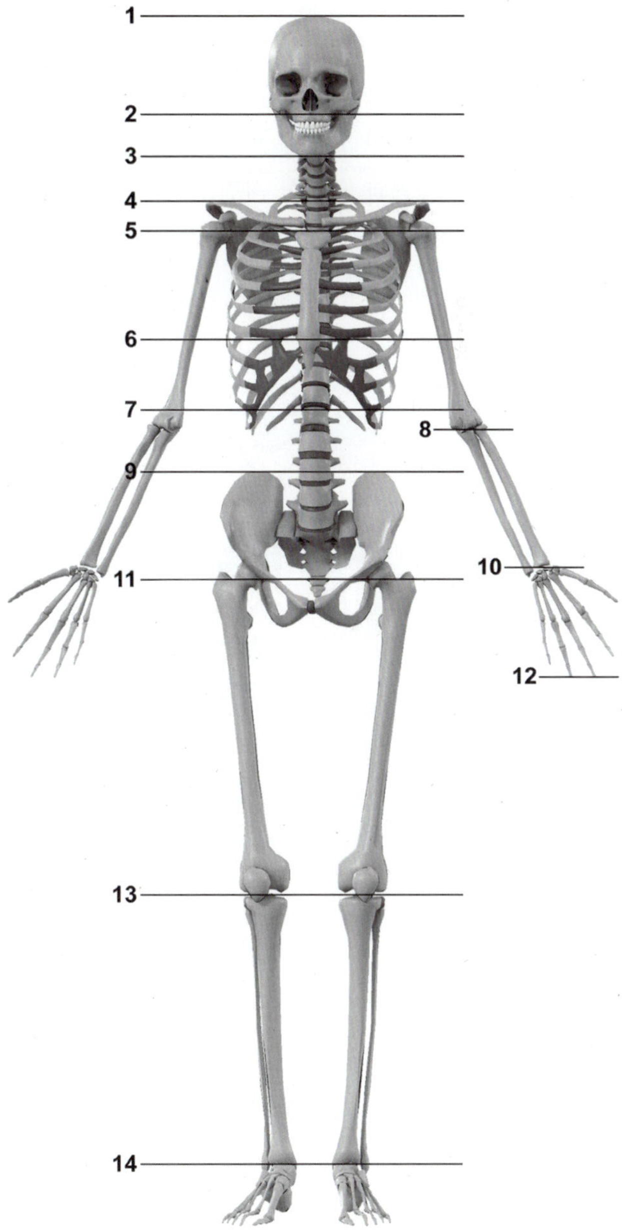

*대개 우리는 상악골의 각도와 턱관절(TMJ)의 각도가 거의 같다고 본다; 그러나 세밀한 관찰을 통해 상악골이 수평을 이루고 있음을 확인할 수 있지만, 하악골 하단이 기울어져 있으면 심한 턱관절 비대칭을 의미한다.

** 여러분은 가끔 한쪽 쇄골은 더 낮지만, 동측 상완골의 위치가 더 높은 것을 관찰할 수 있다.

정렬과 수평 경사 관찰하기

경사 관계를 관찰하기 위한 랜드마크의 연결

연습 5.1

이 연습은 좌·오른쪽의 높이(경사)를 확인하는데 도움이 된다.
투명 종이나 트레이싱 용지를 사용한다:

1) 아래의 2번 그림인 가운데 골격에다 좌·오른쪽의 랜드마크를 연결하기 위해 14개 랜드마크 선택(앞쪽 페이지) 중에서 랜드마크를 선택하고 신체를 횡단하는 수평선을 긋는다.
2) 가운데 골격과 동일한 사람의 선 그림(line drawing)인 맨 오른쪽 그림을 관찰하자.
왼손 보다 더 아래쪽에 위치하는 오른손이 어깨의 경사와 어떻게 매칭되는지를 확인하자.

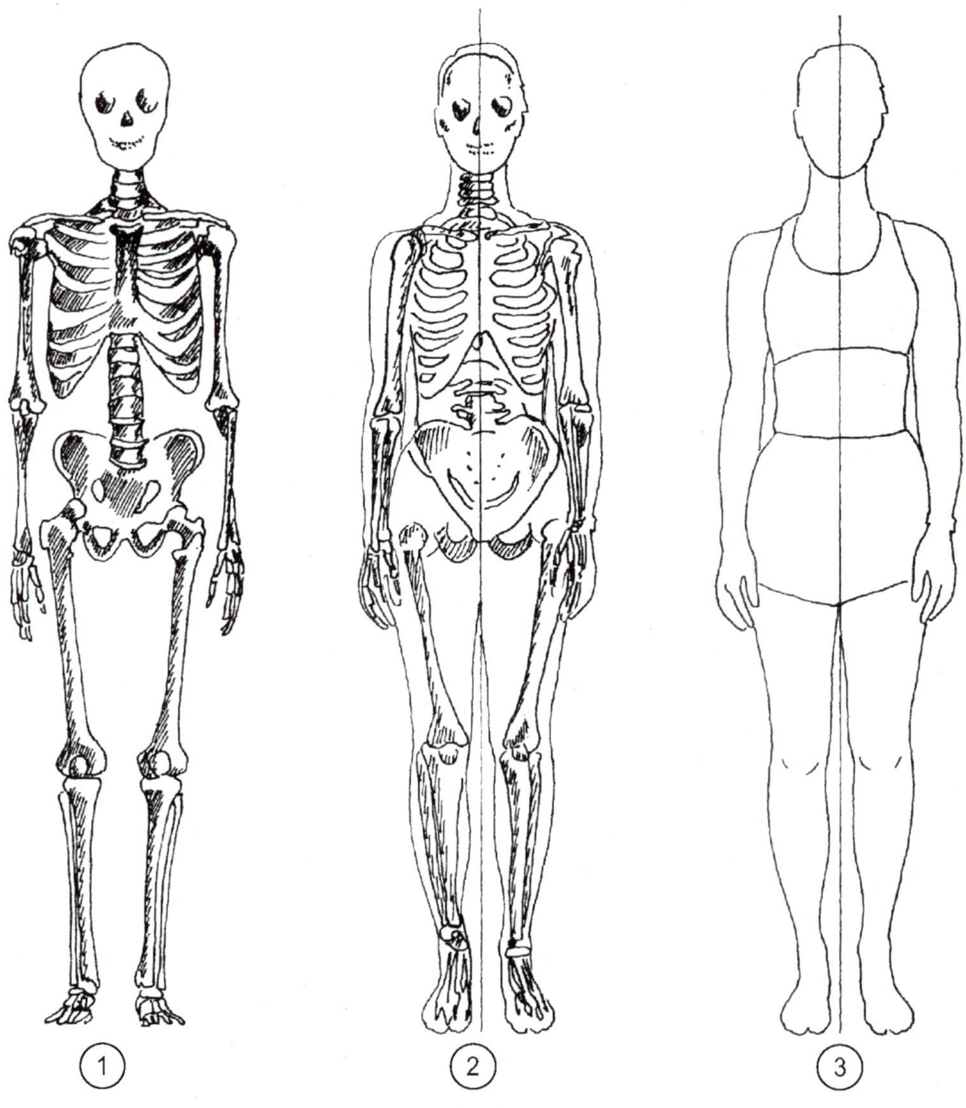

랜드마크의 연결

마지막 그림에서처럼 대칭적이지 않은 신체 패턴을 관찰해 보자. 우리는 변위를 더 잘 보여주기 위해 아래의 랜드마크를 표기해 왔다.

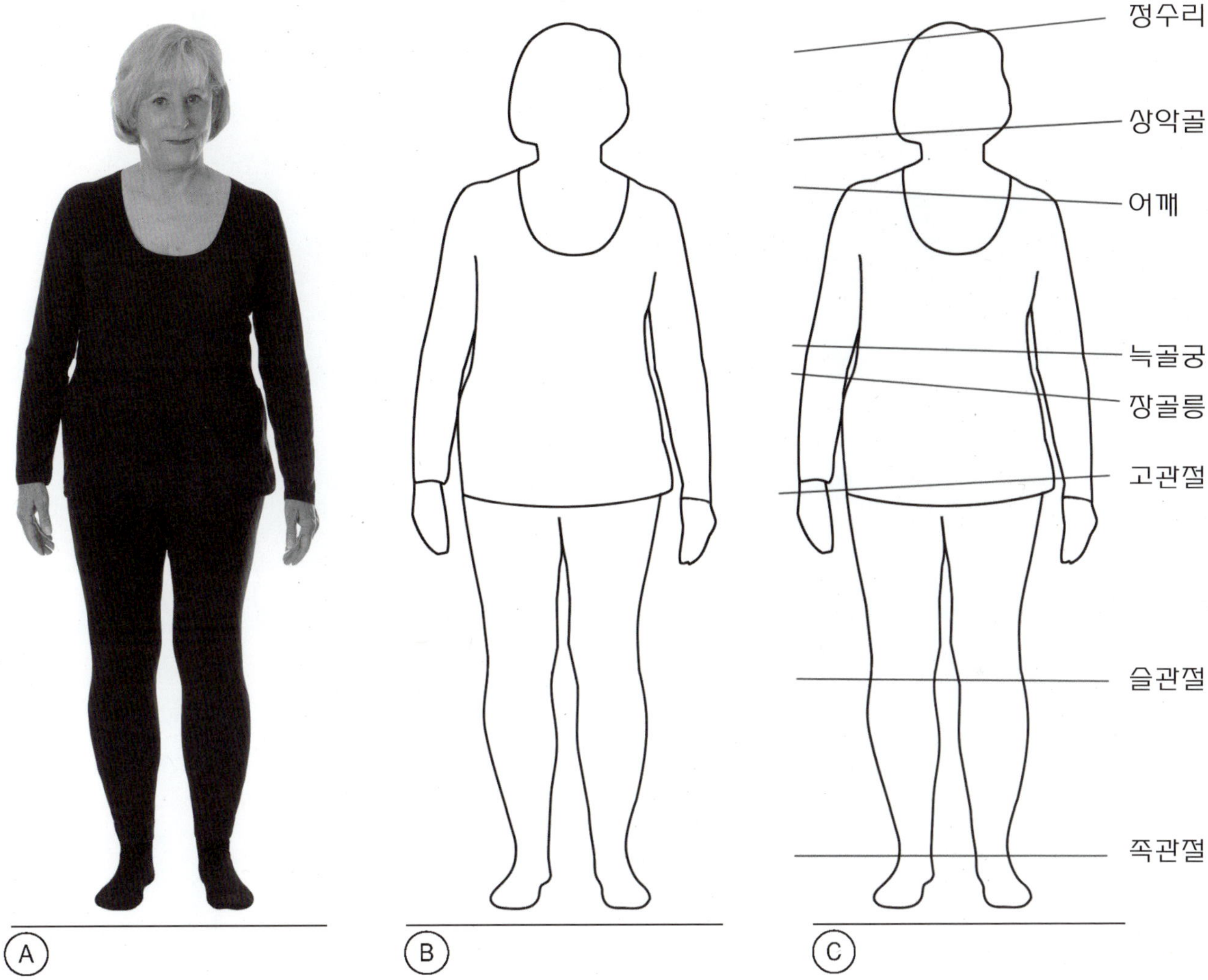

그림(**C**)에서 좌·우 높이의 불균형은 압박 부위(낮은 배치)와 신장 부위(높은 배치)의 랜드마크를 우리에게 보여주는 시작이다.

2개의 선이 교차한다면, 대개 두 분절 사이의 압박이 큰 편이며, 압박 부위에서 두 선이 교차할 것이다. 이런 경우는 상악골과 어깨 사이에서 일어날 수 있다. 클라이언트의 피드백에 따르면, 이런 소견은 스트레스나 불편이 심한 영역과 일치한다.

우리가 회전을 추가할 때(다음 장에서), 우리는 회전 때문에 그녀의 오른쪽 장골릉이 더 높아지는 것을 보게 될 것이다.

정렬과 수평 경사 관찰하기

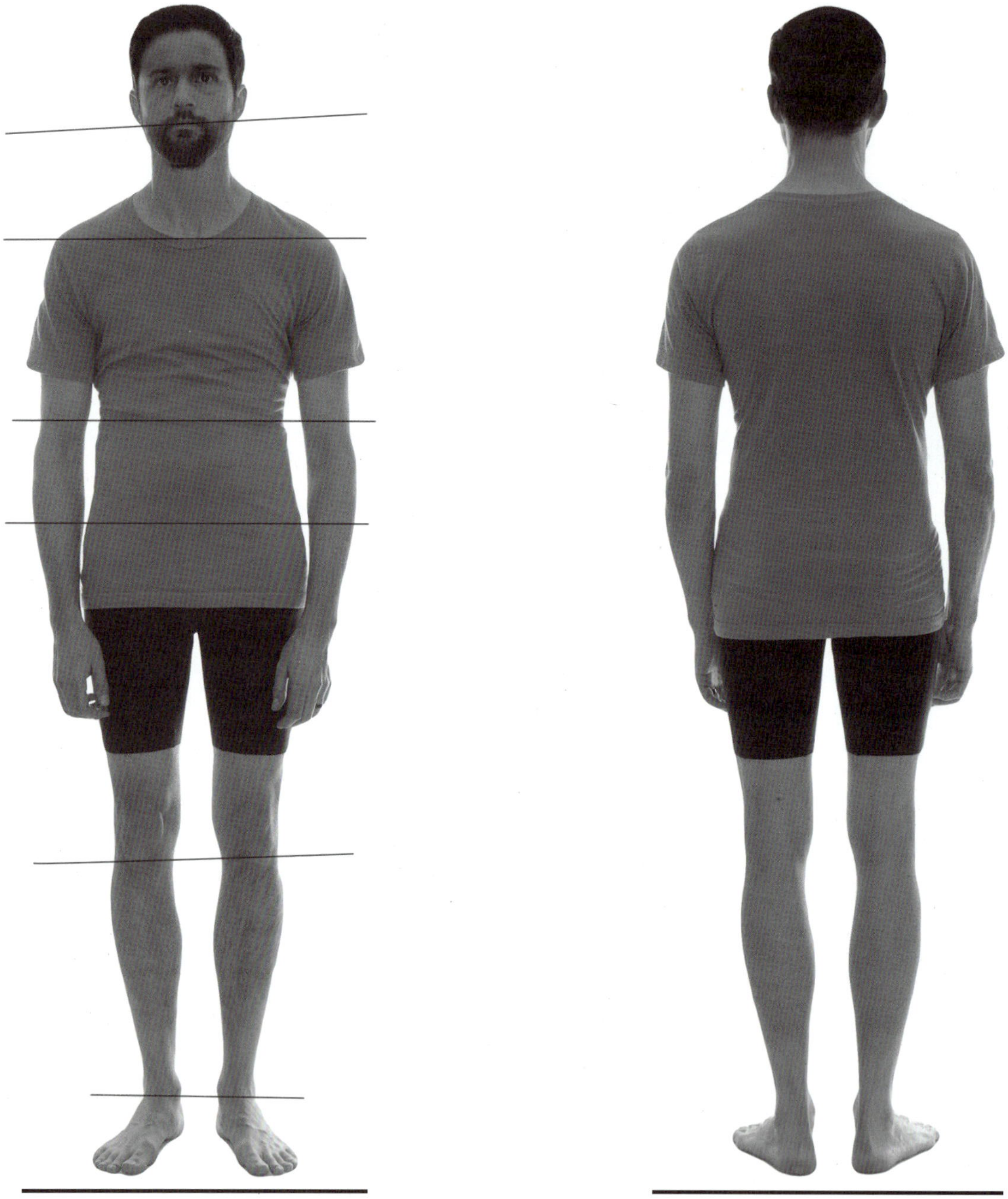

위의 사진은 신체 전반에 걸쳐 경사가 거의 수평에 가까운 패턴을 보여주고 있다. 클라이언트를 관찰한 후 수평선을 그려봄으로써, 여러분은 오른쪽과 왼쪽의 높이가 거의 비슷함을 알게 될 것이다.

연습 5.2

전면과 후면의 사진에서, 좌·우 랜드마크를 연결하는 선을 그리고, 좌·우 높이의 관계를 관찰한다. 전면과 후면 모두에서 높이의 관계가 동일한가? 아니면, 전혀 다른가?

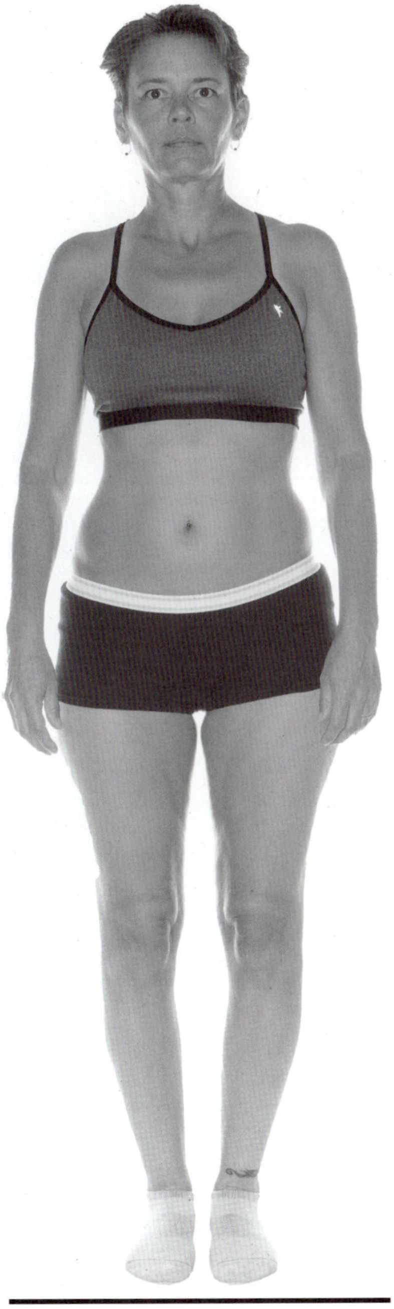

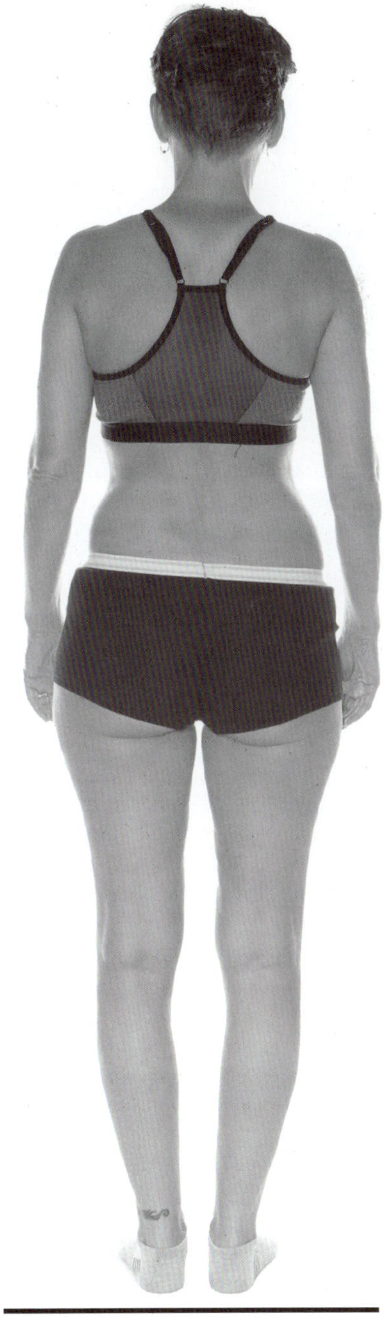

정렬과 수평 경사 관찰하기

연습 5.3

좌·우 관절의 랜드마크를 연결하는 수평선을 그린다. 좌·우 높이의 관계를 관찰한다. 그 페이지로부터 일정 거리를 두고, 각도와 경사를 관찰한다.

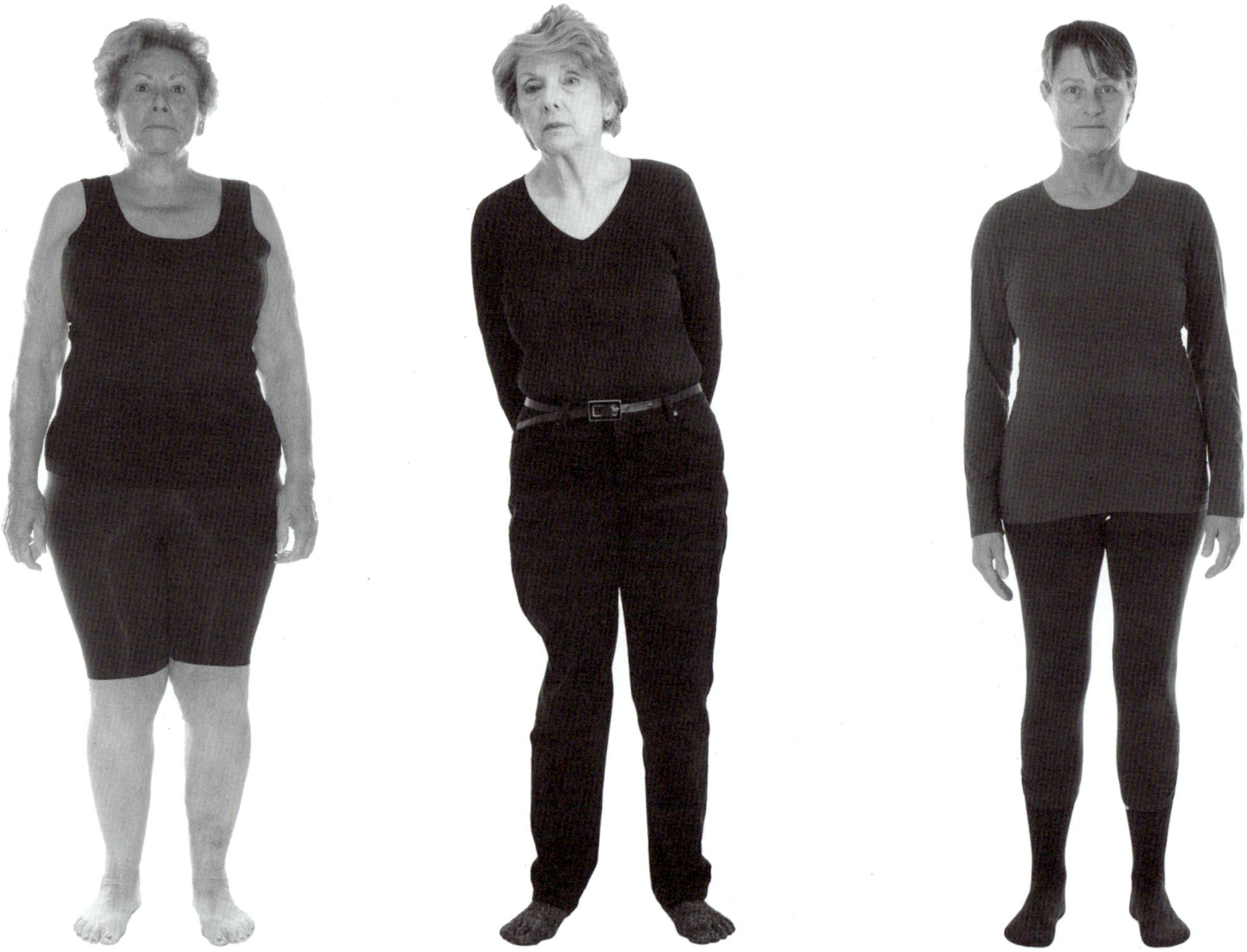

경사의 각도를 관찰하면, 다른 분절에서 압박(낮은 쪽)과 신장(높은 쪽)되는 신체 부위를 확인할 수 있다. 종종 경사의 변화(한 분절은 낮지만 그 위쪽 분절이 높아지는 경우)는 신체의 중앙선(중심선)에 더 가까운 분절을 균형 잡기 위해 신체가 어떻게 보상하고 또 그 보상을 상쇄하는지를 보여준다.

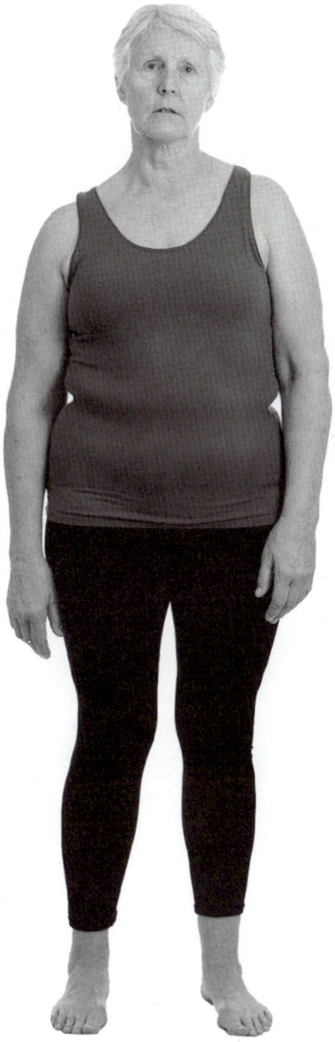

Ⓐ 친숙한 자세

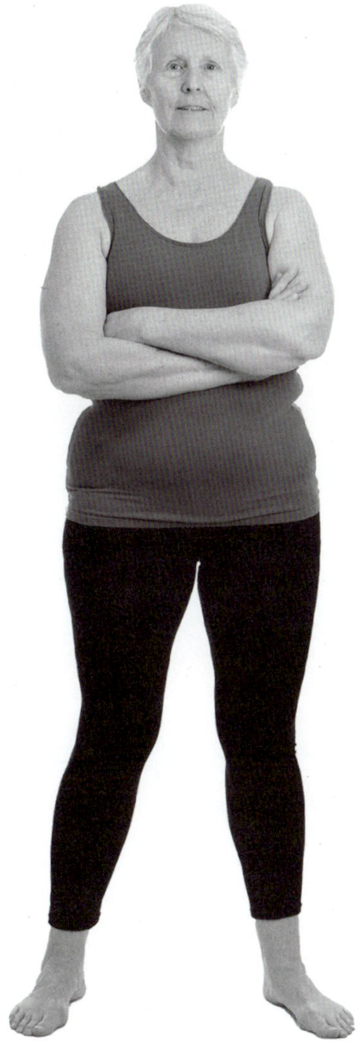

Ⓑ 평소 자세

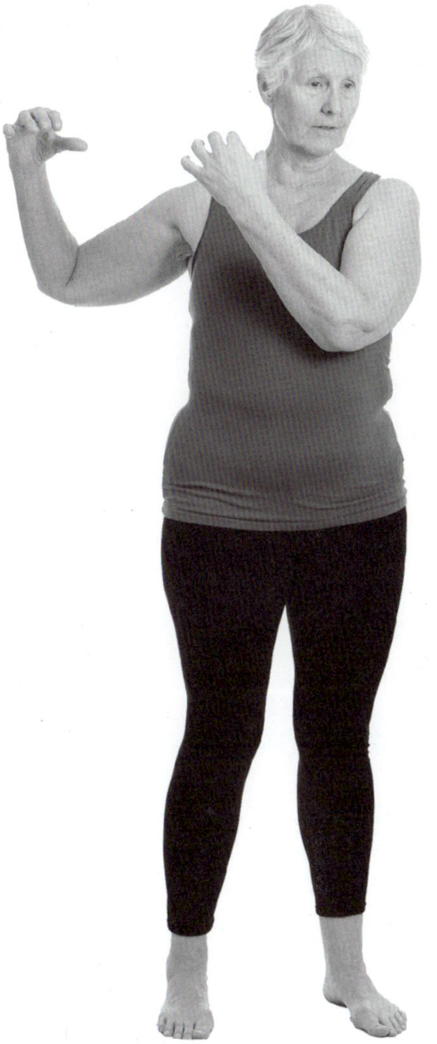

Ⓒ 플룻 연주하는 자세

나는 이 여성(위 사진)에게 왼쪽 어깨가 높아지는 어떤 스포츠나 활동을 했는지를 물었다. 그녀는 수년간 플룻 연주를 했다고 말했다.(**C**)

이것은 머리와 어깨의 경사를 보이고, 가슴이 왼쪽으로 이동하고, 체중이 왼쪽 발에 더 부하되는 친숙한 자세(**A**)DP 대한 추가적인 설명을 제공한다.

사진 **B**에서, 팔짱을 끼면 머리의 경사가 어떻게 되는지를 아는가?

랜드마크 – 후면

랜드마크 선택(머리에서 아래쪽으로 내려감)

1) 정수리

2) 후두골능

3) C2

4) 견갑골 상단(C7)

5) 견관절

6) T6/7 통과

7) 10번 늑골 최하단

8) 주관절

9) 장골릉

10) 수근관절

11) 고관절

12) 손가락끝

13) 슬관절

14) 족관절

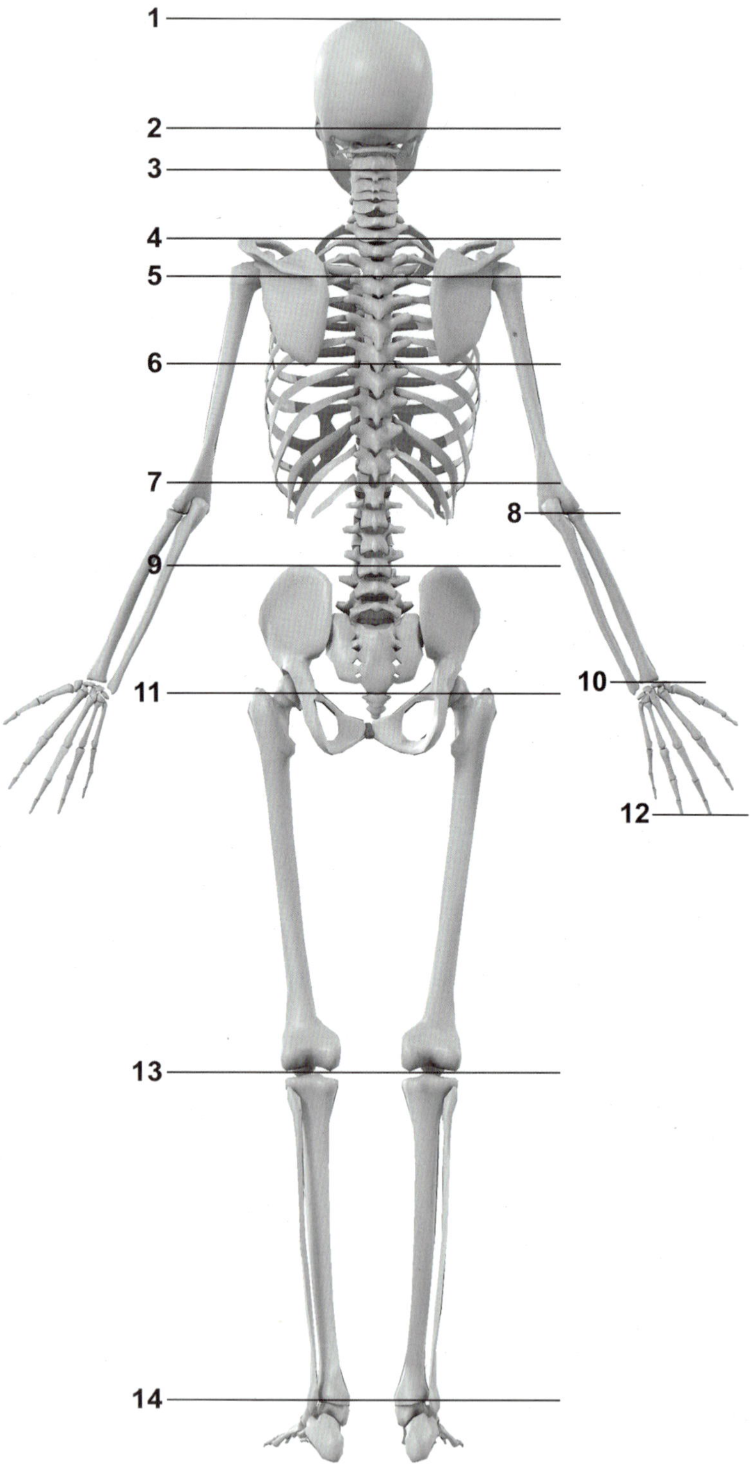

예시

이 클라이언트는 운동선수이며, 그녀의 스포츠와 요가 교육에 매우 헌신적이다.

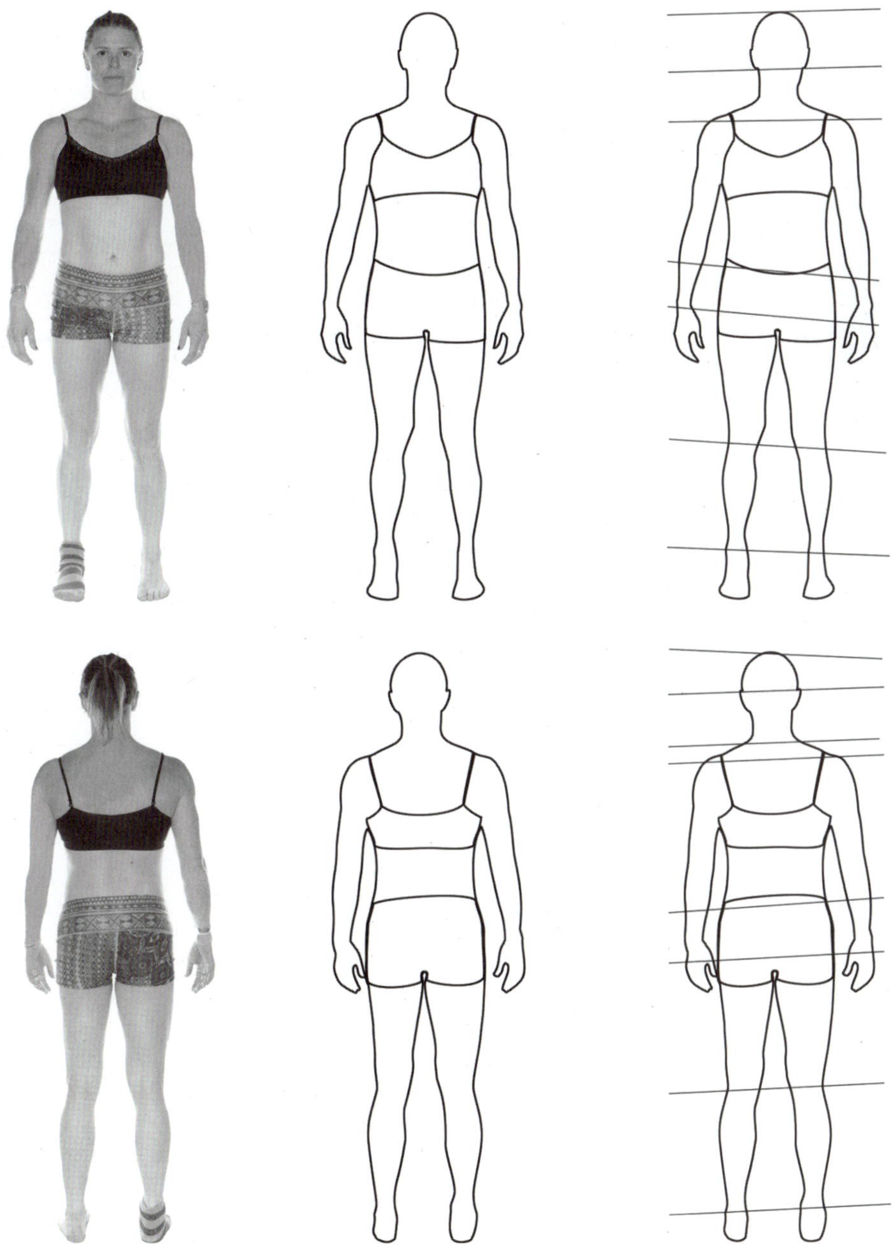

전면과 후면을 관찰하자:

1) 전면과 후면 모두에서 높이의 패턴이 뚜렷한가?
2) 앞쪽과 뒤쪽에서 봤을 때, 동일한 방향으로 경사져 있는가? 로 같은 방향으로 기울어져 있는가, 아니면 다르게 경사져 있는가?

정렬과 수평 경사 관찰하기

랜드마크를 신체 분절과 구형 신체도에 연결하기-후면

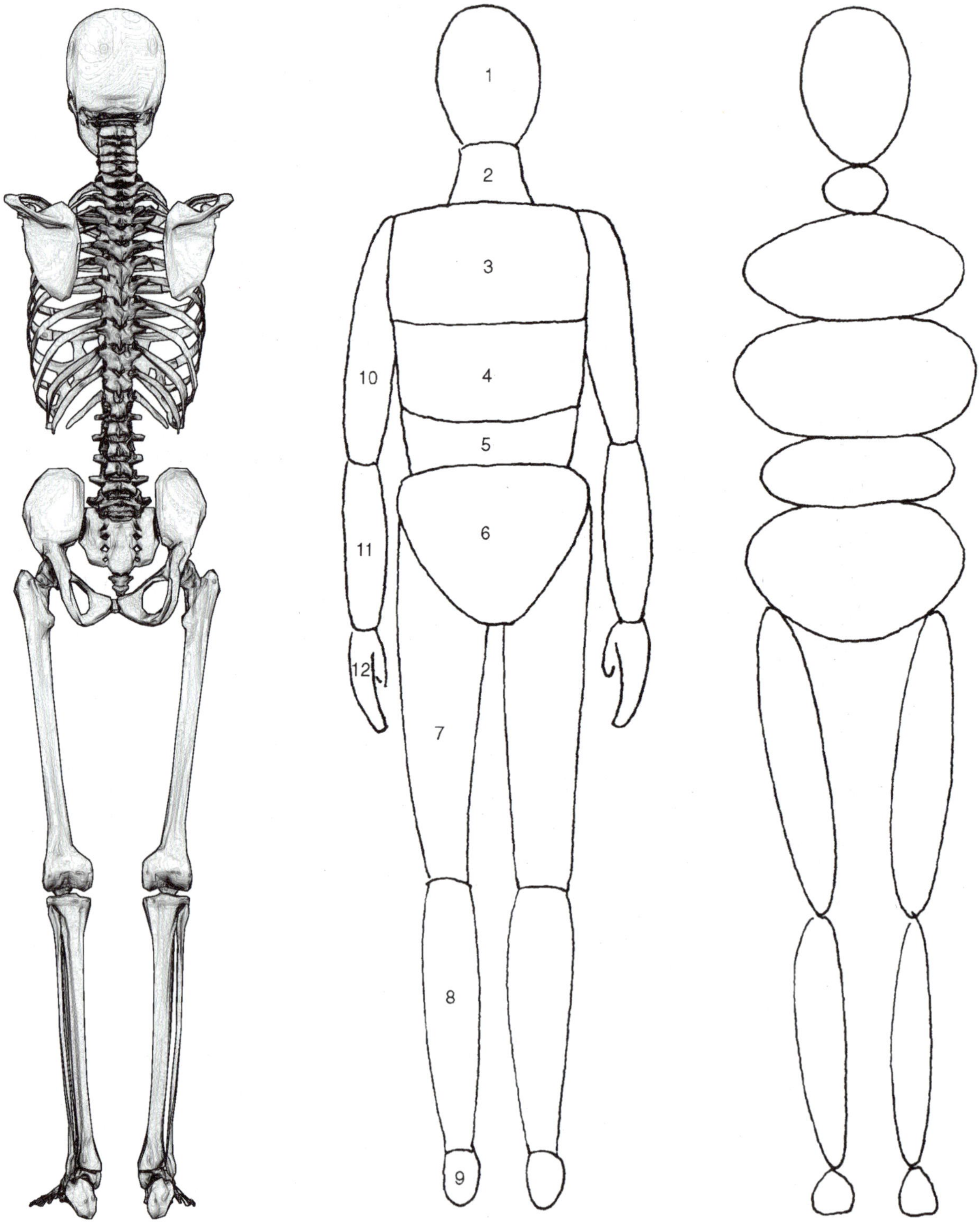

연습 5.4

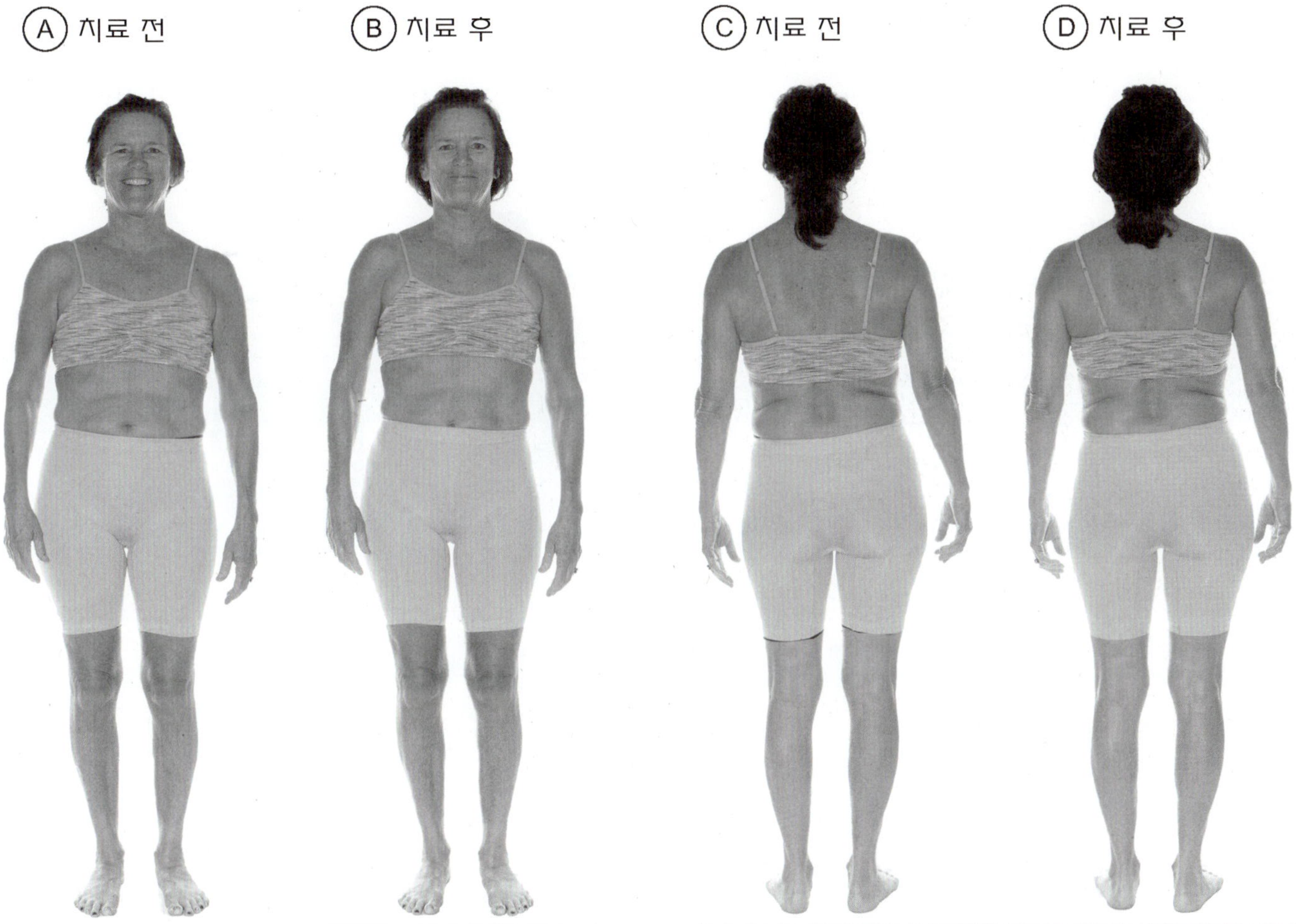

1) 투명 종이나 트레이싱 용지를 사용하여 사진 A에 좌·우 랜드마크를 표시하고 연결한다.
2) 위쪽으로 이동했을 때 어떤 랜드마크를 건너뛰었는가?(본 장의 앞쪽에 있는 전후 랜드마크 기준점을 참고한다).
3) 투명 종이나 트레이싱 용지를 사진 B(치료 후 사진)에 올려놓고, 사진 A와 경사가 동일한지를 확인한다.
4) 사진 C(치료 전)와 사진 D(치료 후)을 이용하여 연습을 반복한다.

또한, 클라이언트의 체중은 왼쪽 발과 오른쪽 발 중 어느 발에 더 많이 쏠려 있는가? 그녀의 체중부하는 치료 후 사진과 동일한가?

정렬과 수평 경사 관찰하기

경사, 이동 및 체중부하를 표기하기

연습 5.5

각 예시(A, B, C)에서, 여러분의 관심을 가장 많이 끄는 경사나 이동을 선택한다. 먼저, 여러분의 선택(경사나 이동)에 표기를 한 후, 두 번째 트랙을 위해 표기를 한다. 끝으로, 체중이 많이 쏠리는 발에 화살표를 표기한다.

표기:

① 경사(위－아래) 배치

② 이동(좌－우) 배치 ← →

③ 체중이 많이 걸리는 발의 영역(오른쪽발과 왼쪽 발) ↑

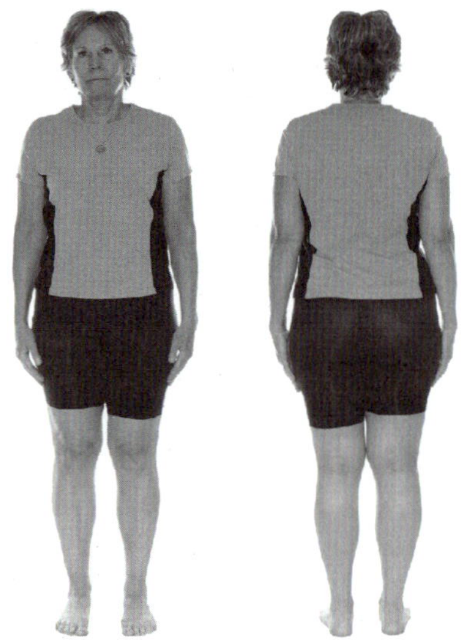

Ⓐ

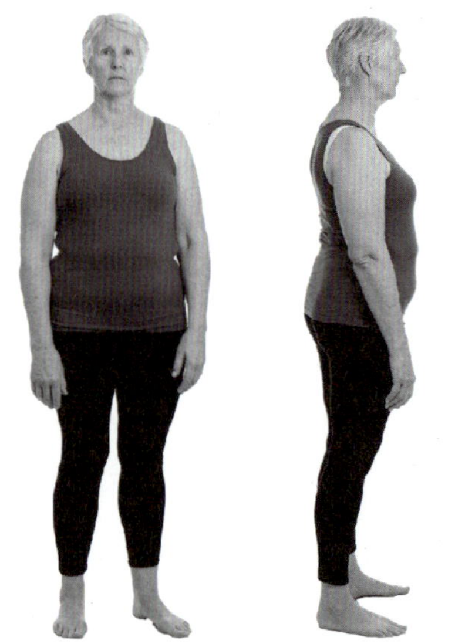

Ⓑ

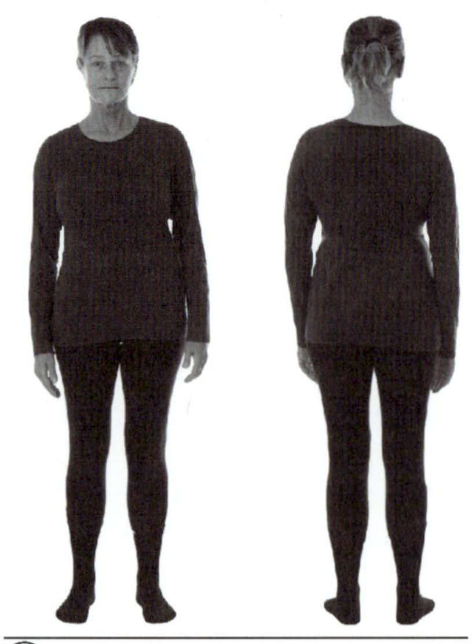

Ⓒ

측면에서 바라본 경사의 표기

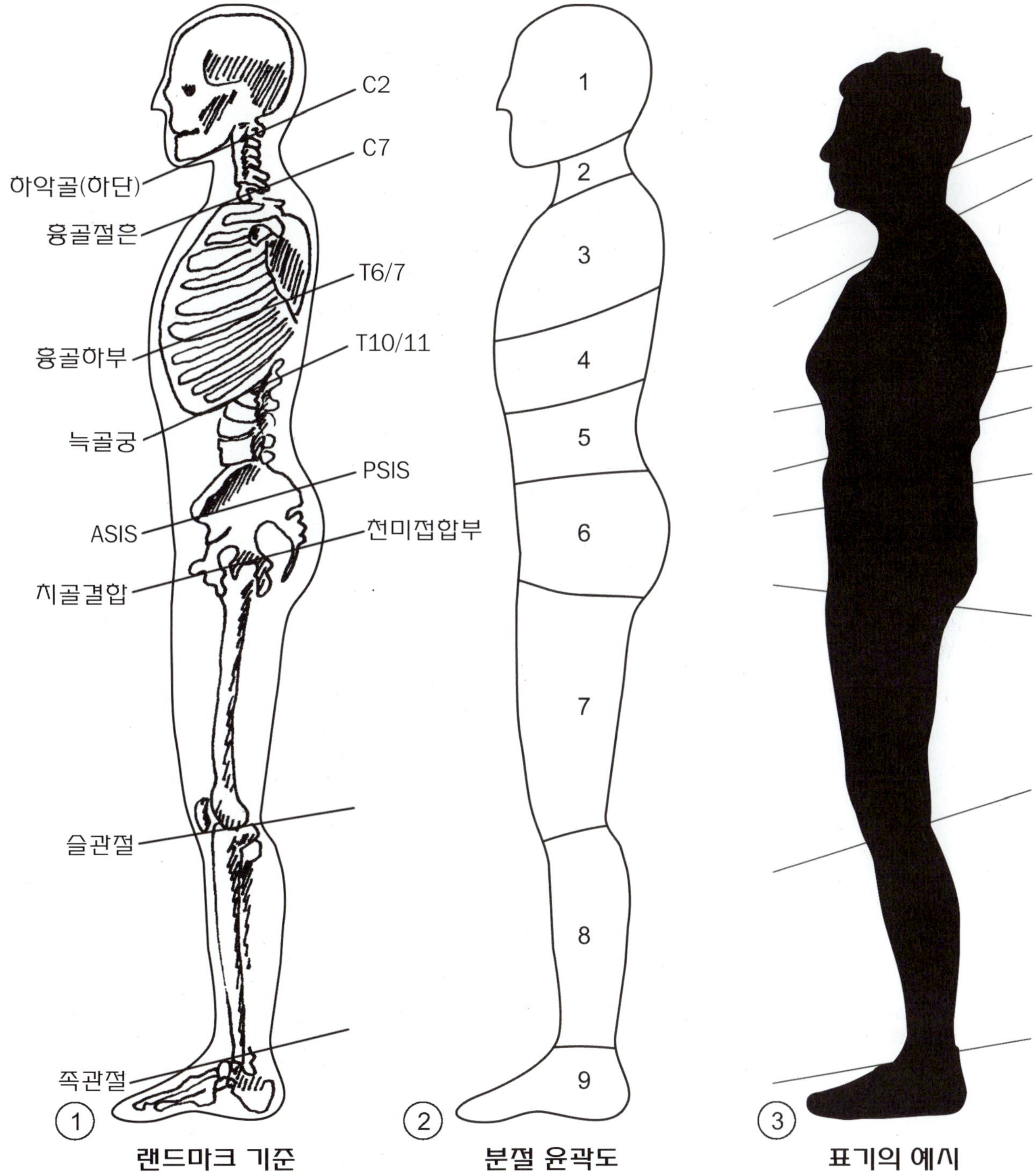

정렬과 수평 경사 관찰하기

연습 5.6

각 예시(**A**와 **B**)에서, 여러분의 관심을 가장 많이 끄는 분절에 경사와 이동을 표기한다. 그리고 체중을 많이 받는 발 부위에 화살표를 표기한다.

표기:

① 경사(위-아래) 배치

② 이동(전-후) 배치

③ 체중이 많이 걸리는 발의 영역 (발앞쪽과 발뒤쪽)

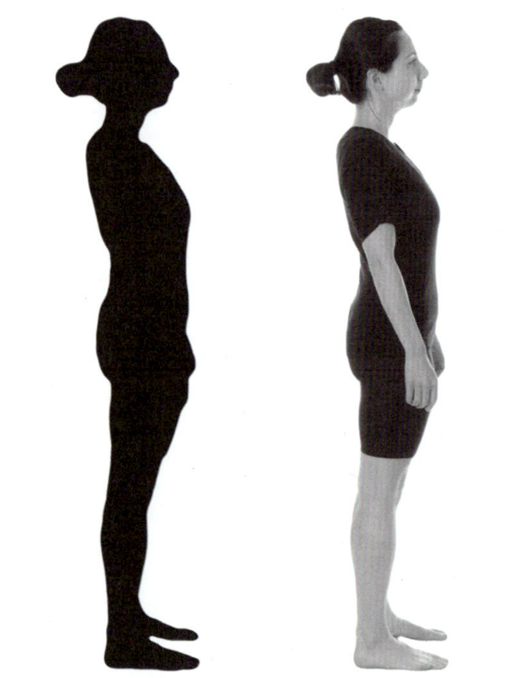

Ⓐ

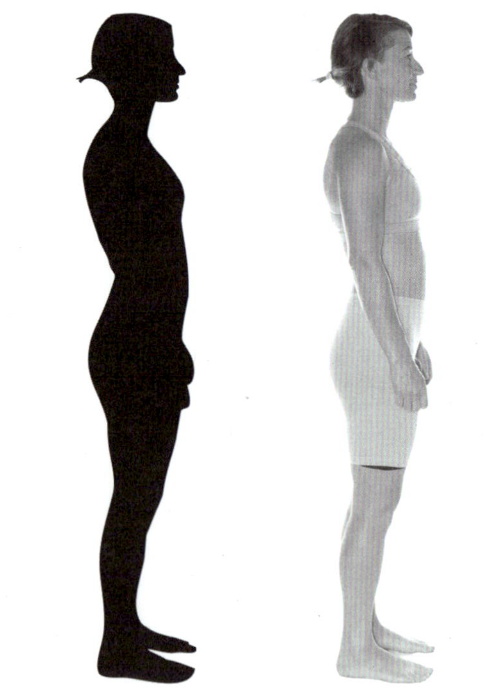

Ⓑ

골반의 이동과 경사를 조합하기-측면

우리는 전면과 후면의 관찰을 통해 분절의 경사 관계를 관찰했다. 이번에는 측면의 관찰을 통해 골반의 경사를 검사해 보자.

우리는 이미 골반을 측면 관찰하여 전후 이동 배치의 관계를 확인했다; 또한 전면과 후면의 관찰을 통해 우리는 좌·우 이동 배치와 높이(경사) 배치를 관찰했다.

이동과 경사 사이의 차이는 중요하지만 종종 간과되어 왔다. **이동**은 수평면 상에서 일어나는 전후 배치 또는 좌·우 배치를 의미한다. **경사**는 전면, 후면 및 측면에서 관찰했을 때 분절의 높이 관계로 인한 각도 형성을 의미한다.

골반의 경사를 결정하기 위해, 우리는 ASIS에 대한 PSIS의 위치를 고려할 필요가 있다. 우리가 확인해야 할 다른 랜드마크는 대퇴에 대한 좌골결절의 위치이다.

- **중립위:** 골반이 다리 바로 위에 위치하는 것처럼 보인다. ASIS와 PSIS 사이의 각도(치골결합에서 천미접합부로 이어지는 각도)가 약간 전방으로 경사져 있다. 이 위치는 고관절에 대한 다리 움직임의 자유도를 더 많이 허용한다.
- **후방경사:** 이 위치는 골반이 뒤쪽과 아래쪽으로 각을 형성하여, 좌골결절이 대퇴의 후면으로 내려가는 경우이다. 이런 현상을 일으키는 원인은 많다. 2가지 주요 원인은 골반과 다리의 뒤쪽 근육이 단축되었거나, 또는 골반과 다리의 앞쪽 근육이 낮은 긴장도를 가질 때이다.
- **전방경사:** 이 자세는 대개 골반의 상단인 ASIS/PSIS가 앞쪽으로 각을 형성하고, 좌골결절이 대퇴로부터 들어올려진 경우이다. 이것은 장요근과 다리의 앞쪽 근육이 단축됨으로써 발생할 수 있다.

예시

아래의 예시에서, 중립 골반은 앞으로 약 5°의 각을 형성하고 있다. 후방경사는 뒤쪽으로 약 10° 각을 형성하고 있고, 전방경사는 앞쪽으로 약 25°를 형성하고 있다.

각 예시에 ASIS에서 PSIS까지, 그리고 치골결합에서 천미접합부까지 선을 그어 보자, 그리고 골반이 다리에 대해 앞쪽이나 뒤쪽으로 이동되었는지를 표기하자.

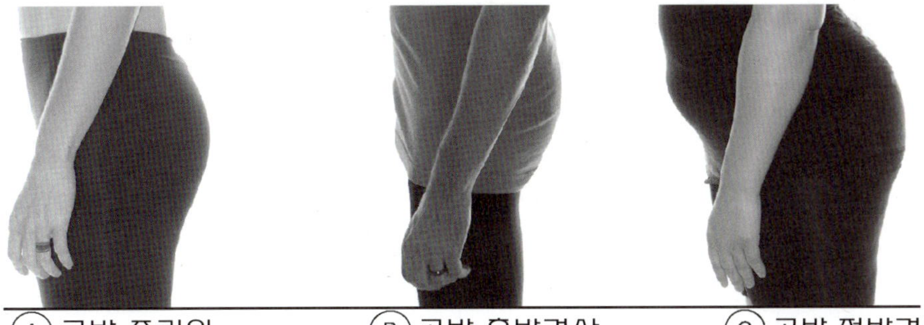

Ⓐ 골반 중립위　Ⓑ 골반 후방경사　Ⓒ 골반 전방경사

일반적으로, 골반의 중립 범위는 전방으로 2–10°이고, 후방으로 0–10°이다. 그러나 이것은 대략적인 지침일 뿐이다. 우리는 골반만 단독으로 관찰하는 것이 아니라, 전신에 대해 골반을 관찰해야 한다.

정렬과 수평 경사 관찰하기

골반 경사의 표기

아래의 사진들에서 ASIS와 PSIS를 연결하고, 또 치골결합과 천미접합부를 연결함으로써 골반의 경사를 표기해 보자.

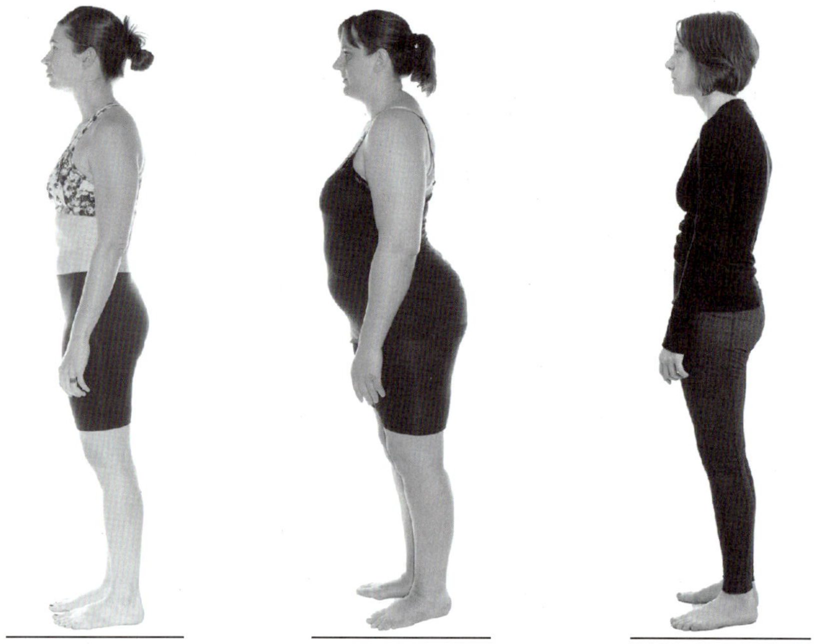

이제 우리는 골반 경사의 각도를 표기하기 위해 이들 대각선을 신체 차트에다 그려보자.

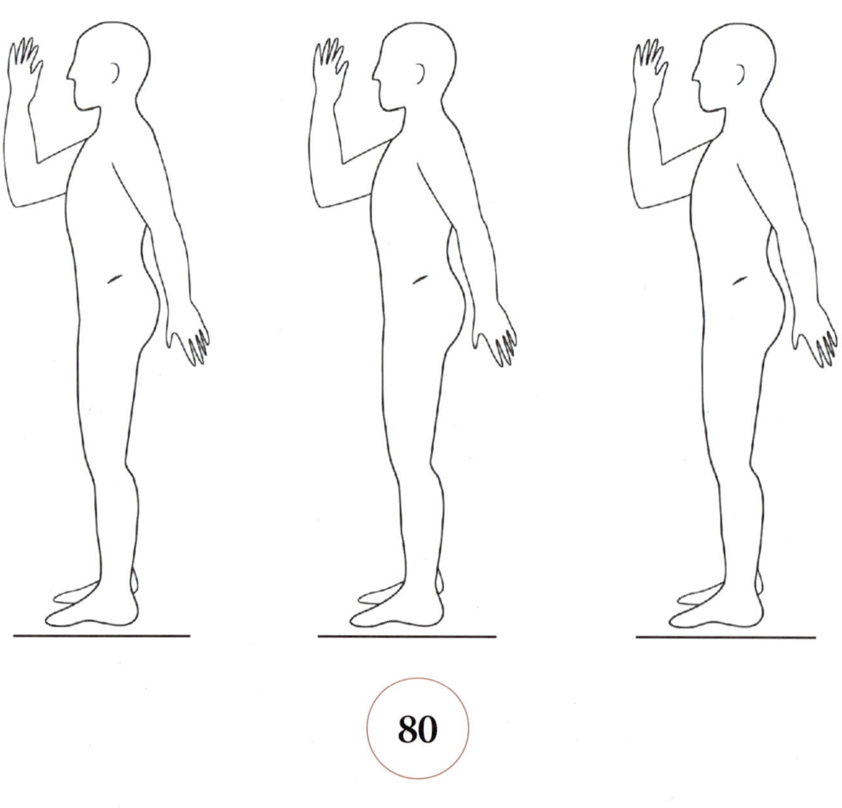

다림줄을 이용한 골반/고관절의 경사

골반의 배치/위치는 많은 형태에서 다양한 경사와 조합할 수 있다. 예를 들어, 다음 그림은 골반 **A**와 골반 **B**의 배치가 다림줄보다 앞쪽에 있음을 보여주고 있다. 그러나 여러분이 볼 수 있듯이, 골반경사의 경사와 각도는 사례에 따라 다르다.

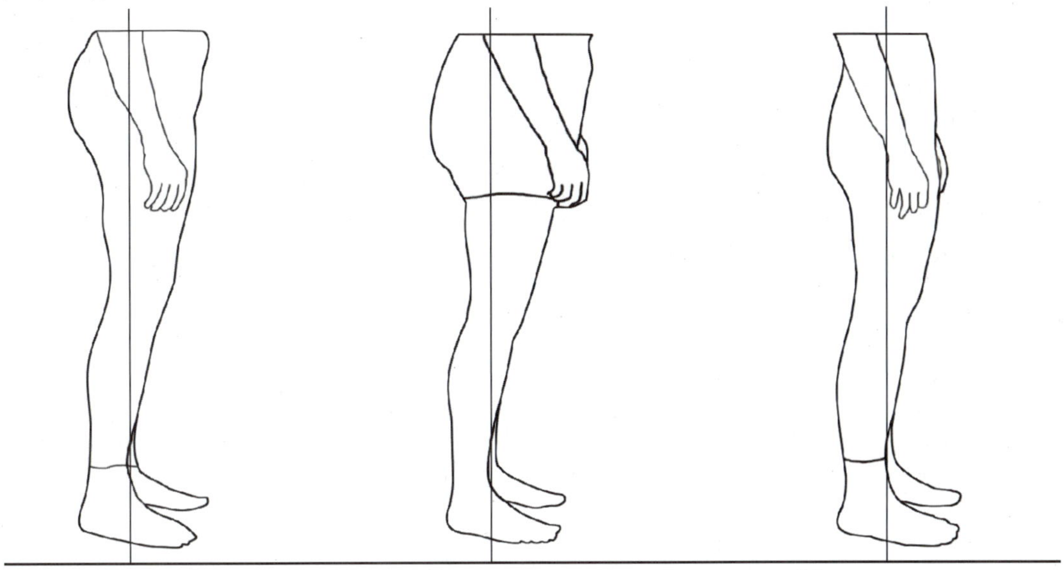

Ⓐ 골반 중립위　　Ⓑ 골반 전방경사　　Ⓒ 골반 후방경사

다른 조합을 나타내는 다음 예시들을 연구해 보자. 좌골결절에서 대퇴까지의 거리를 체크한다. 종종 옷(반바지 스커트)의 선이 여러분에게 빠른 정보를 제공한다.

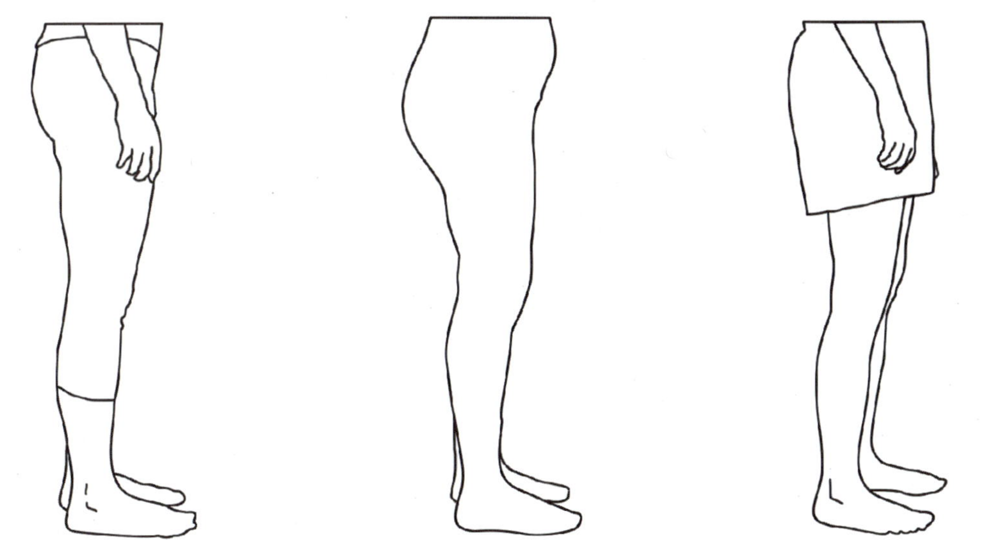

Ⓐ 골반 중립위　　Ⓑ 골반 전방경사　　Ⓒ 골반 후방경사

다양한 경사와 배치

정렬과 수평 경사 관찰하기

다양한 경사와 배치

연습 5.7

투명 종이 위에 분절의 윤곽을 그린 후, 골반 경사뿐만 아니라 골반과 다리의 배치를 표기한다.

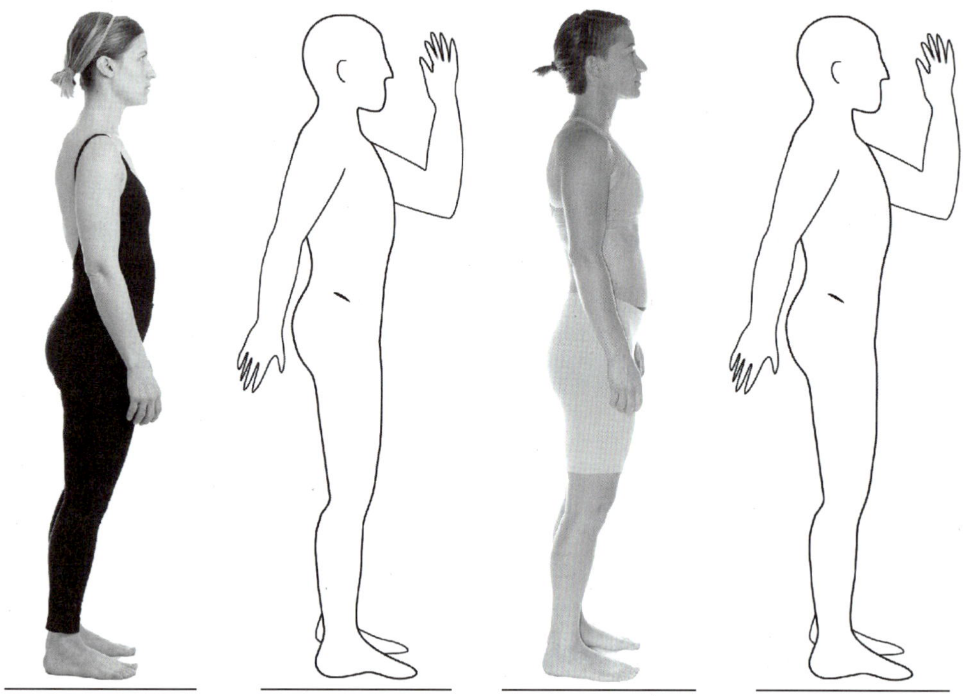

X가 여러분의 기준점임을 명심하자. 발목 밑에 있는 X는 고관절이 족관절보다 전방에 있는지 아니면 후방에 있는지를 표기한다. 신체 차트 위에 조합된 배치와 경사를 표시한다.

시사점

여러분이 알 수 있듯이, 배치, 이동 및 경사의 조합에 대한 가능성은 많다. 이것은 클라이언트에게 수정을 제안하는 방법을 결정하는데 중요하다. 예를 들어, 골반이 전방경사된 사람에게는 제공되는 큐잉 교정법은 '골반을 밑으로 집어 넣으시오(tuck the pelvis under)'라는 말이다. 만약 클라이언트가 골반이 전방으로 이동된 전방경사를 가지고 있다면, 먼저 골반을 중립위로 가져가지 않고는 이런 큐잉으로는 성공적인 효과를 볼 수 없을 것이다. 여러분은 이 예시를 직접 몸으로 시도해 보는 것을 원할지도 있다.

반대로, 요추만곡이 감소되고 골반이 후방경사된 사람들은 먼저 골반의 배치와 경사를 조정하지 않고는 요추 만곡의 정상화를 얻을 수 없을 것이다.

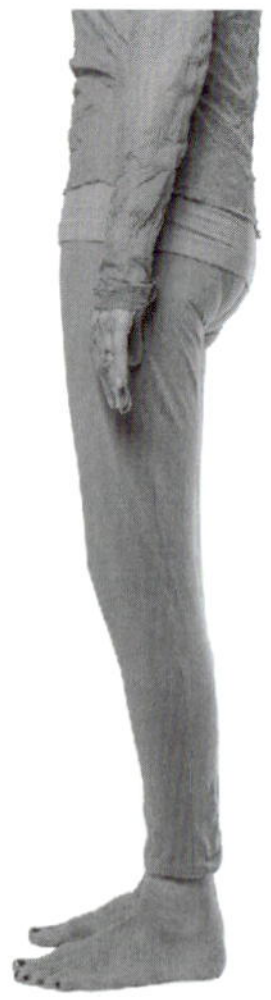

'써크-턱' 자세

연습 5.8

아래의 랜드마크를 표기해 보자. 각 관찰을 끝낸 후에는 잠깐 휴식을 취하고, 그 관점에서 여러분이 보는 것이 무엇인지를 생각해 보자.

랜드마크에 대한 가이드

전면: 좌·우 경사

1) 정수리
2) 상악골
3) 하악골(하단)
4) 쇄골 상단
5) 견관절
6) 흉골 아래쪽의 6번 늑골
7) 늑골궁
8) 주관절
9) 장골릉
10) 수근관절
11) 고관절
12) 손가락끝
13) 슬관절
14) 족관절

후면: 좌·우 경사

1) 정수리
2) 후두골능
3) C2
4) 견갑골 상단(C7)
5) 견관절
6) T6/7 통과
7) T10/11 통과
8) 주관절
9) 장골릉
10) 수근관절
11) 고관절
12) 손가락끝
13) 슬관절
14) 족관절

측면: 전후 경사

1) 상악골에서 후두골능 까지
2) 하악골(하단)에서 C2 까지
3) 흉골절흔에서 C7 까지
4) 흉골 하부에서 T6/7 까지
5) 늑골궁에서 T10/11 까지
6) ASIS에서 PSIS 까지
7) 치골결합에서 천미접합부까지
8) 슬관절
9) 족관절

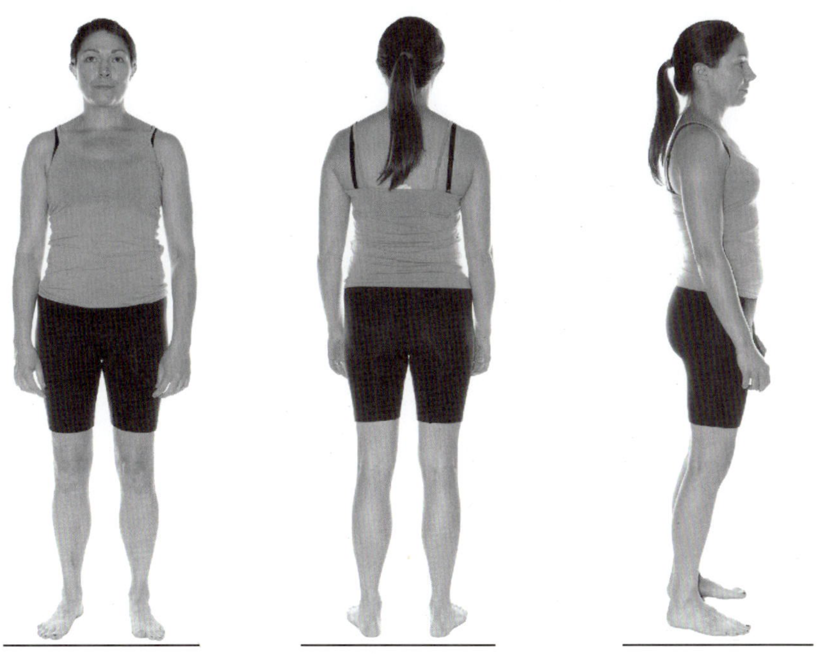

3개 관점 모두를 표기한 후, 어떤 관점의 관찰이 여러분께 많은 정보를 제공했는가? 그 이유는 무엇인가?

정렬과 수평 경사 관찰하기

연습 5.9

각 관점을 표기하는 실습을 한다.

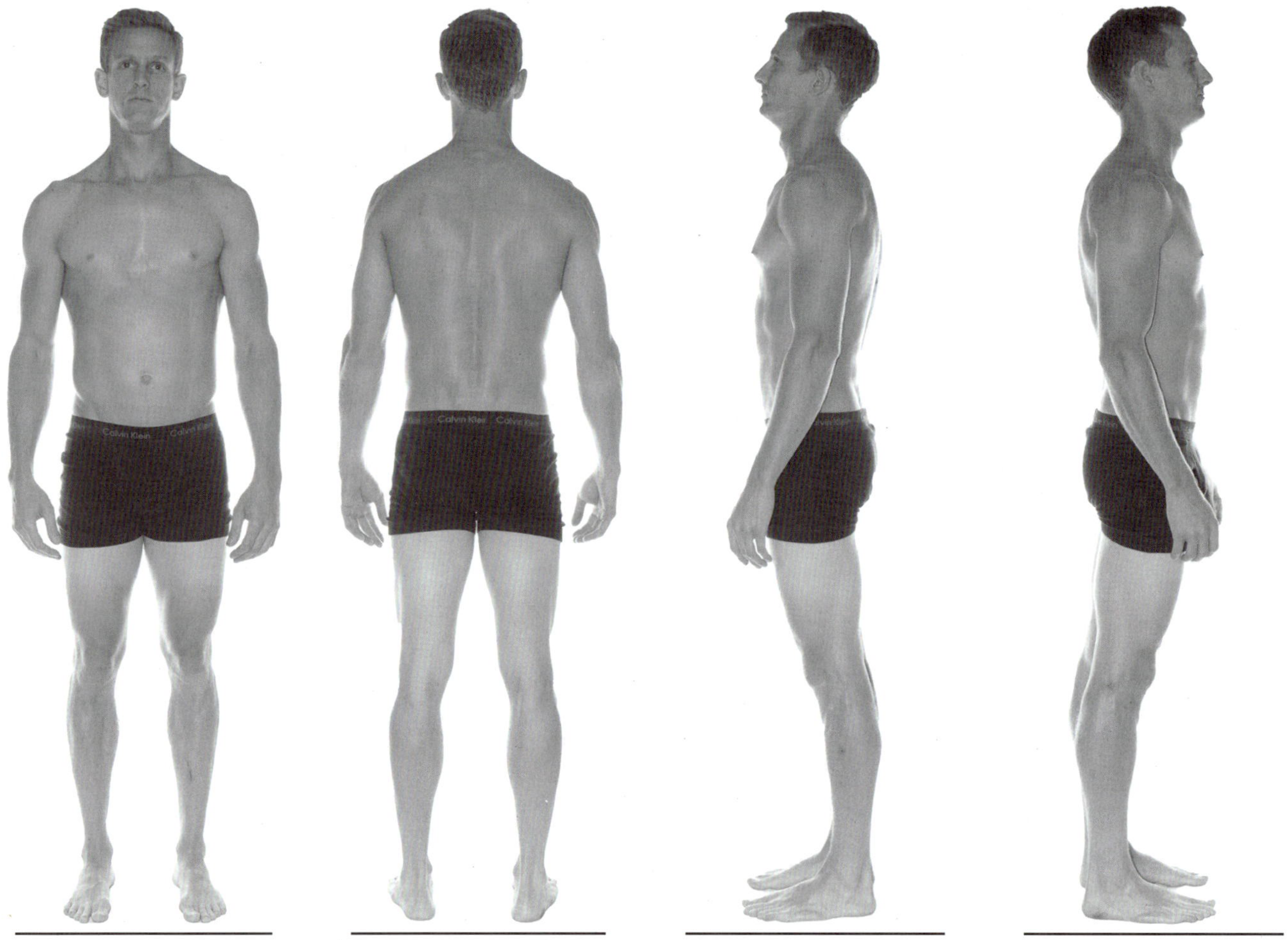

Ⓐ Ⓑ Ⓒ Ⓓ

어느 관점의 관찰이 여러분께 가장 많은 정보를 제공했는가?

나는 그림 **C**와 **D**에서 골반이 다리 위에 놓였을 때 여러분의 관심을 골반의 다양한 각도로 이끌어내고 싶다.

1) **C** 관점의 경우: 좌골결절이 대퇴 뒤쪽에 있고, 더 아래쪽으로 내려가 있다.

2) **D** 관절의 경우: 좌골결절이 더 위로 올라가 있거나, 더욱 중립의 골반 각도를 가지고 있다.

명심할 것은 한 분절만 단독으로 관찰하는 것이 아니라, 전신 패턴을 관찰해야 한다는 점이다.

오른쪽과 왼쪽의 골반 경사

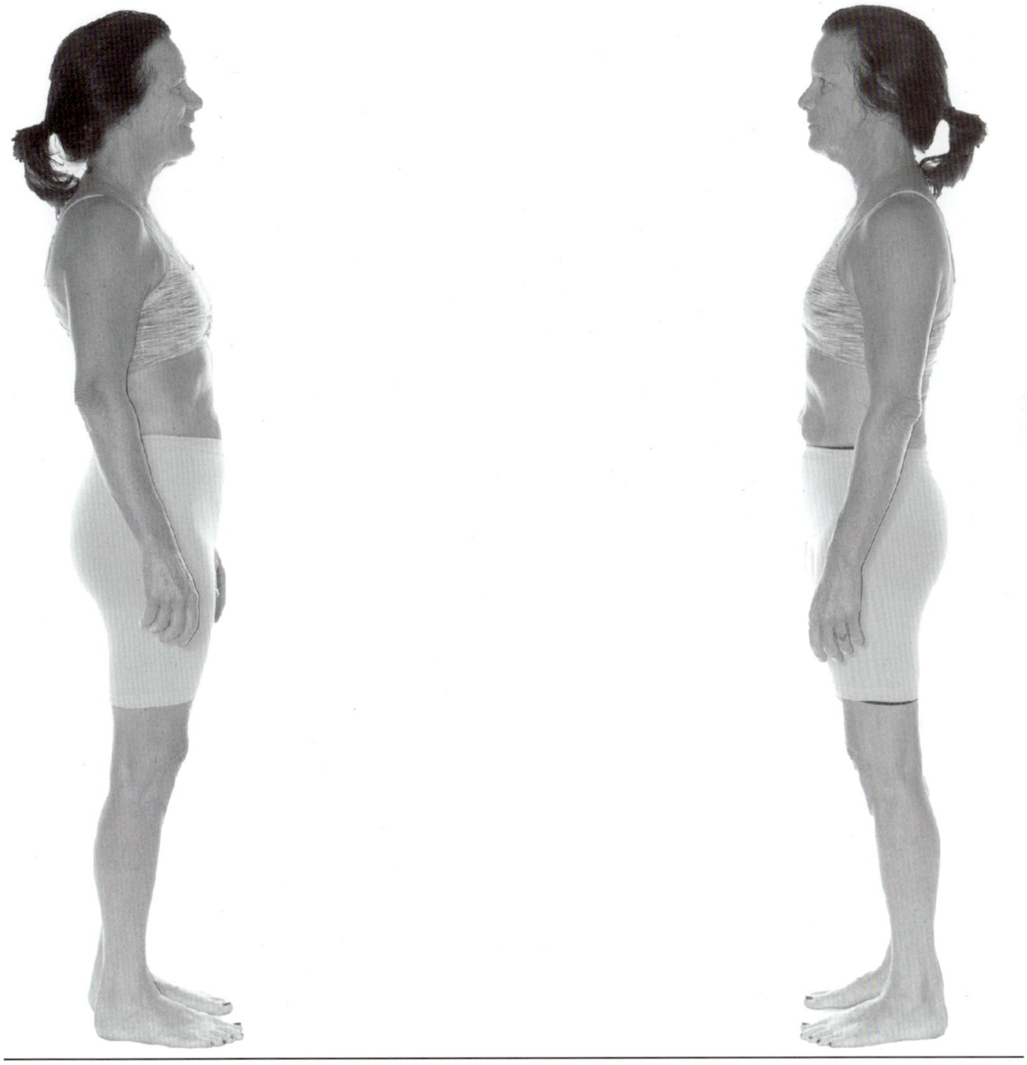

오른쪽　　　　　　　　　　　　　　　　　　왼쪽

여성의 좌·우 측면을 비교해 보자. 그들은 비슷하게 보이는가? 그들은 어떻게 다른가?

CHAPTER 6 회전 관찰하기
(Seeing rotations)

이때까지 우리는 한 번에 한 운동면의 정렬을 강조해 왔다. 각 운동면 내에서, 보다 정확한 관점을 얻기 위해 양쪽 면으로부터 신체를 관찰하는 것이 중요하다. 아래 클라이언트를 두 측면으로 관찰해 보자. 질량중심을 표시하고, 그 중심점을 연결하며, 다림줄을 표시한다. 여기에서 어떤 차이점을 볼 수 있는가?

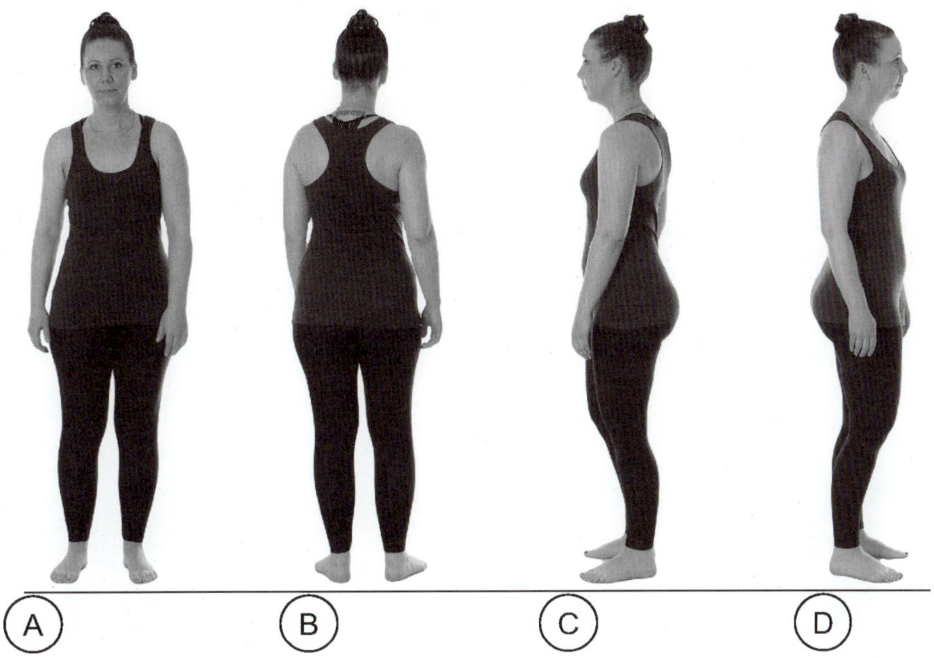

신체의 두 측면을 비교해 볼 때, 우리는 오른쪽과 왼쪽의 정렬이 동일하지 않음을 분명히 알 수 있다. 왜 이런 현상이 일어나는지에 대한 답을 하기 위해, 우리는 모든 관점으로 관찰할 필요가 있고, 클라이언트의 병력과 관심사를 알아볼 필요가 있다.

이동과 경사의 변위 이외에, 신체 분절은 회전되기도 한다. 앞의 그림들에서 보았듯이, 예를 들어 회전에 의해 한쪽 어깨가 다림줄에 위치하고, 반대쪽 어깨는 훨씬 뒤쪽에 위치할 수 있다. 한쪽 골반은 중앙에 위치하고, 반대쪽 골반은 다림줄보다 앞쪽에 위치할 수도 있다. 왼쪽 골반이 앞쪽으로 회전하고 오른쪽 골반이 뒤쪽으로 회전되는 것처럼, 신체 분절이 회전하는 것을 볼 수 있다. 오른쪽의 특정 분절이 전방 회전되어 왼쪽으로 돌아가는 것을 설명하기 위해 나는 *좌·우 전방 회전*이라는 용어를 사용한다. 어깨의 내회전, 전완의 외회전, 그리고 손의 회내처럼, 회전은 전체 분절이나 일부 분절에서 일어날 수 있다.

C와 **D**를 다시 살펴보자. 우면 관찰과 좌면 관찰로부터 팔의 회전을 관찰하자. 여러분은 **C**에서 왼쪽 어깨와 가슴이 앞쪽으로 회전되어 있음을 알 수 있지만, 이런 관점의 관찰에서 오른쪽 다리가 전방으로 회전되어 있는지를 알 수 있는가? **D**에서도 그것을 볼 수 있는가? 이번에는 전면과 후면에서 관찰했을 때 이 패턴이 어떻게 드러나는지를 관찰해 보자.

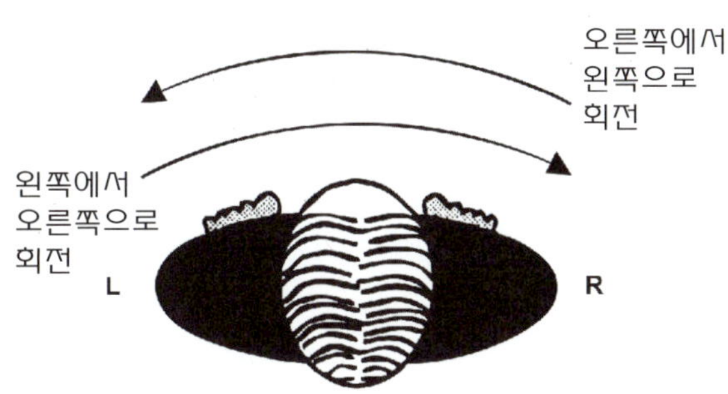

회전 관찰하기

회전의 표기 - 1

전면과 후면에서 볼 때도 정렬의 표기 과정은 동일하다. 직선의 화살표는 좌·우로 변하는 개별 분절의 변위를 나타낸다. 곡선의 화살표는 사지의 내회전과 외회전뿐만 아니라, 전방/후방 회전을 표기한다.

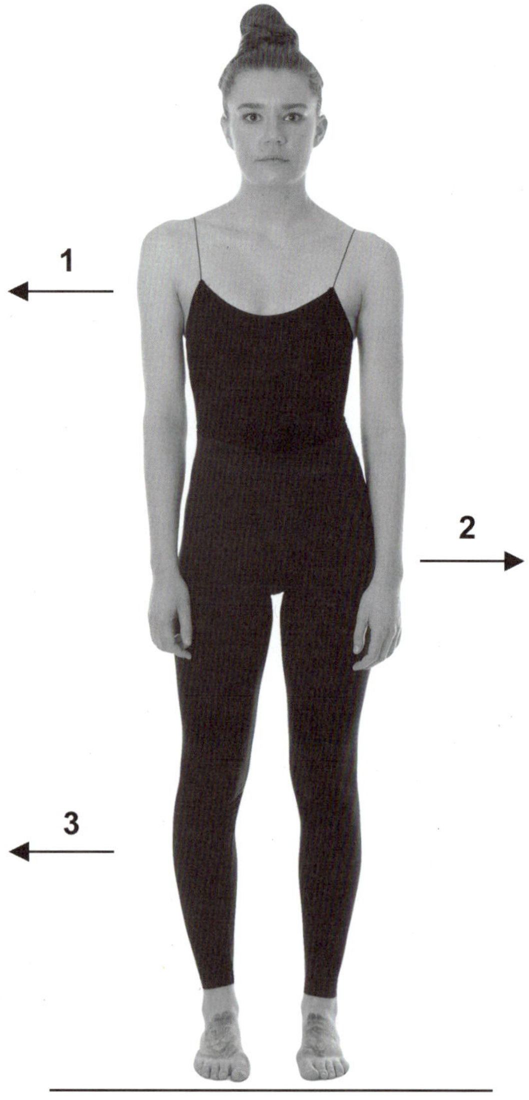

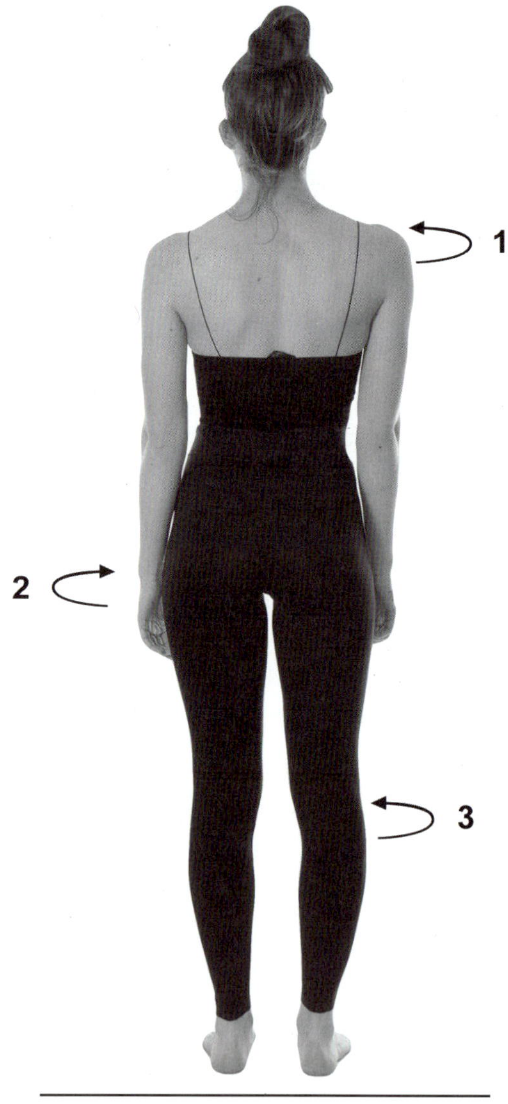

전두면에서의 회전

연습 6.1: 회전 확인하기

이들의 그림 위에 분절의 중심점을 표시한다. 다림줄을 그리고, 분절과 다림줄 사이의 관계를 확인한다.

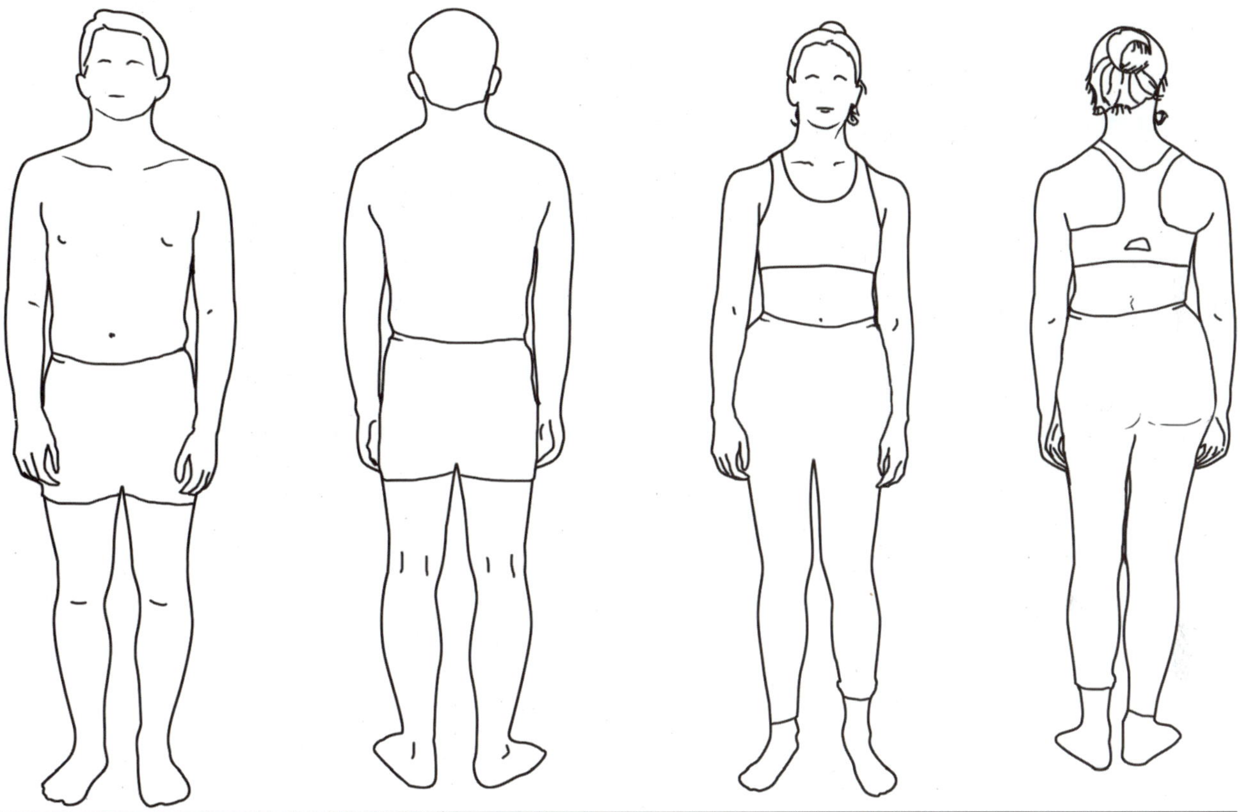

이들 분절이 오른쪽이나 왼쪽으로만 이동된 것처럼 보이는가? 아니면, 전방이나 후방으로 회전되어 있는 오른쪽이나 왼쪽 분절을 볼 수 있는가?

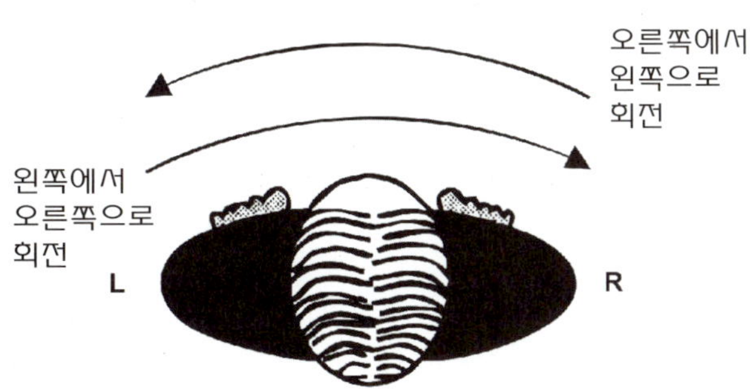

회전 관찰하기

하지 패턴 표기하기

여러분이 4개 관절 모두에서 회전을 확인했다면, 아래에서 볼 수 있듯이, 한 분절이나 여러 분절을 표기할 수 있다. 영향을 받은 관절을 가리키는 크로스바(crossbar)가 달린 수직 라인은 표기된 분절임을 의미한다. 곡선 화살표는 회전의 방향을 나타낸다: 내회전/전방 회전 또는 외회전/후방 회전.

A. 내회전이나 외회전하는 한 분절을 위한 표기.
예시: 왼쪽 골반이 회전된다.
오른쪽 하퇴가 외회전된다.

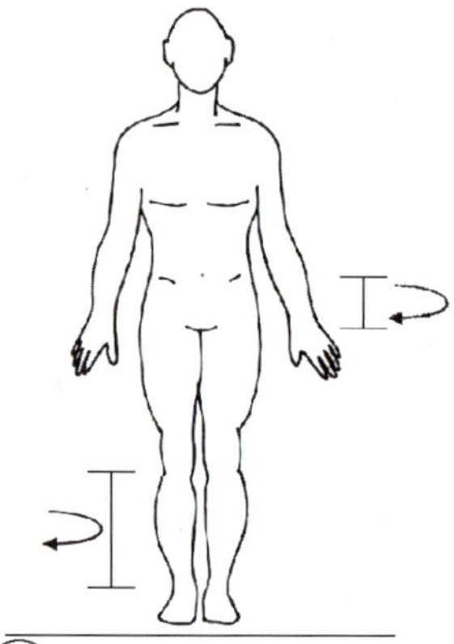

A

B. 전방으로 회전되는 여러 분절을 위한 표기
예시: 대퇴, 하퇴 및 발 모두가 내회전된다.

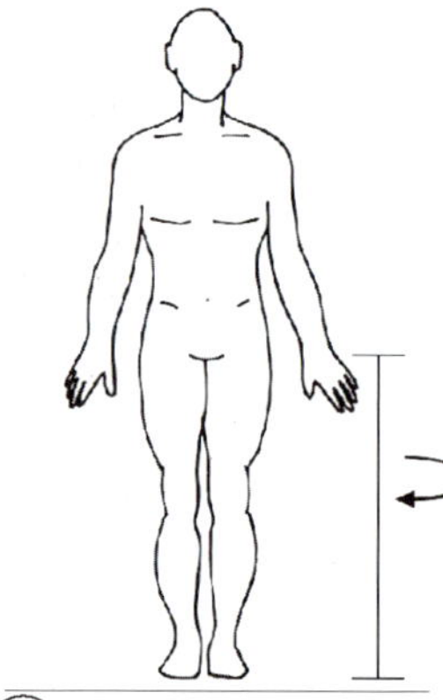

B

C. 만약 관절이 내회전이나 외회전한다면,
그 관절에다 곡선의 화살표를 표기한다.
예시: 왼쪽 고관절이 내회전된다.
오른쪽 슬관절이 외회전된다.

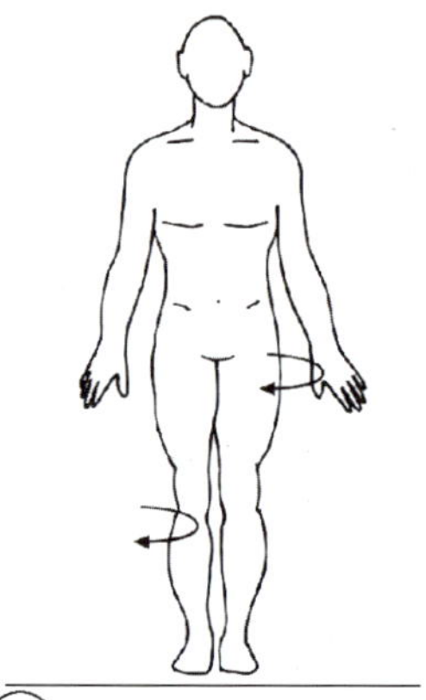

C

D. 조합: 내회전과 외회전된 여러 분절을 위한 표기
예시: 오른쪽 고관절과 슬관절이 내회전되고,
족관절이 외회전된다.

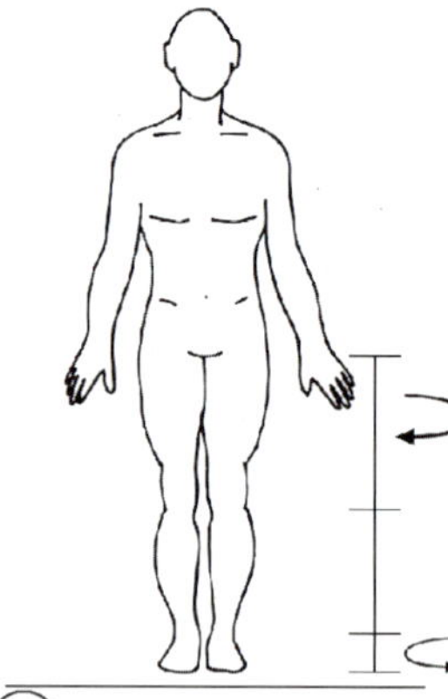

D

E. 조합: 왼쪽 고관절은 내회전되고, 오른쪽
슬관절과 족관절은 외회전된다.

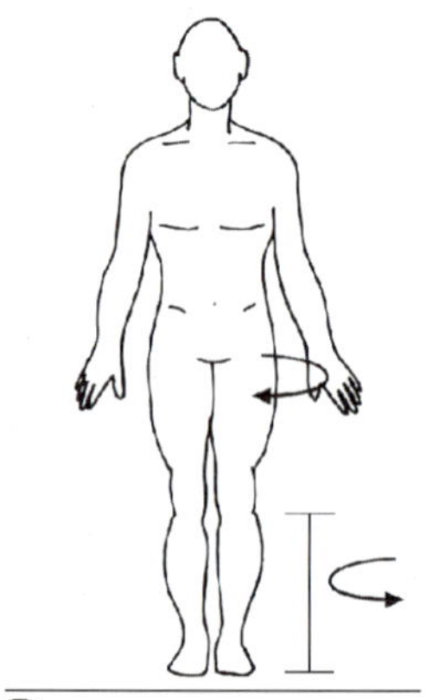

E

하지 패턴 표기하기

전면에서 관찰할 때, 우리는 오른쪽에서 왼쪽(이것은 오른쪽 분절이 전방으로 회전하여 왼쪽으로 향한다는 의미이다)으로 또는 왼쪽에서 오른쪽(왼쪽 분절이 전방으로 회전하여 오른쪽으로 향한다는 의미이다)으로 회전이 일어나는 것으로 표현한다. 전면이나 후면에서 확인될 수 있는 것이 무엇인지를 보여주기 위해 나는 전면 관찰에서 설명하고 있다. 다음 예시의 회전을 관찰하자.

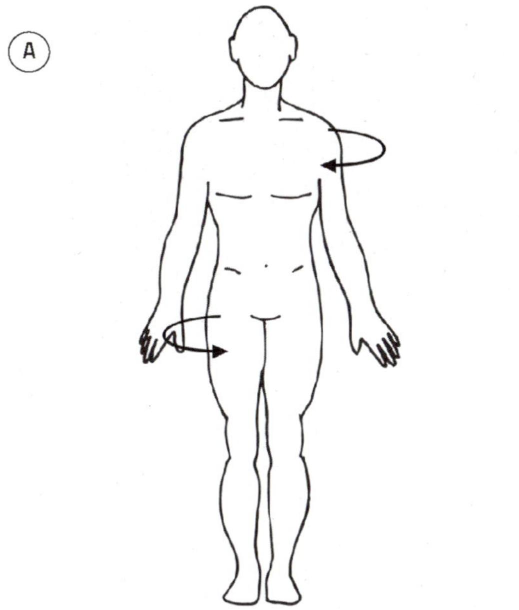

오른쪽 고관절이 전방으로 회전하고(R–L),
왼쪽 어깨가 전방으로 회전한다(L–R).

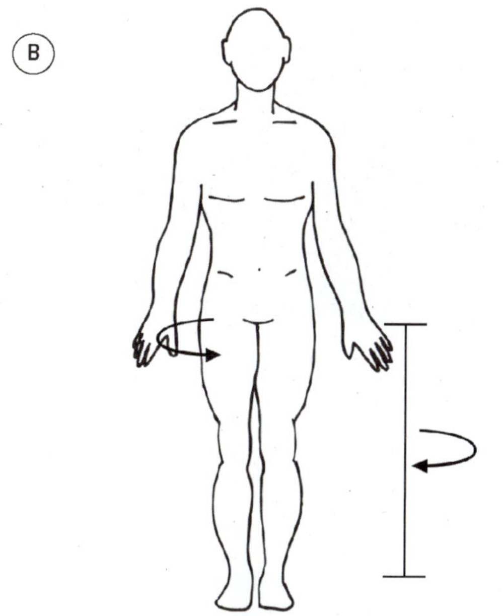

왼쪽 다리가 전방으로 회전(내회전)하고,
오른쪽 고관절이 전방으로 회전한다.

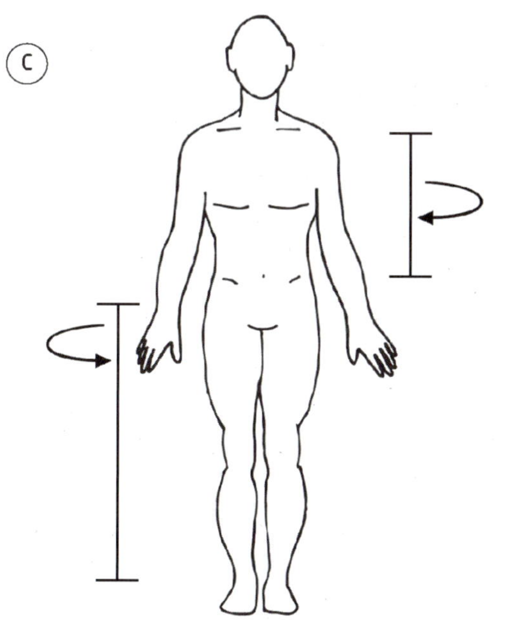

오른쪽 고관절과 발까지 전방으로
회전(R–L)하고, 왼쪽 허리에서 어깨까지
전방으로 회전한다(L–R).

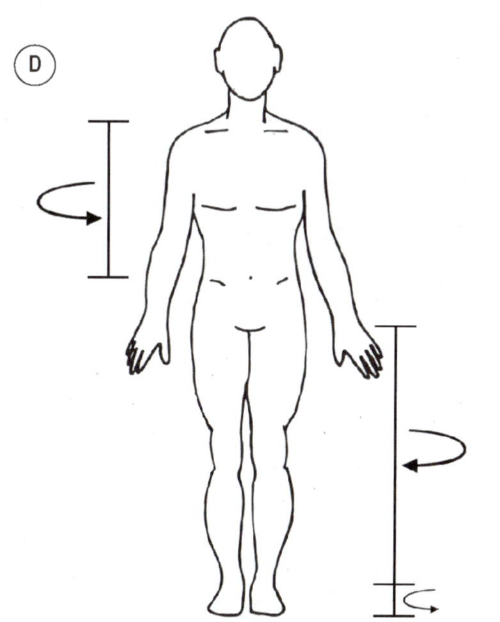

왼쪽 발이 바깥으로 회전하고, 왼쪽 고관절과
다리가 안쪽으로 회전한다. 허리에서 어깨까지
오른쪽의 반대 회전은 전방으로 회전한다.

회전 관찰하기

역회전(counter-rotation)

우리는 신체가 다른 회전 없이 한 부분을 회전하지 않음을 알 수 있다. 특정 패턴이 종종 다림줄의 전방 변위와 후방 변위를 모두 가지고 있듯이, 그 패턴도 정회전과 역회전을 모두 가지고 있다. 아래의 반대 회전의 제시를 살펴보자.

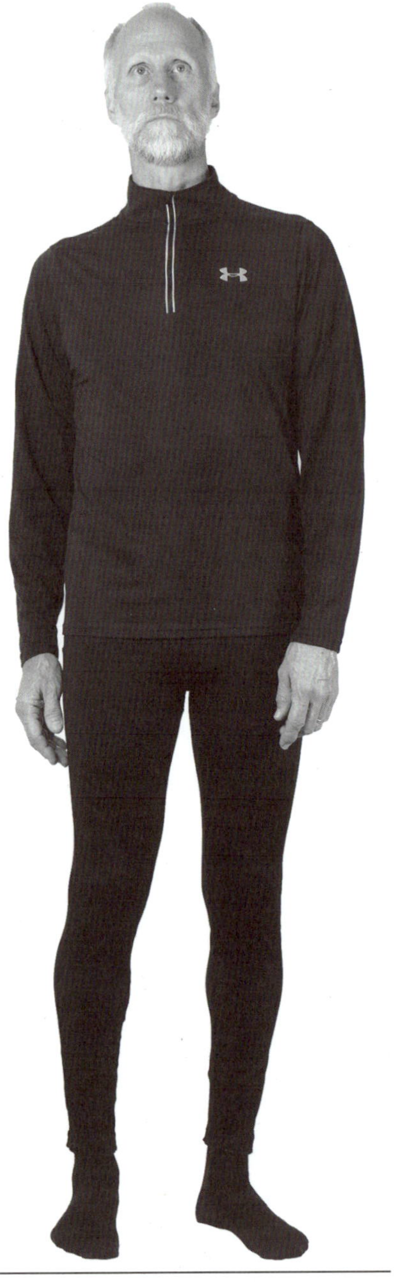

왼쪽 어깨가 오른쪽으로 회전되어 있다.

오른쪽 골반이 왼쪽으로 회전되어 있고, 오른쪽 다리가 내회전되어 있다.

나중에 알게 되겠지만, 회전과 역회전의 조합이 많다. 전반적인 균형을 만드는 역회전의 영향을 알아보기 위해, 우리는 9장에서 이런 조합을 상세히 살펴볼 것이다.

역회전(counter-rotation)

예시

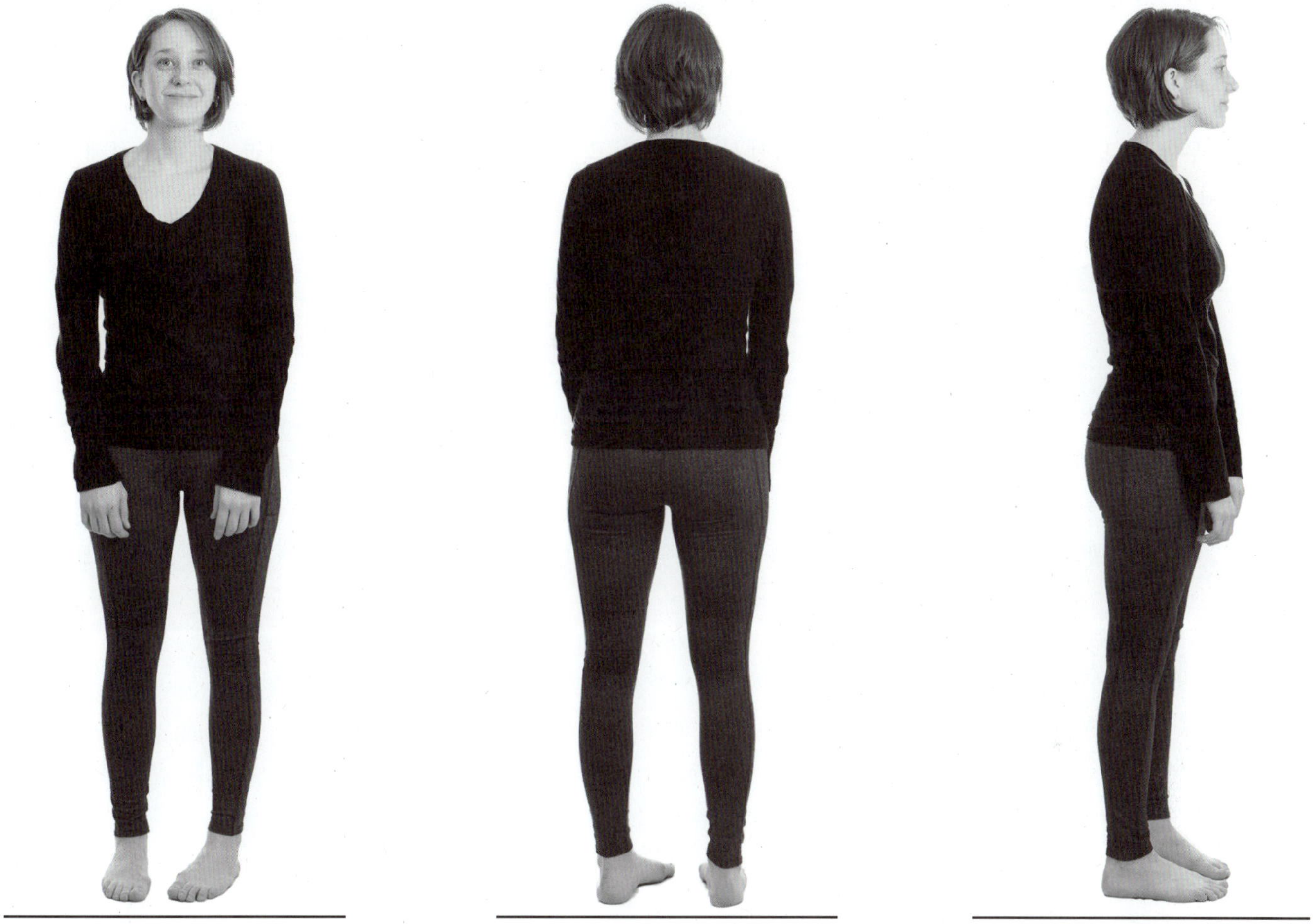

클라이언트의 왼쪽 하체가 전방으로 회전하고, 오른쪽 하체가 후방으로 회전된 느낌이 든다. 그녀의 왼쪽 다리는 내회전되어 있다. 이 회전은 측면 관찰에서 뚜렷하게 나타난다. 즉, 왼쪽 다리가 오른쪽 다리보다 앞쪽에 위치한다.

전면에서 보면, 오른쪽의 골반과 왼쪽의 상부 가슴과 팔의 역회전을 쉽게 알 수 없다.

(힌트: 만약 그녀의 왼쪽 허리 영역도 전방으로 회전되어 있다면, 여러분은 오른쪽 팔과 체간 사이의 공간을 볼 수 없을 것이다.)

회전 관찰하기

연습 6.2

아래의 사진 3장 위에 기하학적 중심을 찍고, 전면 관찰과 후면 관찰을 비교하면서 각 분절에 단순 변위나 회전이 있는지를 알아보자.

이 경우에서, 만약 분절의 변위가 전면 관찰에서 볼 수 있고 측면 관찰에서 더 뚜렷해지면, 이것은 전체 분절이 전방이나 후방으로 이동하거나 회전되었음을 의미한다.

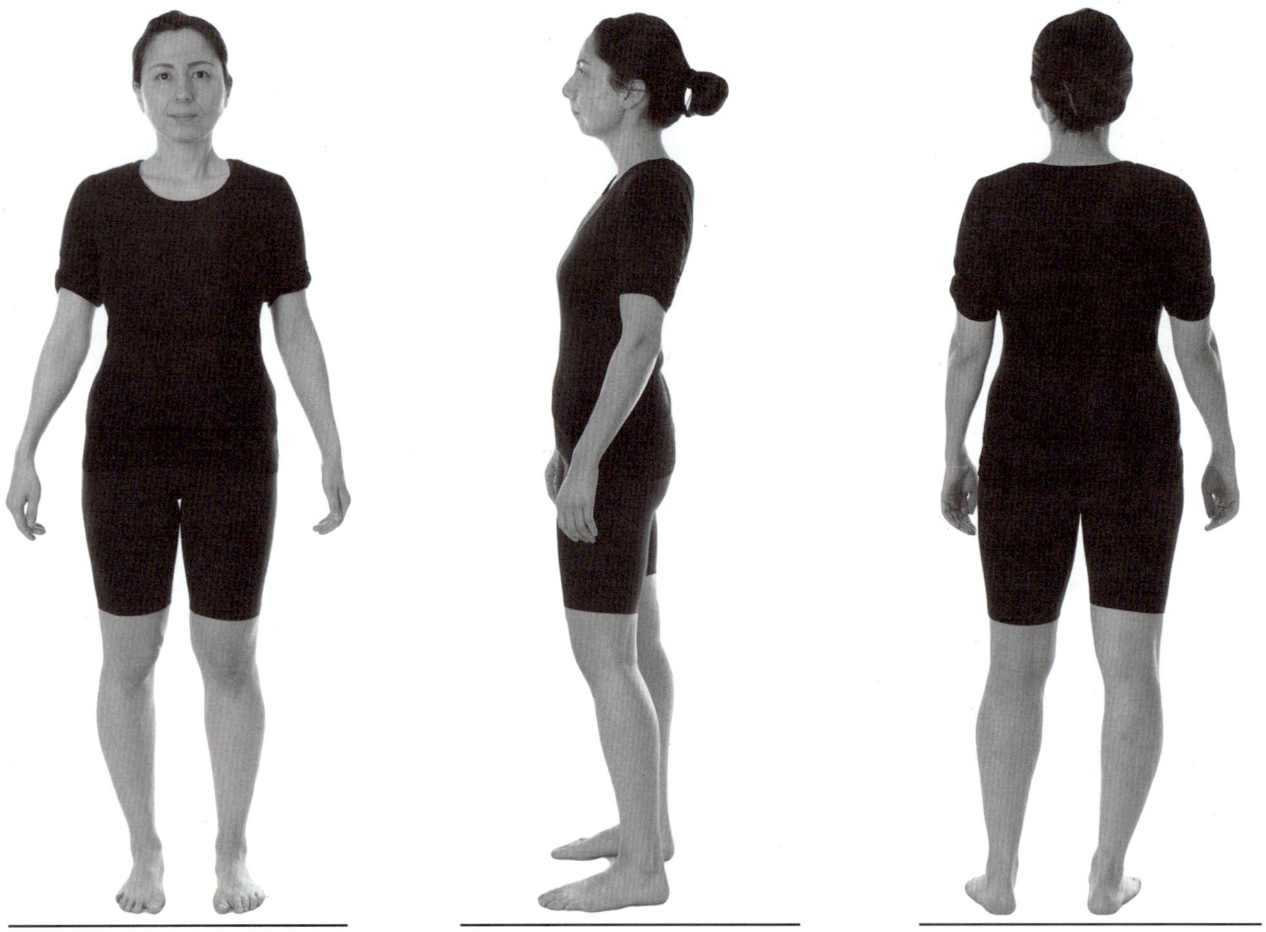

클라이언트의 오른쪽 다리는 과신전되어 있고, 양쪽 다리 모두 내회전되어 있다.

여러분의 그녀의 역회전을 볼 수 있다:

- 왼쪽 다리가 전방 회전하여 오른쪽으로 향한다.
- 오른쪽 골반이 전방 회전하여 왼쪽으로 향한다. 이것은 어깨까지 올라간다(오른쪽 어깨가 왼쪽으로 회전한다).

회전의 표기 – 2

회전을 기록하기 위해, 곡선 화살표가 시각적으로 명확하고, 단순 변위와 회전을 구분하는데 사용될 수 있다. 다음의 예시를 고려해 보자.

전방으로 향하는 곡선 화살표는 특정 분절이 다림줄에 비해 전방이나 후방으로 회전되어 있음을 의미한다.

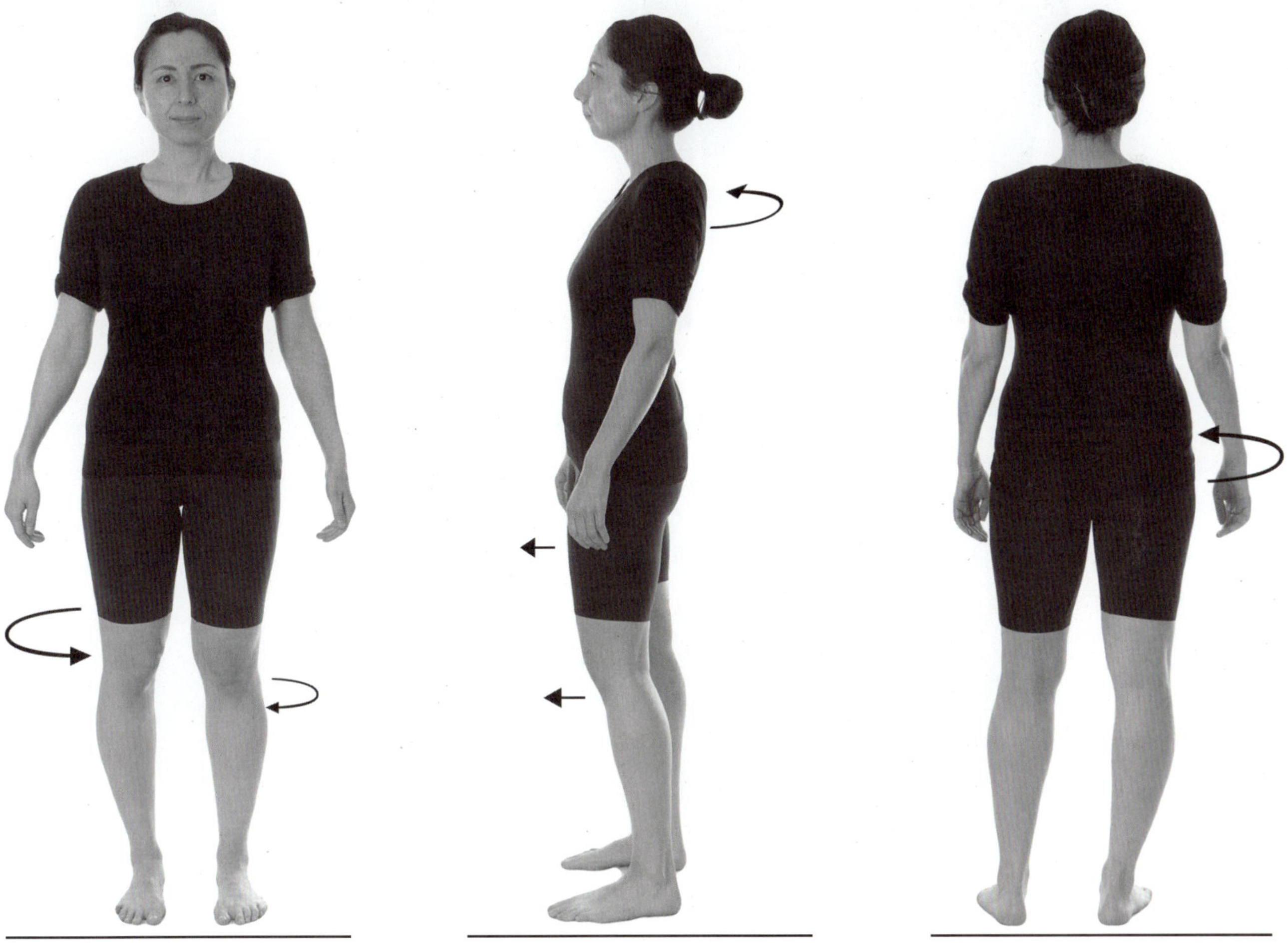

연습 6.3

클라이언트 **A**와 **B**의 4가지 관점 모두에 대한 배치와 회전을 표시하자.

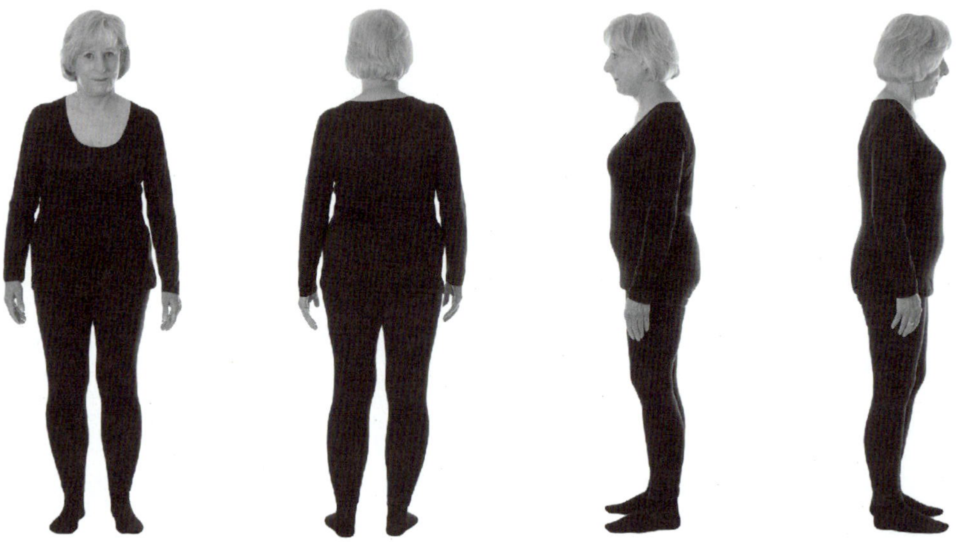

A

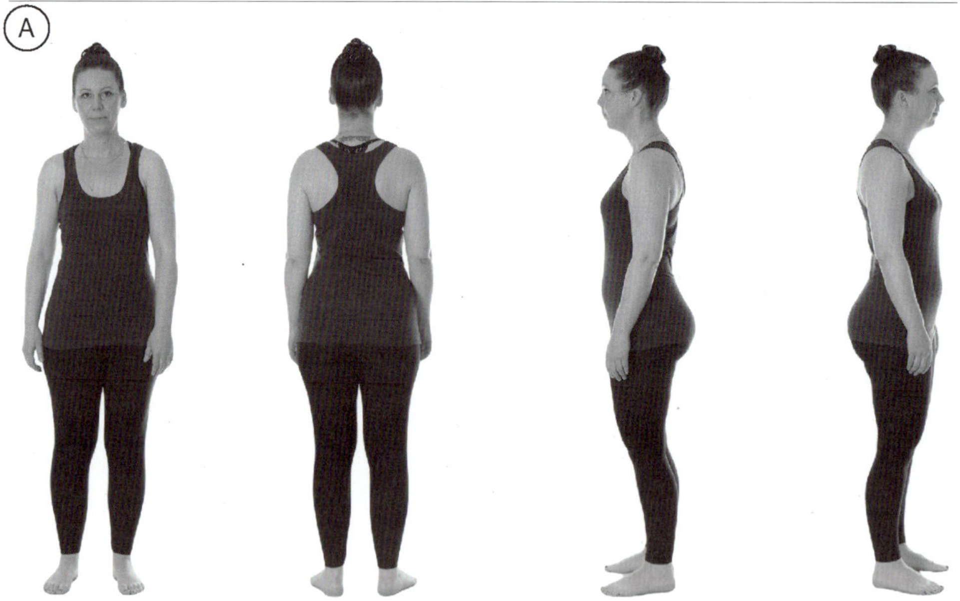

B

흥미롭게도, 클라이언트 **B**의 패턴을 전면에서 살펴볼 때, 여러분은 그녀의 골반이 오른쪽 이동되고 오른쪽 골반이 약간 왼쪽으로 회전되어 있음을 볼 수 있다. 그러나 다른 3개의 관점에서 볼 때, 회전은 뚜렷하지 않다. 이것은 이동이 회전 패턴보다 더 크다는 의미이다.

여러분의 실습과 공부를 위해, 4개의 관점(전면, 후면, 우면 및 좌면)에서 촬영한 사진을 여러 장 수집하자. 여러분은 클라이언트와 친구의 사진뿐만 아니라, 여러분 자신의 사진을 가지고 흥미있게 공부할 것이다.

다음 사진을 관찰하자. 투명 종이를 사용하지 않거나 표기하지 않고, 먼저 여러분의 관심을 끄는 관점의 측면을 관찰해 보자. 그런 다음, 어느 분절인가? 이 분절이 다른 분절과 관계가 있는가를 물어본다. 더 큰 변위나 회전, 또는 양쪽 모두가 보이는가?

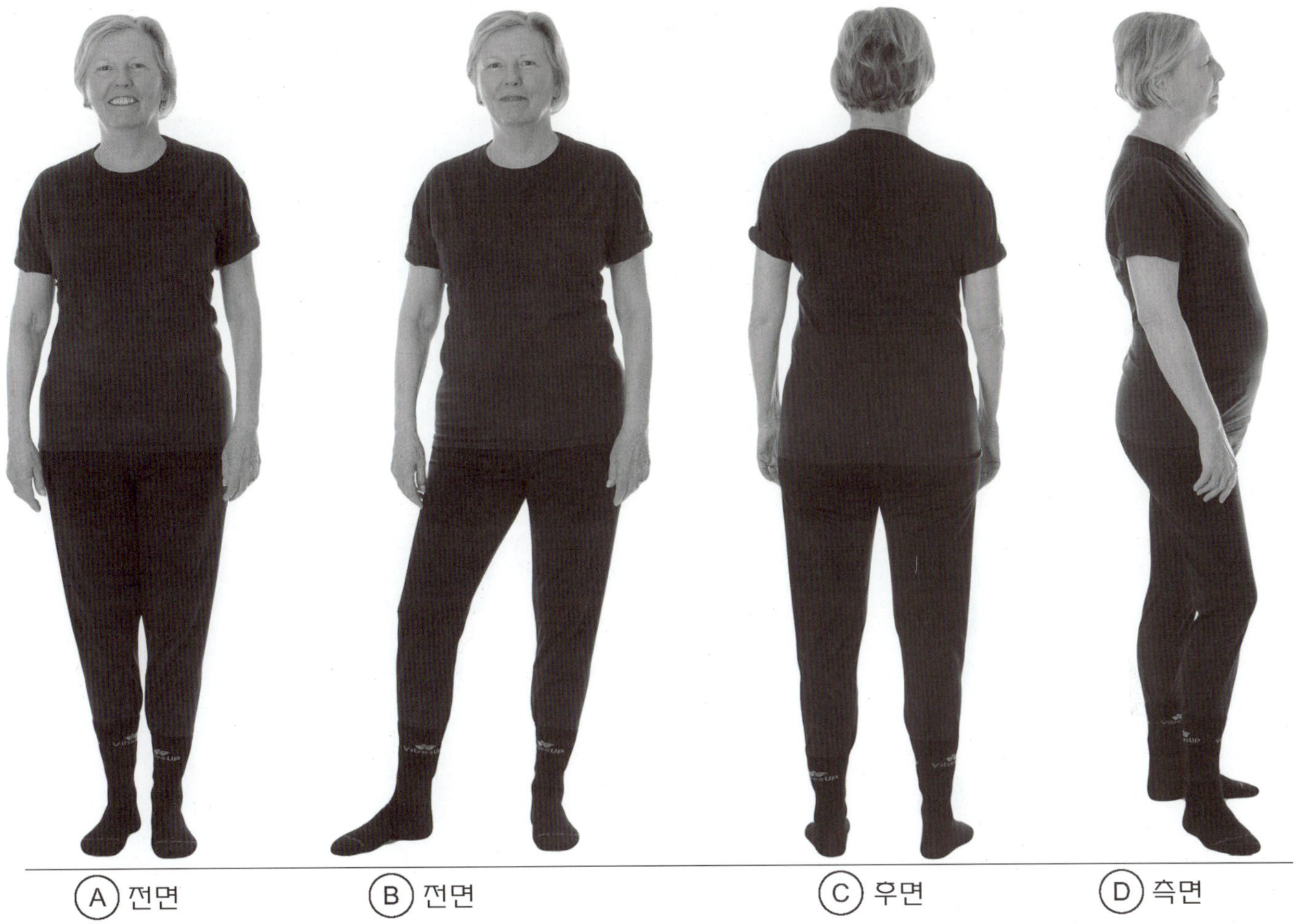

이 사람의 평소 자세(casual stance)를 관찰함으로써, 이 자세가 일부 측면을 어떻게 중화시키는지를 종종 볼 수 있다.

예를 들어, 우리는 **B**의 관점이 **A**와 **C**에 비해 클라이언트의 어깨와 골반의 경사가 수평에 가깝다는 것을 알 수 있다. 그녀는 평소 자세를 취할 때 덜 단축되거나 더 편안함을 느끼는 것 같다. 그러나 가끔 평소 자세의 적용이 보상과 비대칭을 강화시킬 만큼 강하다.

회전 관찰하기

다리 – 하지의 배치와 회전 설명하기

다리에는 4가지 기본 자세가 있다:

1) 내전–외전
2) 전(굴곡)–후(신전)
3) 내회전–외회전
4) 조합

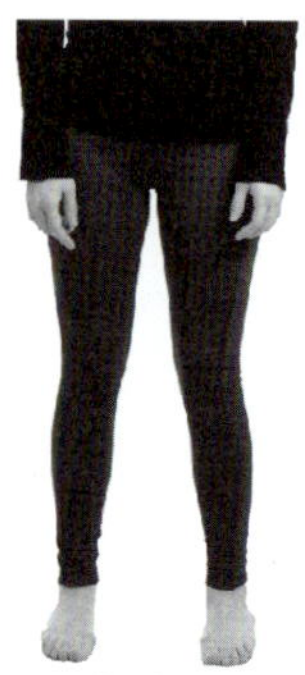

양발이 전방으로 향하고 있다.

Ⓐ

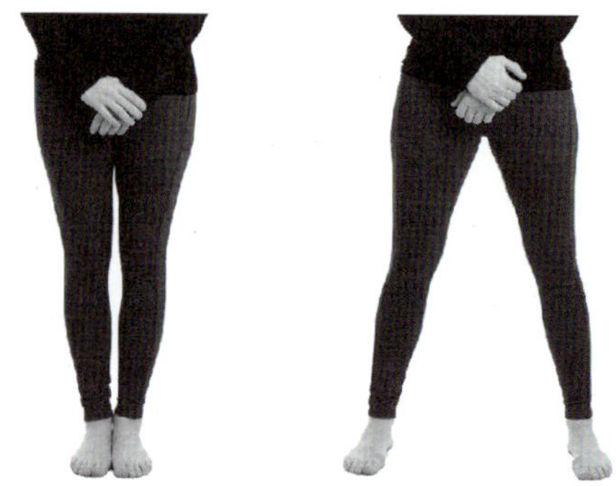

내전(양발이 가깝게 위치한다)　　외전(양발이 서로 멀리 떨어져 있다)

Ⓑ

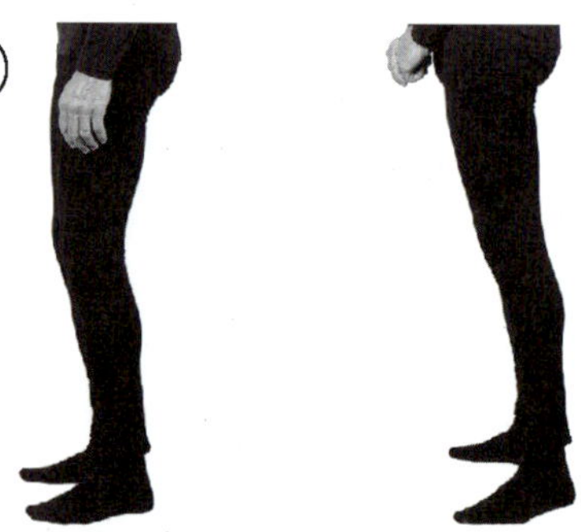

전방 배치 (무릎 굴곡)　　후방 배치 (무릎 과신전)

Ⓒ

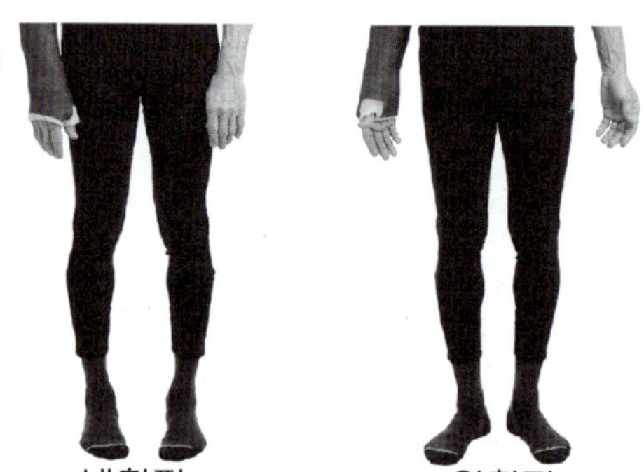

내회전　　외회전

Ⓓ

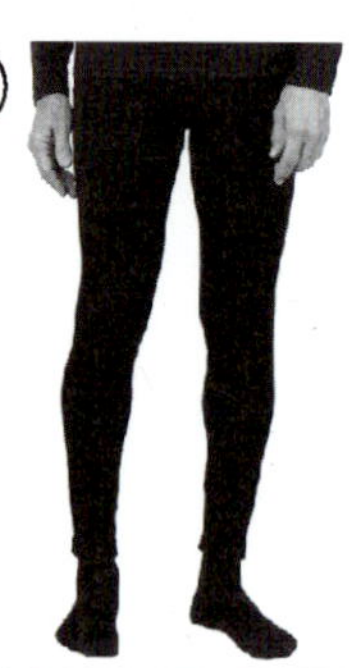

위의 자세가 조합된 것:

오른쪽 발 - 약간 외회전
오른쪽 하퇴 - 내회전
오른쪽 대퇴 - 내회전

왼쪽 발 - 외회전
왼쪽 하퇴 - 외회전
왼쪽 대퇴 - 약간 외회전

일반적으로 손상이나 낙상은 분절의 정렬을 어긋나게 만들 수 있다. 분절의 위치가 변하면(균형이 깨지면), 신체는 균형을 잡아 주기 위해 새로운 위치에 대해 보상을 하게 된다.

하지 패턴

사람들은 신체적 요구 때문에 습관에서 벗어나는 특정의 서기 자세를 취하거나 그들에게 좋은 방식대로 서기 자세를 취할 수 있다.

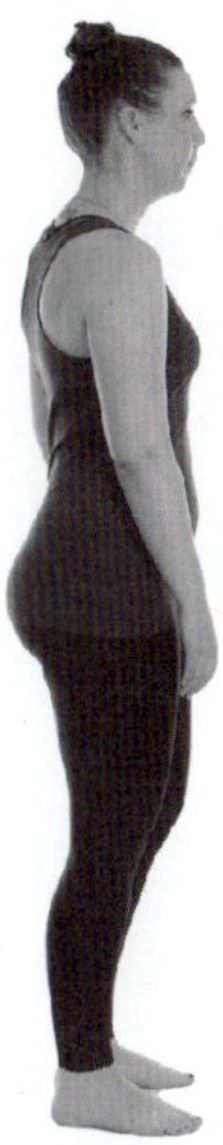

다리: 무릎을 약간 굴곡하도록 지시함

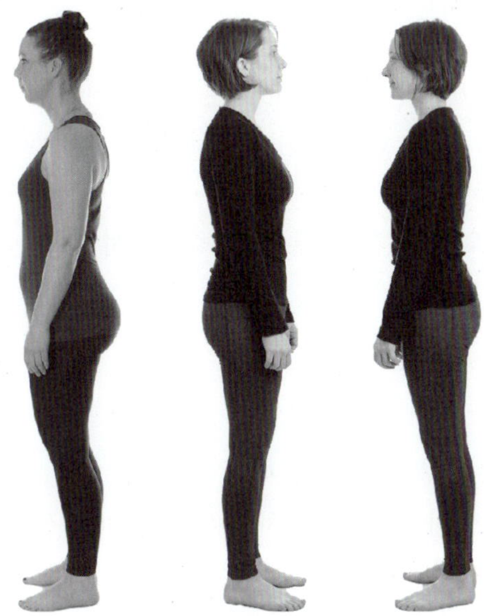

다리: 중립

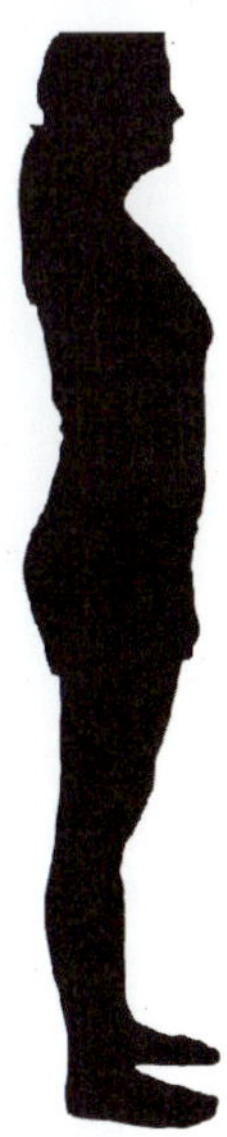

다리: 슬관절 과신전

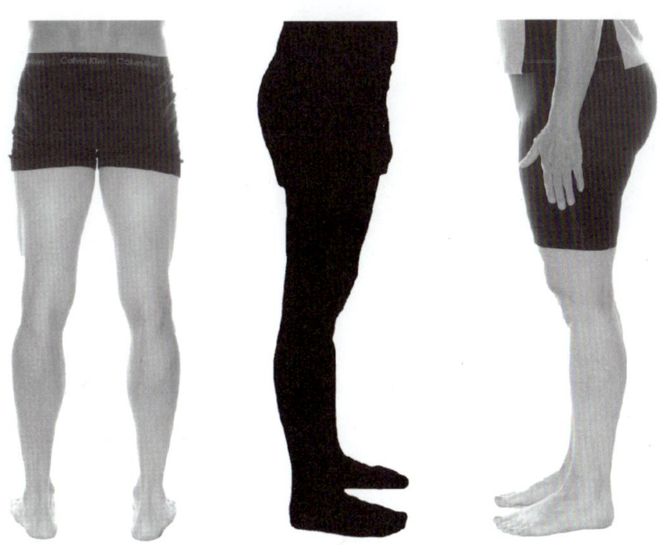

비록 이들 4쌍의 다리가 후방으로 변위되더라도, 차이점을 관찰하자: 내회전, 외회전 그리고 무릎의 과신전.

회전 관찰하기

연습 6.4

하지 패턴 평가하기

A. 관찰

1) 한쪽 다리와 다른쪽 다리의 관계:
   - 경사 배치(높음/낮음)
   - 전면 관찰 – 외전/내전(중심선 기준)
   - 측면 관찰 – 전방 배치/후방 배치(굴곡과 신전 포함)
   - 관절의 내회전과 외회전(전면, 후면 및 측면에서 관찰됨)
   - 양쪽 다리 사이의 공간과 형태
   - 위 내용의 조합

2) 한 분절과 이웃한 분절(대퇴와 하퇴, 상완/전완)의 관계:
   - 외전/내전(중심선 기준)
   - 전방 배치 또는 후방 배치(굴곡과 신전 포함)
   - 관절의 내회전과 외회전(전면, 후면 및 측면에서 관찰됨)
   - 경사 배치(높음/낮음)
   - 위 내용의 조합

B. 표기

1) 아래의 각 관점을 표기하자. 이동 배치를 위해 직선 화살표, 경사를 위해 선, 그리고 회전을 위해 곡선 화살표를 사용하자.

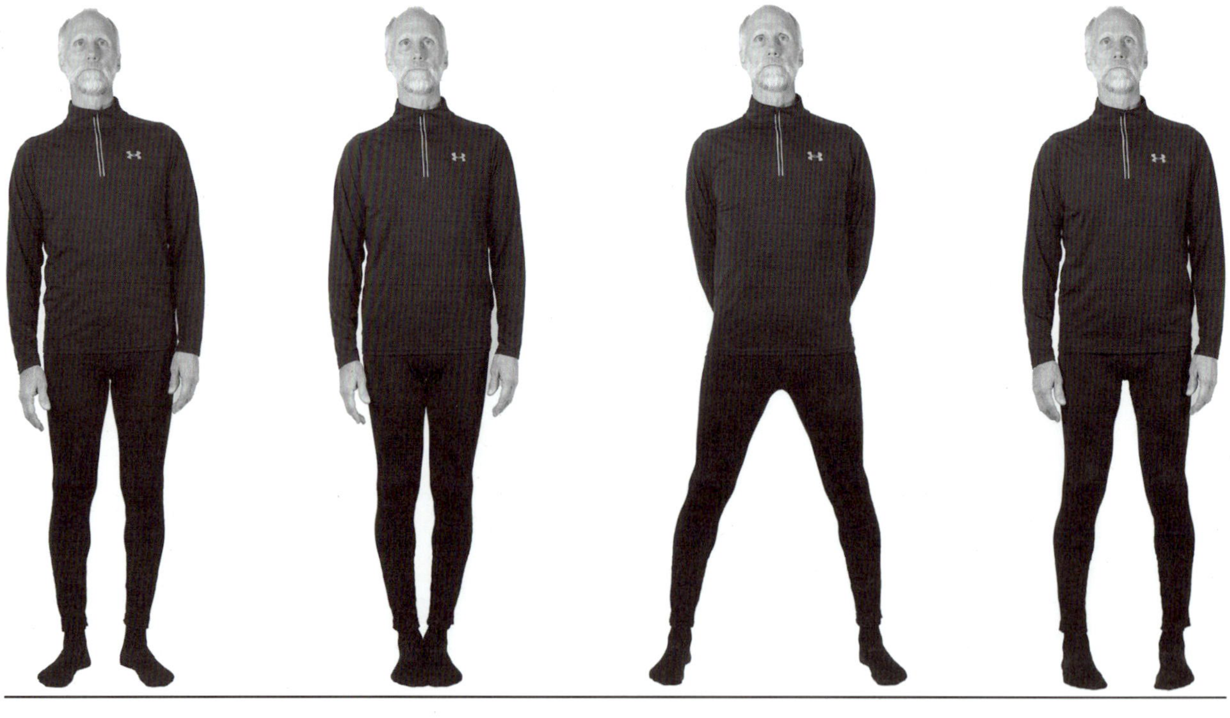

2) 전면 관찰과 후면 관찰을 표기하자. 눈에 띄는 것을 보기 위해 실루엣부터 관찰하자. 이동 배치를 위해 직선 화살표, 경사를 위해 선, 그리고 회전을 위해 곡선 화살표를 사용하자.

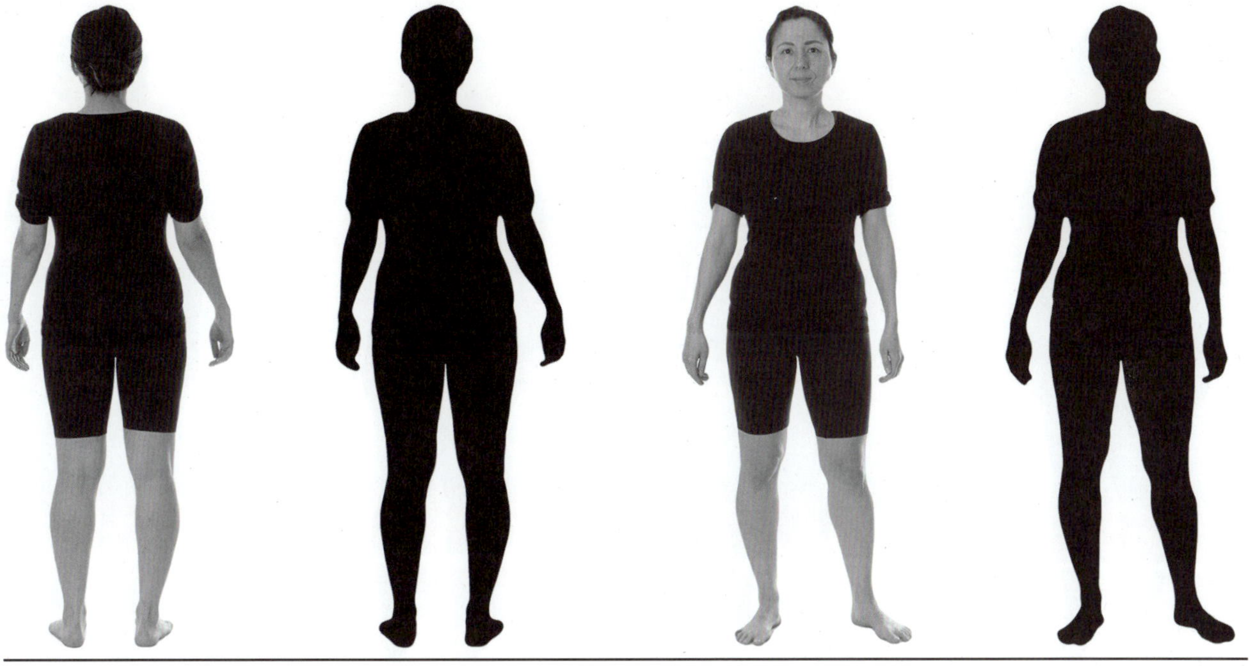

회전 관찰하기

연습 6.5

아래 패턴에 회전을 표기하자.

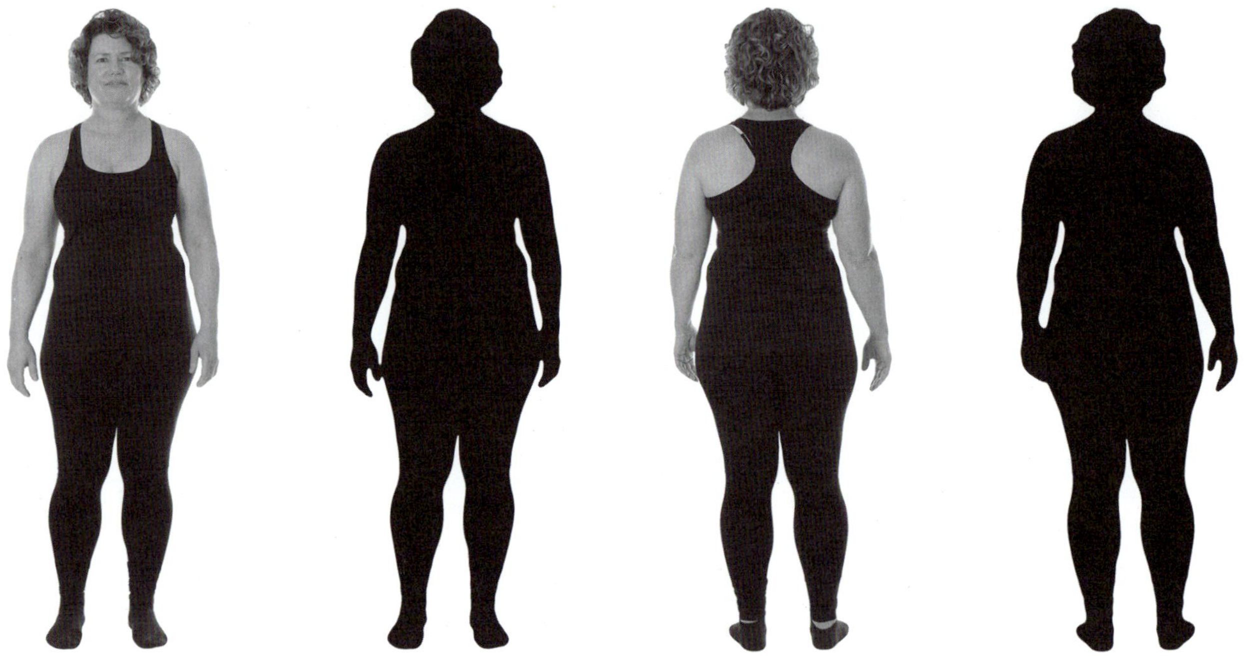

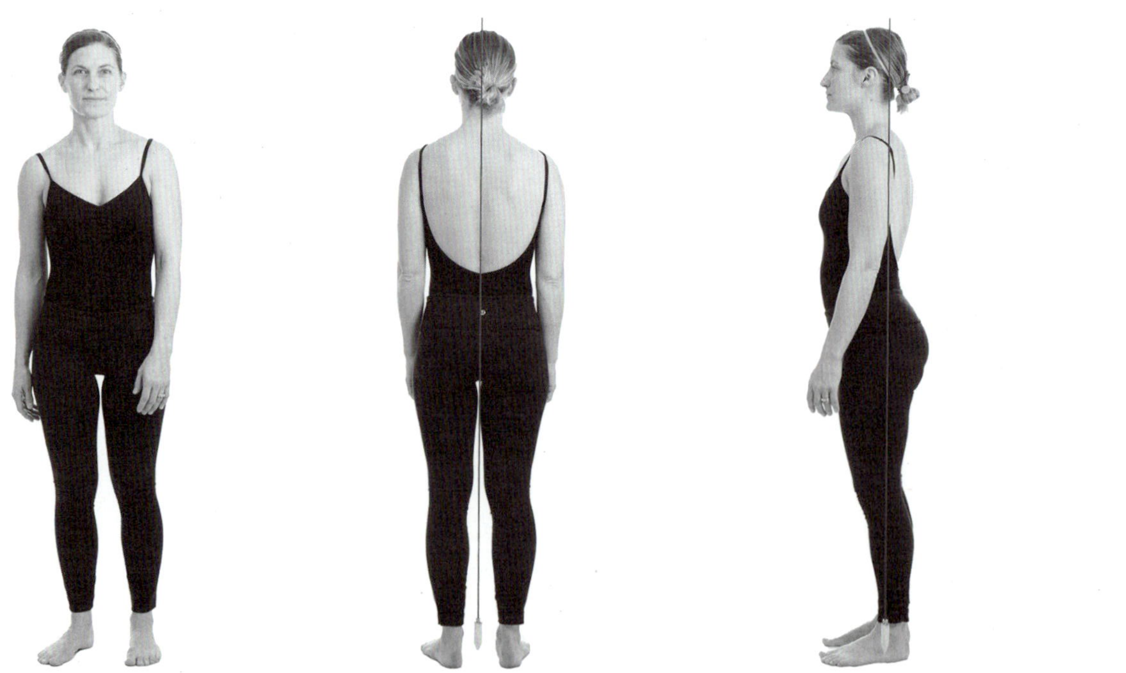

연습 6.6

여러분은 회전을 추가하기 전에, 분절 윤곽도 그리기, 분절 중심점 표시하기, 그리고 기하학적 중심을 연결하는 선 그리기를 연습하길 바란다.

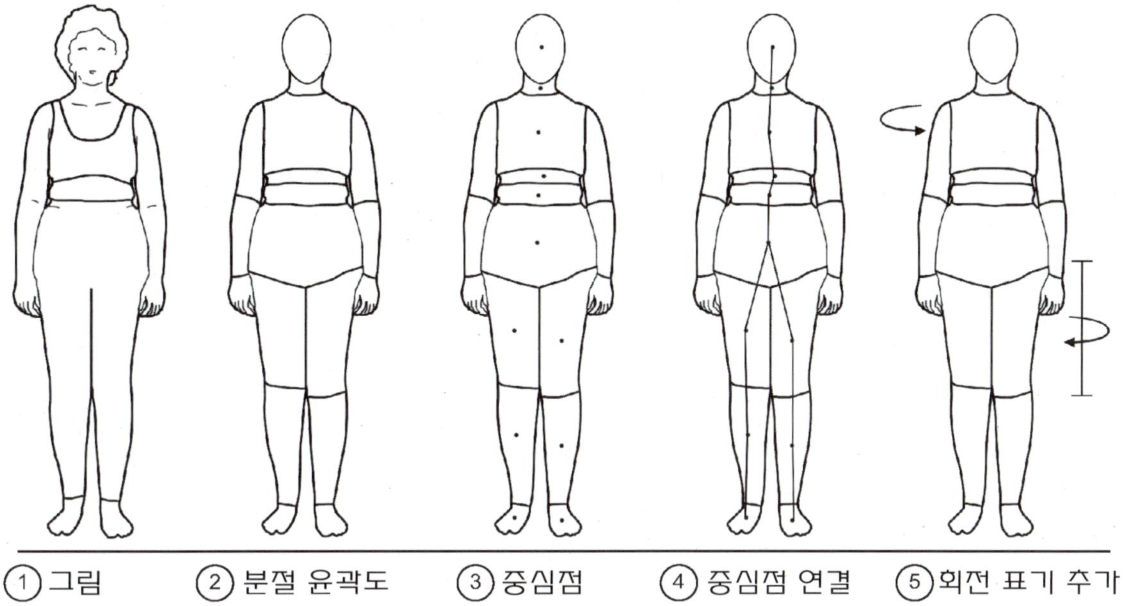

이제는 같은 사람의 패턴을 후면에서 살펴보자. 동일인자, 이 같은 사람의 패턴의 뒷모습을 보시오. 전면에서 본 것을 확증할 수 있는가? 만약 그렇지 않다면, 다른 모습이 회전 때문인지를 확인해 보자.

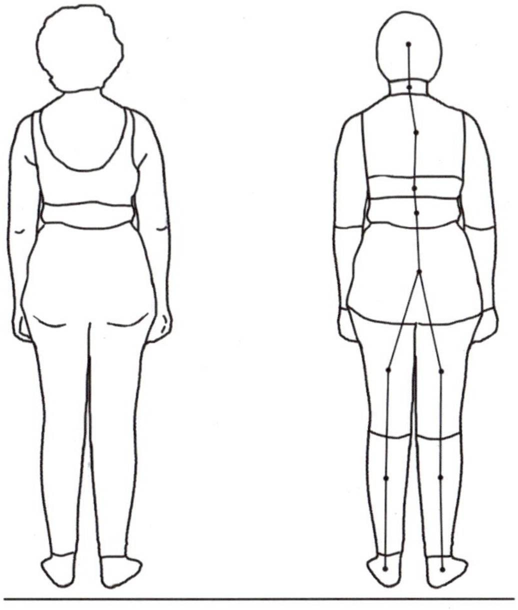

참고: 클라이언트는 전방으로 회전된 왼쪽 가슴을 가지고 있는데, 이것은 전면과 후면에서 관찰될 수 있다. 그러나 상부 가슴은 오른쪽으로 약간 이동되고 회전되어 있는데, 이것은 후면에서 더 잘 관찰된다.

회전 관찰하기

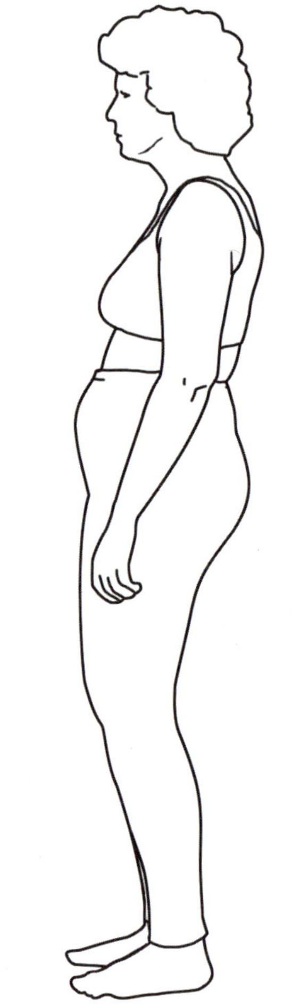

이전 페이지에 있는 여성의 측면을 관찰해 보자.

전면과 후면의 관찰을 통해, 여러분은 이동과 회전을 볼 수 있다. 측면 관찰을 통해, 여러분은 허리에서 가슴이 후방으로 변위되고, 오른쪽 하퇴가 약간 전방회전되는 것을 알 수 있다.

여러분께 중요한 다른 측면(*차원*)을 미리 살펴보자.

그녀의 자연스런 비율과 신체 분절의 길이를 느끼기 위해, 발에서 슬관절까지의 높이를 살펴보고, 그 다음 슬관절에서 고관절의 높이, 그리고 고관절에서 허리까지의 높이를 살펴보자. 이번에는 하체의 길이를 허리와 |어깨 사이의 길이와 비교해 보자. 그 부위의 단축(압박)은 관련 분절의 치수를 변화시키고, 또 패턴을 만드는데 유의미할 수 있다.

치수(dimension)는 신체 분절의 내적 체적이고, 9장에서 자세히 다루어질 것이다.

상지의 배치

팔 자세를 평가하는 쉬운 방법은 체간과 팔의 형태와 그 사이의 공간을 살펴보는 것이다.

팔과 체간 사이의 공간은 여러분께 체간 정렬에 대한 더 많은 정보를 제공한다. 가끔 한쪽 팔이 다른 쪽 팔보다 몸통에 더 가깝게 보이는데, 이것은 체간의 이동과 회전이 있음을 의미한다.

예를 들어, 실루엣(**A**)에서 팔과 체간 사이의 공간과 형태를 확인해 보자. 이들 형태는 확연히 다르다. 무엇이 이런 차이를 만들 수 있는가?

팔과 체간 사이 공간의 크기와 형태에 집중하면서 다음 사진을 살펴보자. 이것이 여러분께 가슴과 골반의 위치나 이동에 대한 정보를 제공한다.

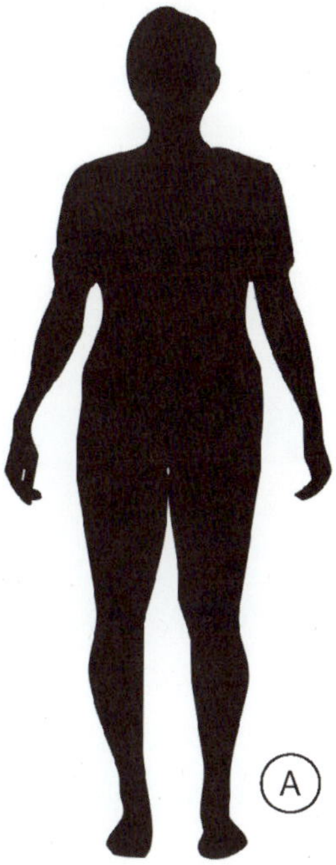

Ⓐ

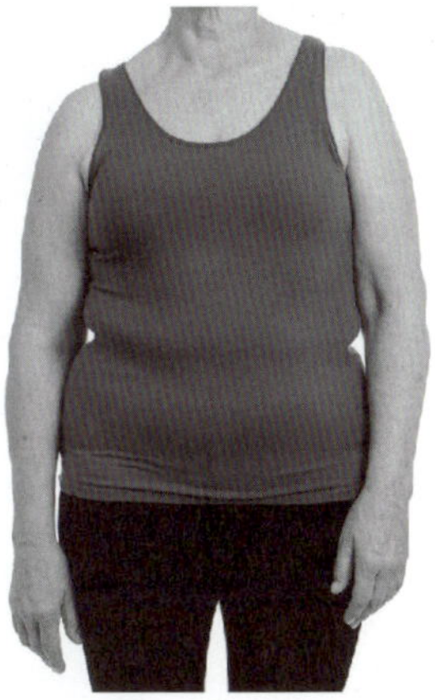

Ⓑ

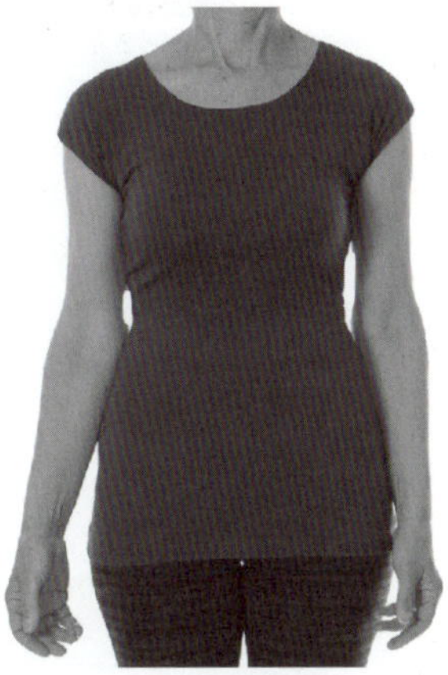

Ⓒ

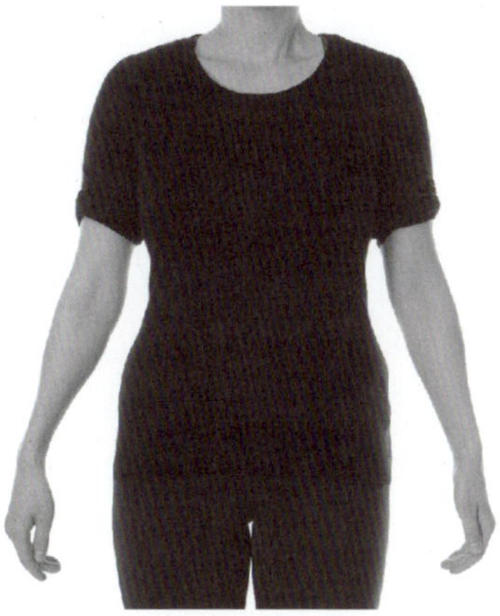

Ⓓ

연습 6.7

앞의 관찰 순서를 따르면서, 분절의 배치를 계속 체크해 나가자.

1) 분절의 좌·우 이동 관계

2) 경사(높음과 낮음):

B) 골반은 오른쪽 가슴 쪽으로 더 많이 이동되고, 하부 가슴은 왼쪽 골반으로 이동되고, 상부 가슴은 오른쪽으로 이동되고 왼쪽이 높게 경사진다.

C) 가슴과 골반은 오른쪽으로 이동됨

D) 골반은 다림줄의 오른쪽으로 이동되고, 가슴은 골반의 왼쪽으로 이동됨

회전 관찰하기

다음은 3가지 기본 팔 자세이다.

1) 외전/내전

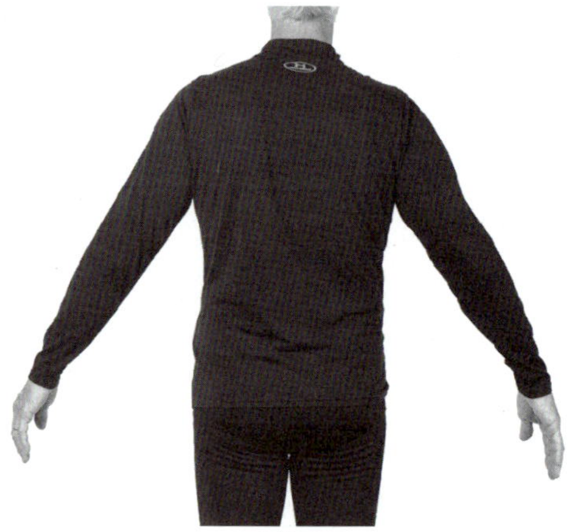

외전

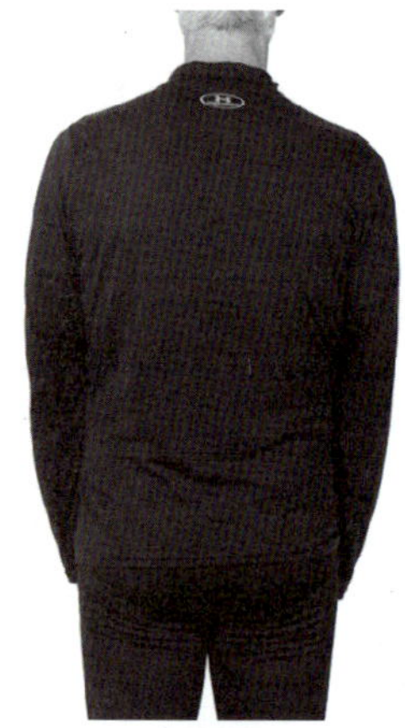

내전

2) 전방 위치/후방 위치

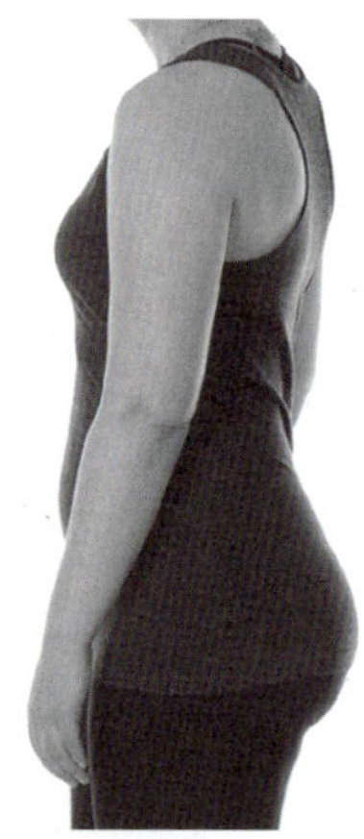

전방 위치

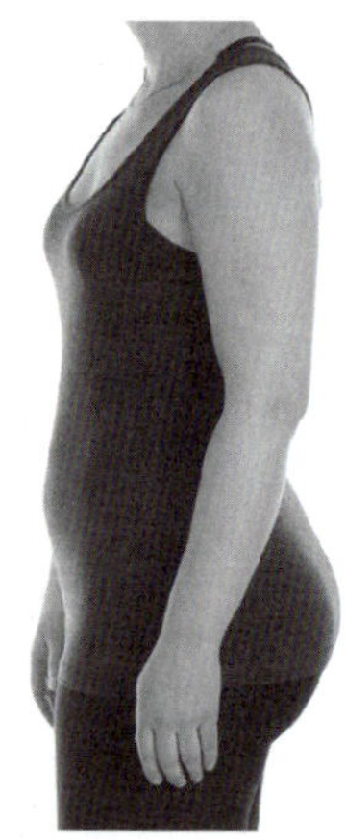

후방 위치

3) 내회전/외회전(손의 회내와 회외)

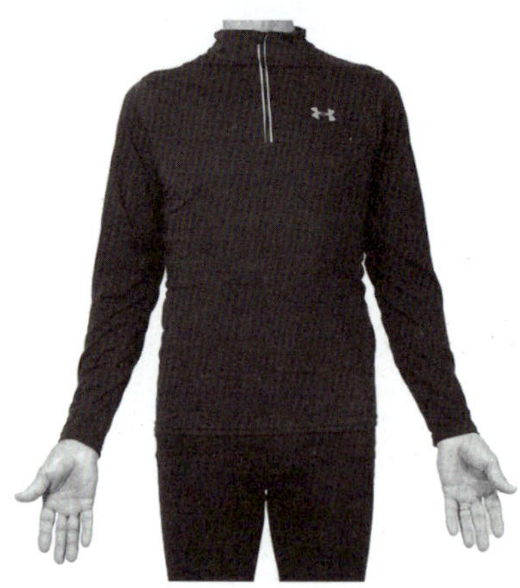

외회전

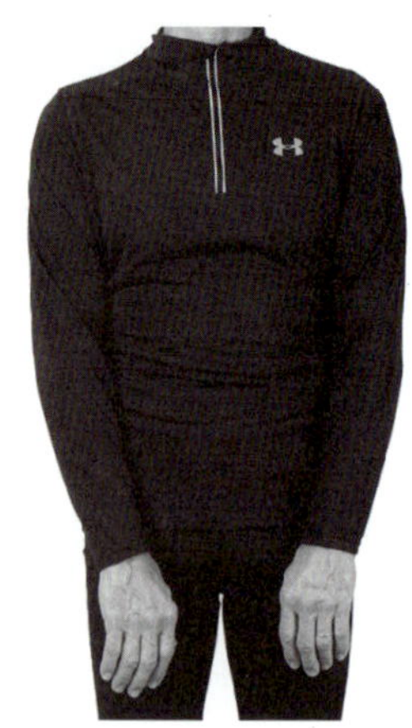

내회전

조합과 표기

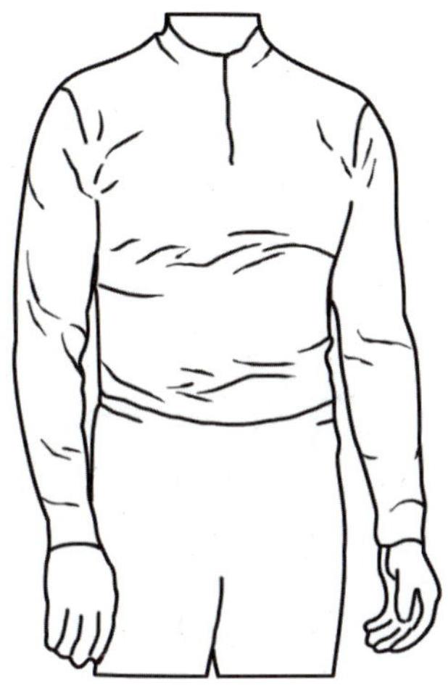

A

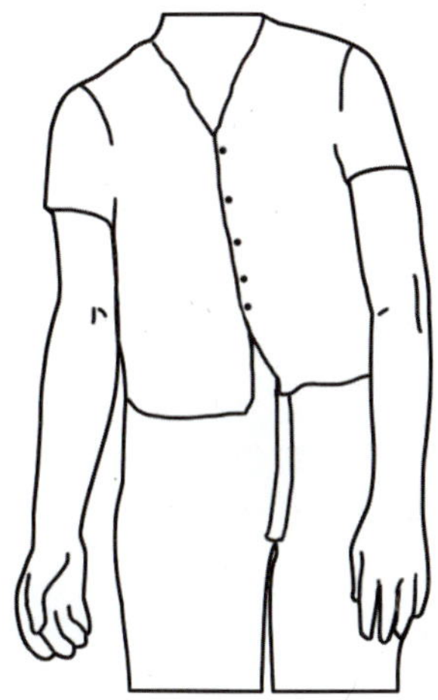

B

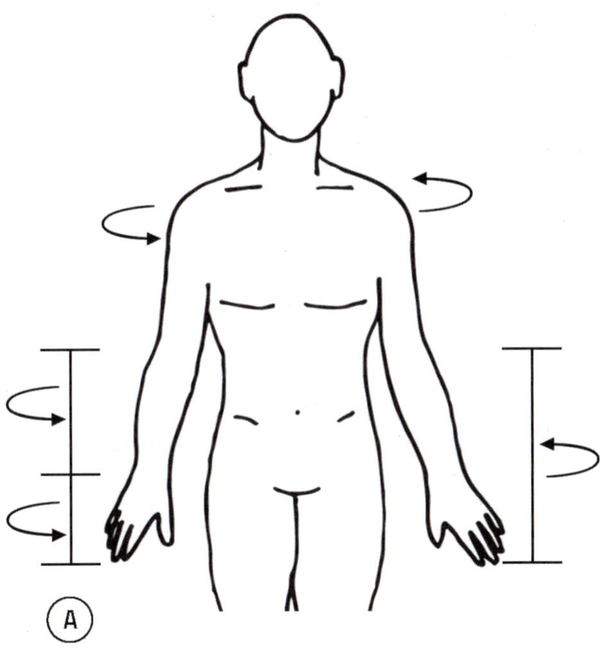

A

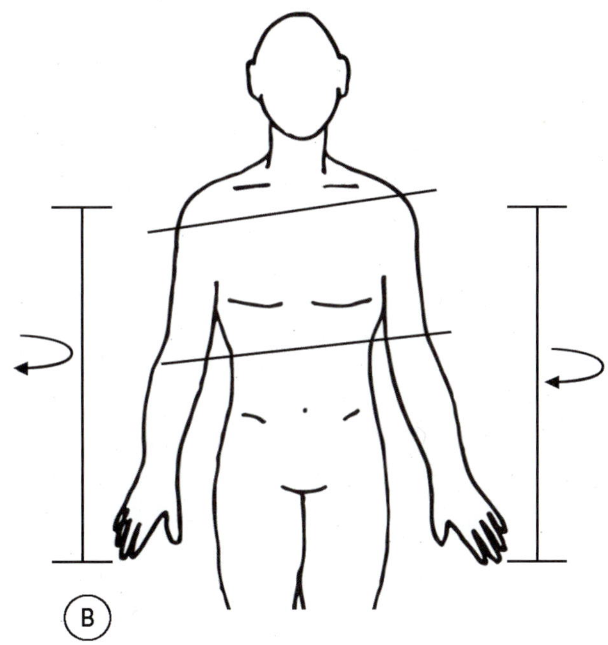

B

A.

- 오른쪽 어깨는 앞쪽으로 쏠리고, 왼쪽 어깨는 뒤쪽으로 쏠린다.
- 오른쪽 상완, 전완 및 손은 내회전되어 있다.
- 왼쪽 팔은 외회전되어 있다.

B.

- 가슴/어깨의 경사는 오른쪽이 낮고, 왼쪽이 높다.
- 오른쪽 팔은 외회전되어 있다.
- 왼쪽 팔은 내회전되어 있다.

회전 관찰하기

상지와 하지의 패턴

아래 사진의 다리와 팔의 패턴에 대한 배치 패턴을 기술해 보자.

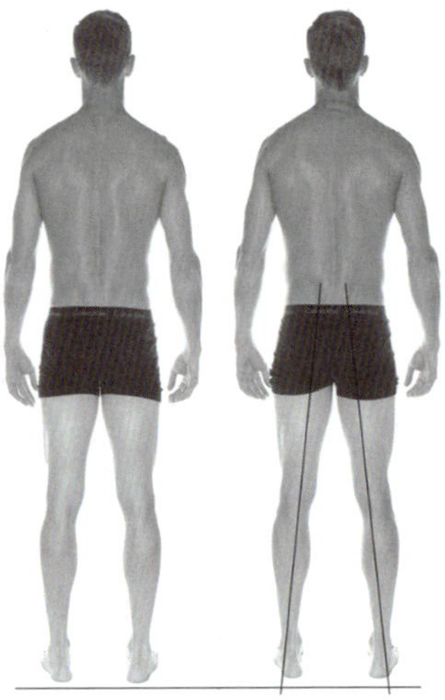

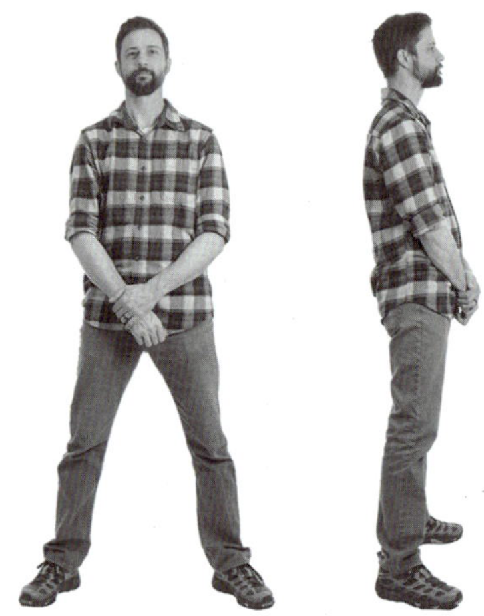

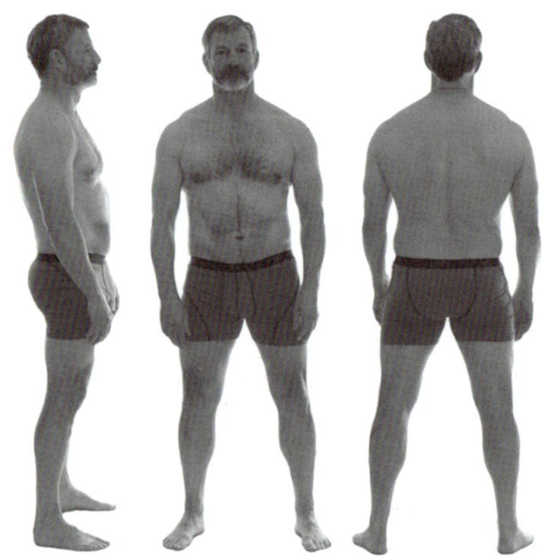

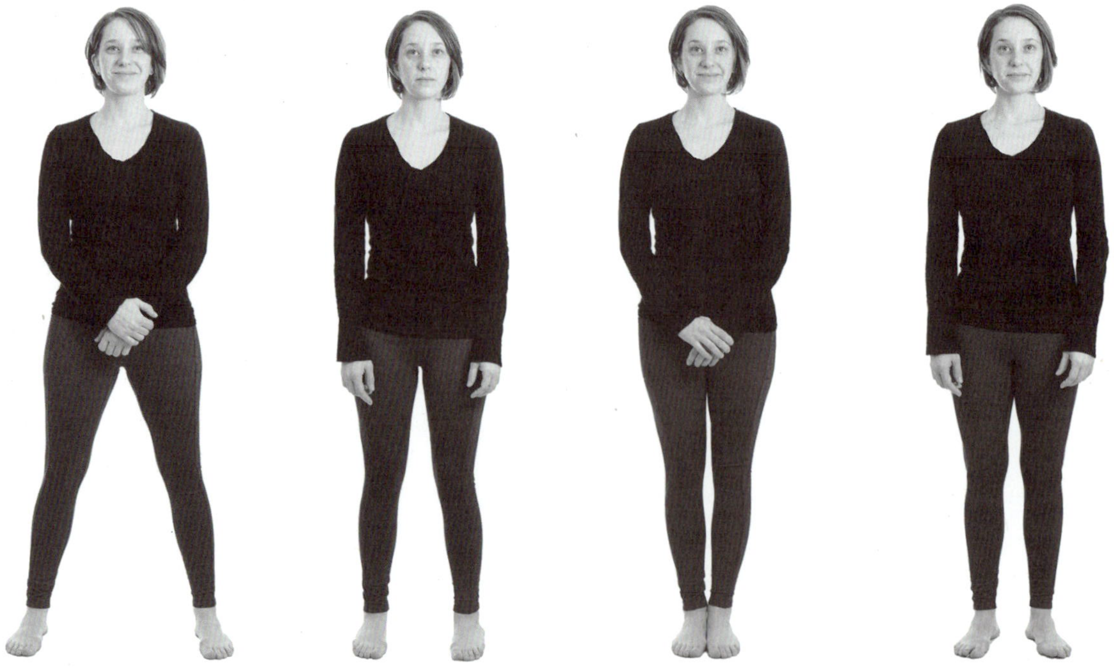

A. 다음 사진을 관찰하자.

전면 관찰을 통해, 한쪽 팔과 다른 쪽 팔이나 체간의 관계.

1) 전면: 팔과 체간사이의 공간과 형태
2) 전면: 횡단면 경사: 높이 관계
3) 전면: 전두면 – 외전/내전(중간선 기준)
4) 후면과 비교하자.
5) 측면: 시상면 – 분절의 전후 배치(관절과 손의 굴곡과 신전 포함)
6) 관절의 내회전과 외회전(전완의 회내와 회외)
7) 위 내용의 조합

보다 구체적으로, 같은 쪽 팔의 한 분절과 다른 분절의 관계를 살펴보자(상완과 전완 또는 손). 많은 조합이 다양하게 존재하며, 몇 가지 예시를 여기에서 제시한다.

1) 어깨가 내회전이나 외회전되어 있는가?
2) 팔꿈치가 같은 방향 또는 다른 방향으로 회전되어 있는가?
3) 관절들이 굴곡 또는 중립위에 있는가?
4) 팔 패턴과 불균등한 어깨 높이 사이에 연결점이 있는가?

B. 표기하자

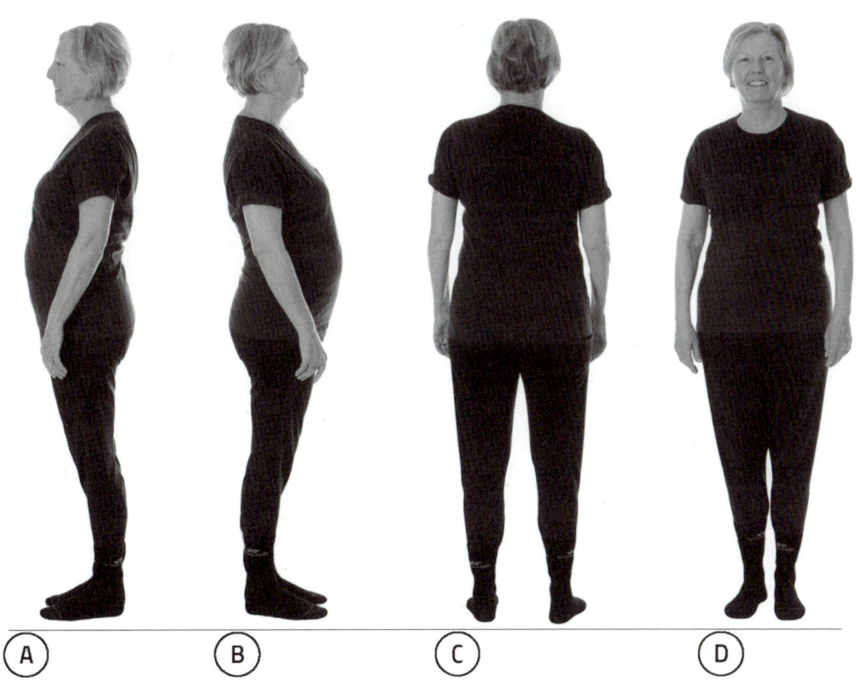

사진 **A**를 다시 살펴보자. 여러분은 다른 관점에서 팔 패턴을 평가했기 때문에 팔 패턴을 쉽게 볼 수 있는가?

CHAPTER 7

트랙 조합하기
(Combining tracks)

트랙(tract)은 동작(action)의 과정, 진행 또는 아이디어의 열(train)로 정의될 수 있다. 나는 신체 패턴에 대한 가장 많은 정보를 제공하는 특정 초점 영역(이동, 경사 또는 회전)에 트랙이라는 용어를 적용한다. 동일한 트랙이 신체 평가의 전반적으로 걸쳐 사용될 수 있는가? 때로는 우리는 경사진 다른 신체 분절 또는 오른쪽이나 왼쪽으로 이동된 신체 분절을 찾지 못할 수도 있다. 그래서 우리는 신체 패턴을 규정하고 요약하기 위해 트랙을 변경할 필요가 있다.

너무 많은 트랙을 가진 클라이언트를 예로 들어보면, 그는 흉부의 왼쪽 이동과 오른쪽 다리의 심한 회전 패턴을 가졌을뿐만 아니라, 골반의 전후 이동과 상부 가슴의 심한 경사(전방이 단축되고 후방이 신장된)를 가질 수도 있다.

이들 관찰은 상당히 정확할 수 있지만, 모든 패턴을 중화시킬 필요성을 못 느끼면 정보의 종합은 어려운 일이다. 종종 우리는 같은 트랙 안에 있는 다른 분절을 관찰하기 위해 한 발짝 뒤로 물러설 필요가 있다. 우리는 이동과 이동, 경사와 경사, 그리고 회전과 회전을 비교할 수 있는지를 살펴봐야 한다. 가끔 우리의 관심을 끄는 2개의 주요 트랙이 분명해질 것이다. 이 순간, 우리는 우선 순위를 정하고, 1차 트랙을 선택하고, 다른 트랙을 우리의 2차 트랙으로 만들어야 한다.

치료를 하다 보면, 여러분은 1차 트랙이 빠르게 변해서 2차 트랙을 더욱 명확하게 만드는 것을 발견할 수 있을 것이다. 이것은 같은 치료 회기에서 양쪽 트랙 모두를 치료해야 한다는 것을 의미하지 않는다. 클라이언트는 더 많은 정보와 변화가 도입되기 전에 며칠 동안 1차 트랙 회기의 변화를 조정할 필요가 있다.

트랙 조합하기

표기 심볼

우리는 다양한 분절 배치를 위해 표기 심볼을 확장시켜 왔다.

표기		
A: 일반 기준		
1.기준점	×	발에서부터 시작하거나 머리에서부터 시작한다.
2. 점	•	기하학적 중심(센트로이드)
3. 선	•—•	중심점을 연결하는 선
B. 배치/이동		
1. 오른쪽과 왼쪽	→ ←	* 클라이언트를 보는 것은 거울 이미지이다. *여러분*의 오른쪽이나 왼쪽이 *아니라, 클라이언트*의 오른쪽이나 왼쪽을 표시한다.
2. 위와 아래	↑ ↓	
3. 앞쪽과 뒤쪽	→ ←	
4. 체중부하 중심	↑	
C. 경사. 높음/낮음		
1. 낮은 쪽에서 높은 쪽으로	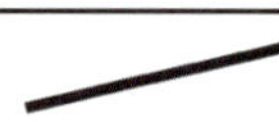	위-아래 각도를 표시하기 위해; 전면, 후면 및 측면 관찰
2. 높은 쪽에서 낮은 쪽으로		
D. 회전: 3개 운동면의 조합		
전방을 바라볼 때: 1. 오른쪽의 한 분절이 전방으로 회전하는 것을 표시하기 위해		3. 왼쪽에 있는 여러 분절이 같은 방향인 전방으로 회전하는 것을 표시하기 위해 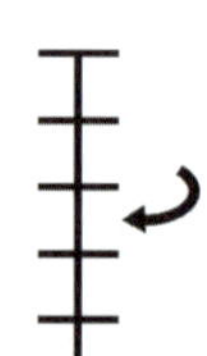
2. 오른쪽의 한 분절이 후방으로 회전하는 것을 표시하기 위해		

시각적 평가 정보의 관찰, 선택 및 우선순위 정하기

이전의 장들이 여러분의 학습을 위해 특정 표기를 열거하는 연습 단락을 포함하고 있지만, 차트에 필요한 모든 심볼을 기재하는 것은 시간적으로 볼 때 옳지 못하고, 정보량의 측면에서 볼 때 너무 과한 업무이다.

정보의 우선순위 정하기

여러분은 모든 측면에서 신체를 관찰해야 하고, 어떤 관점의 관찰이 여러분께 가장 많은 정보를 주는지를 체크해야 한다. 일반적으로 많은 정보를 주는 관점의 관찰은 여러분께 가장 뚜렷한 신체 패턴을 제공해 주는 관점의 관찰이다. 이것이 *여러분의* 핵심 열쇠가 되는데, 그 이유는 다른 사람은 패턴을 설명하기 위해 다른 트랙을 선택할 수 있기 때문이다.

아래 클라이언트 사진으로부터 여러분의 결론을 이끌어내기 위해 다음 목록을 사용해 보자.

1) 여러분의 관심을 끄는 관점을 파악한다.
2) 이 관점의 관찰내에서 여러분은 어떤 분절에 가장 관심이 가는가?
3) 이 분절과 바로 위쪽 분절과의 관계는 무엇인가?
4) 이 분절과 바로 아래쪽 분절과의 관계는 무엇인가?
5) 다림줄과 분절과의 관계는 무엇인가?
6) 이 사람이 가지고 있을 수 있는 증상이나 호소를 먼저 생각해 보자.
7) 여러분의 생각한 것과 이 사람의 관심이나 호소를 비교해 보자.

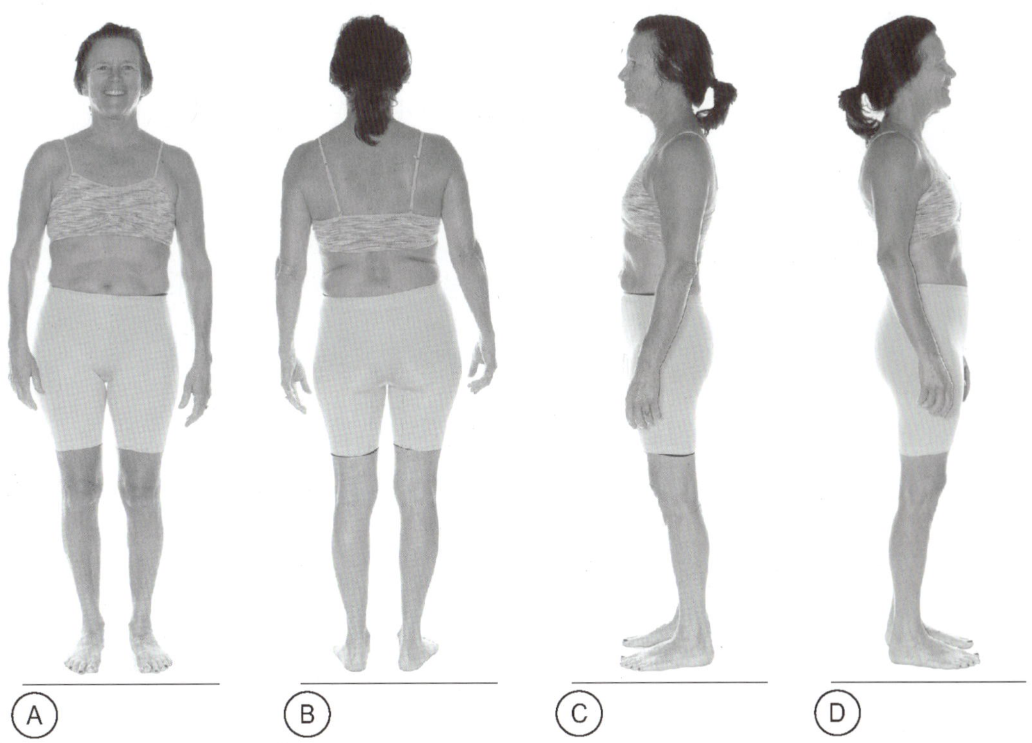

트랙 조합하기

주요 트랙의 확인과 선택

여러분께 분절과 분절간의 관계에 대한 정보를 가장 많이 제공하는 관점의 관찰을 우선순위로 정할 때, 여러분은 트랙을 위한 적절한 심볼을 선택할 것이다.

1) 측면 관찰에서의 전후 이동 배치

2) 측면, 전면과 후면 관찰에서의 경사(높낮이) 배치

3) 전면 관찰에서의 오른쪽이나 왼쪽 이동 배치

4) 회전 – 조합

여러분께 가장 많은 정보를 제공하는 관계가 어떤 것인지를 확인할 때, 다음을 비교함으로써 같은 트랙에 머무르자.

1) 회전과 회전

2) 이동(배치: 왼쪽 변위와 오른쪽 변위).
오른쪽 이동–어디의 반대 이동인가?

3) 경사(오른쪽 어깨는 높고, 왼쪽 어깨는 낮다),
경사(오른쪽 고관절은 높고, 왼쪽 고관절은 낮다)

여러분의 초점을 만드는 것과 같이, 다른 트랙과 조합을 하면, 여러분이 쉽게 혼란을 겪을 수 있기 때문에, 일단 하나의 트랙에 머무르는 것이 유용할 것이다.

1) 왼쪽 고관절은 오른쪽으로 회전한다.

2) 어깨의 경사는 오른쪽이 높다.

3) 가슴은 다림줄 뒤쪽에 위치하고, 골반 중심의
뒤쪽에 위치한다.

우리가 너무 많은 트랙을 염두에 두면, 치료계획에 그들 트랙을 동화시키는 것이 어려워진다. 이것은 당신과 클라이언트에게 혼란스러운 일이다. 관찰된 모든 패턴을 '수정'하기 원하는 욕구를 억제하는 것이 특히 어렵다. 이것이 우리가 클라이언트의 장점을 위해 자세를 잡도록 가르치게 되는 이유일지도 모른다.

이 기법은 여러분의 선택된 관심 영역이 동일 트랙 안에 해당 분절을 가지고 있는지를 밝혀내는 것이다. 예를 들어, 만약 여러분이 전체 가슴의 오른쪽이 전방으로 회전되어 있는 것을 관찰하고, 다른 분절의 역회전을 관찰하지 못했다면, 여러분은 다른 트랙에서 더 많은 정보를 얻을 수 있을 것이다.

다른 관절의 관찰로부터, 여러분이 오른쪽 고관절의 내회전이 오른쪽 어깨의 내회전에 관해 가장 강한 패턴임을 관찰할 수 있을 것인데, 여러분은 이것을 통해 왼쪽이 이 패턴에 얼마나 기여하는지를 알 수 있을 것이다. 아마도 왼쪽이 단축되서 신체를 오른쪽으로 밀고, 이것이 내회전을 일으킬 수 있다. 당신의 클라이언트가 "아! 내가 차고 지붕에서 뛰어내릴 때 왼발로 착지했었지"라고 했고, 모든 것이 이해가 되었다고 말할 수도 있다.

연습 7.1

이제 각 관점의 관찰을 표기하는 실습을 해 보자.

1) 측면 관찰에서의 전후 이동.
2) 측면, 전면 및 후면 관찰에서의 경사 배치
3) 전면과 후면 관찰에서의 오른쪽 배치나 왼쪽 배치
4) 회전 – 조합
5) 트랙을 선택한다.
6) 표기한다(본 장의 앞부분에는 심볼 참조)
7) 표기를 살펴볼 때, 가장 많은 정보를 제공하는 관점의 관찰로서 여러분은 어느 관점을 선택할 것인가?

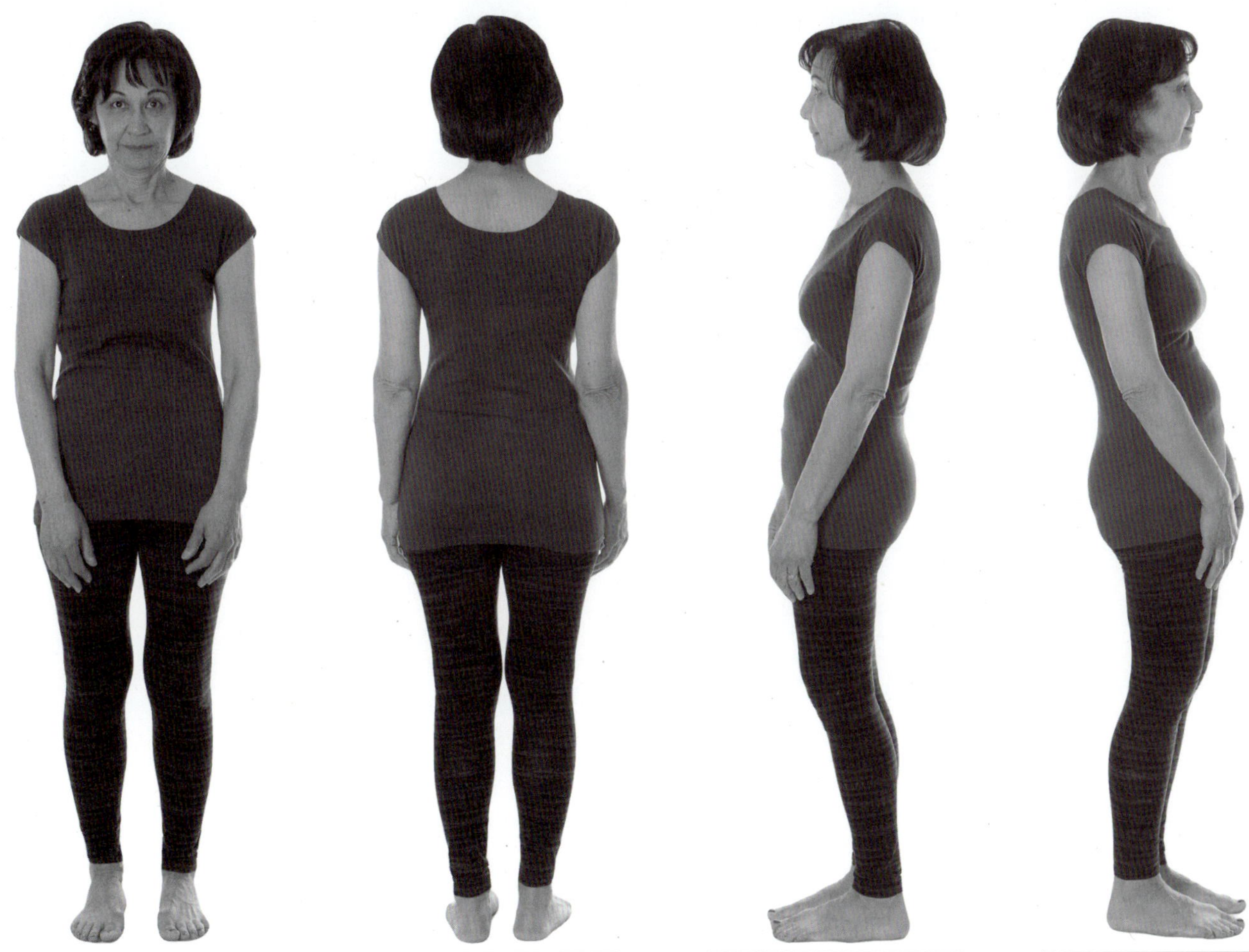

Ⓐ ______ Ⓑ ______ Ⓒ ______ Ⓓ ______

상지 패턴 표기하기

측면 관찰에서 다음을 확인하자: 비록 여성의 오른쪽 상부 가슴과 하부 가슴의 중심점이 다림줄의 뒤쪽에 위치하지만, 그녀의 팔은 어깨와 팔꿈치에서 내회전되어 있고, 전완이 전방에 위치하고 있다.

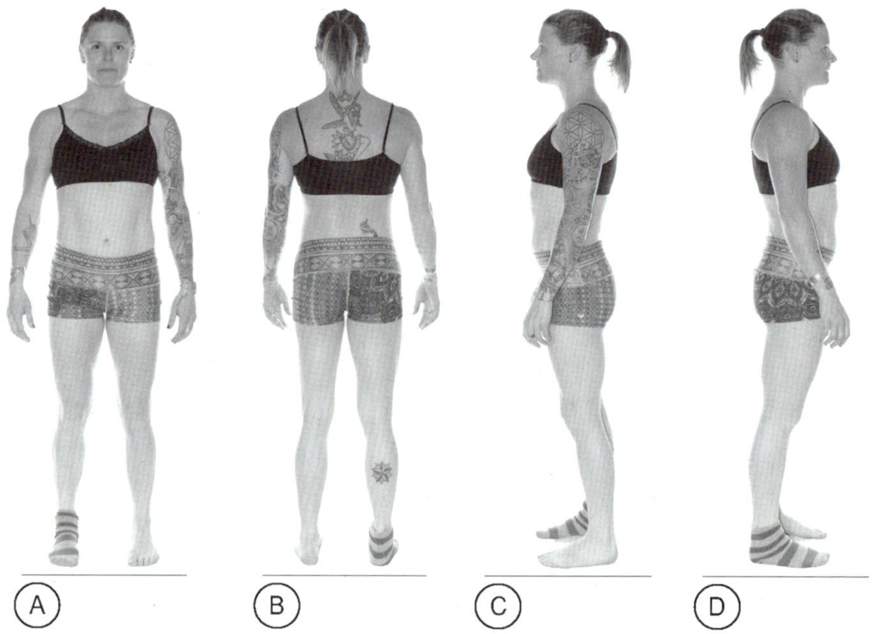

좀 더 구체적으로 확인하자: 그녀의 왼쪽 전완이 더 내회전되어 있다. 우리는 선택할 수 있다.

전면과 후면의 관찰에서 우리는 몇 개의 다른 트랙을 선택할 수 있다: 오른쪽과 왼쪽, 위쪽과 아래쪽의 변위, 또는 회전. 하나의 예시로서, 회전 트랙을 선택해 보자. 몇 가지 회전은 다음과 같이 표기될 수 있다:

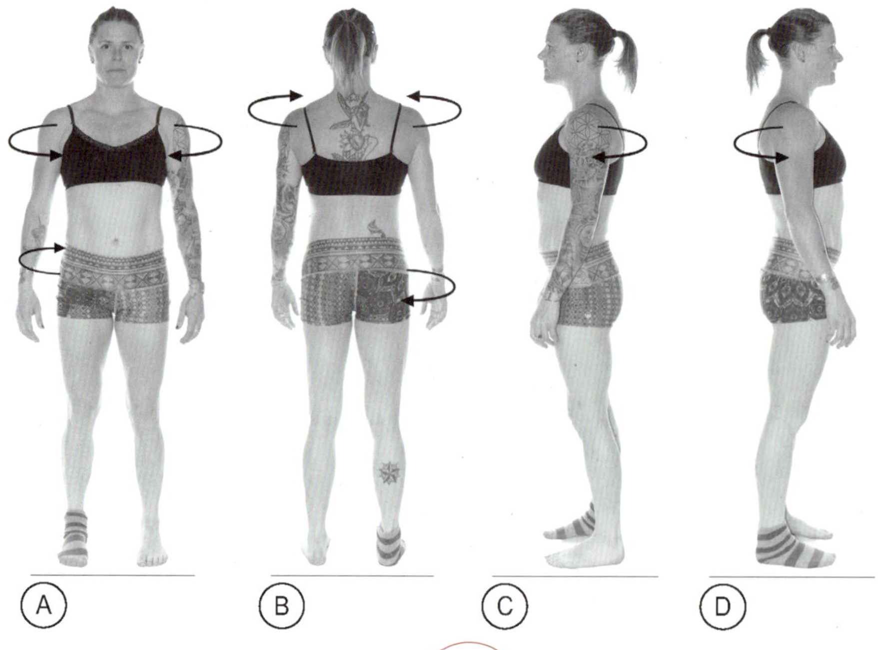

표기의 조합

다음의 예시는 팔 위치를 표기하는 쉬운 방법이다. 우리는 팔과 다림줄의 관계뿐만 아니라, 팔 분절 사이의 관계를 볼 수 있다.

이 예시에서, 우리는 흉부의 후방 변위를 상쇄시키기 위해 여성의 어깨와 전완이 전방 이동과 내회전될 필요가 있음을 알 수 있다.

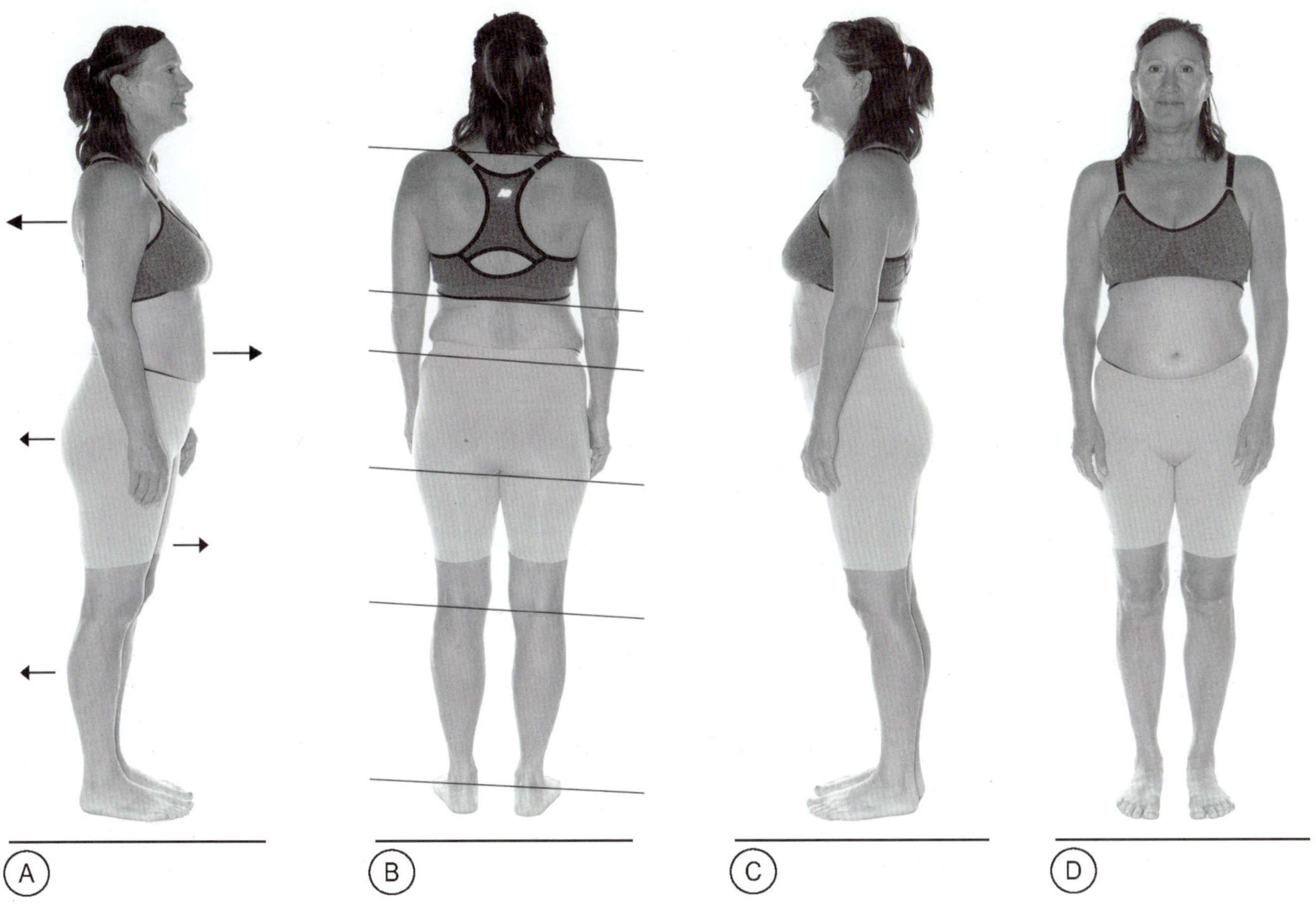

연습 7.2

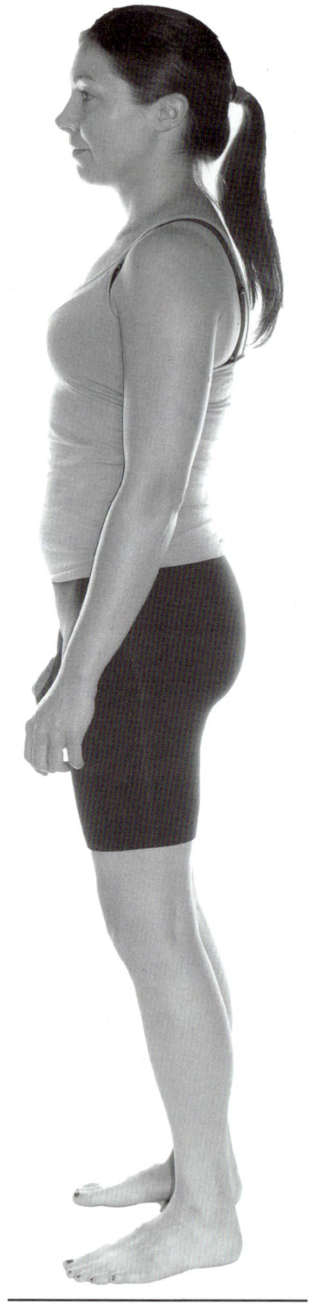

전반적으로 이 클라이언트의 자세는 좋은 편이다.

1) 먼저, 발에서부터 평가를 시작할 것인지, 아니면 머리에서부터 시작할 것인지를 판단한다.
2) 발에서부터 시작하자. 백지 한 장으로 발을 제외한 나머지 신체 부위를 덮는다.
3) 이제 천천히 종이를 위쪽으로 이동시켜, 하퇴의 각도가 어떻게 놓여 있는지를 관찰한다. 수직으로 위치하는가? 뒤쪽으로 경사져 있는가?(슬관절 과신전처럼) 또는 앞쪽으로 기울어져 있는가?
    a) 이 경우에는 약간 앞쪽으로 기울어져 있다.
    b) 여러분의 종이는 여전히 무릎 위쪽의 모든 신체 부위를 덮고 있다. 그녀의 신체가 머리까지 같은 각도로 똑바로 정렬되어 있는지를 상상해 본다.
    c) 치실을 발목의 중앙에 배치하고, 하퇴의 각도를 따라 위쪽으로 그 치실을 길게 신장한다.
    d) 나머지 신체(허벅지부터 머리까지)가 발목과 하퇴의 동일 선상에 있는지를 볼 수 있다. 그녀의 전신은 거의 10° 정도 전방으로 기울어져 있음을 볼 수 있다.
4) 그 종이를 위쪽으로 옮겼을 때, 골반과 가슴이 하퇴의 중심선보다 뒤쪽에 위치하고 있었다. 이것은 하퇴의 전방 경사를 상쇄시키는 정렬이다.
5) 그녀는 상체를 뒤쪽으로 경사시킴으로써 다리의 전방 경사를 상쇄시키고 있다. 이것은 수의사로 일하는 그녀의 신체 요구 때문일 것이다.

신체는 항상 더 나은 중심을 위해 제한을 해결하는 방법을 찾고 있다. 한 분절이 앞쪽으로 쏠리면, 균형을 맞추기 위해 다른 분절이 뒤쪽으로 기울어진다. 신체 전반에 걸쳐 이런 식으로 작용한다.

아래에 있는 클라이언트 **A**, **B**, **C**에 대해 이전 페이지의 연습을 반복해 보자. 종이로 신체 부분을 덮고, 머리에서부터 시작하거나 발에서부터 시작해 본다.

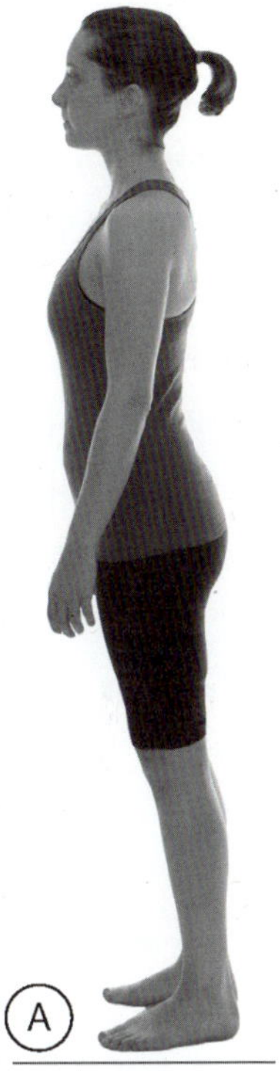

A. 발목에서부터 출발한다면(앞의 클라이언트 사진에서처럼), 하퇴가 전방으로 경사진 것뿐만 아니라, 실제로 전신이 전방으로 경사진 것을 알게 될 것이다.

이 자세는 분절의 균형을 맞추기 위해 분절을 뒤쪽으로 뚜렷하게 기울이는 것을 보여주지 않는다. 클라이언트는 어떻게 이것을 하는가?

나는 그녀가 중력의 당김에 대항하기 위해 다리와 등 근육의 근력을 증가시킴으로써 이런 패턴(자세)을 달성하고 유지할 수 있음을 우연히 알게 되었다.

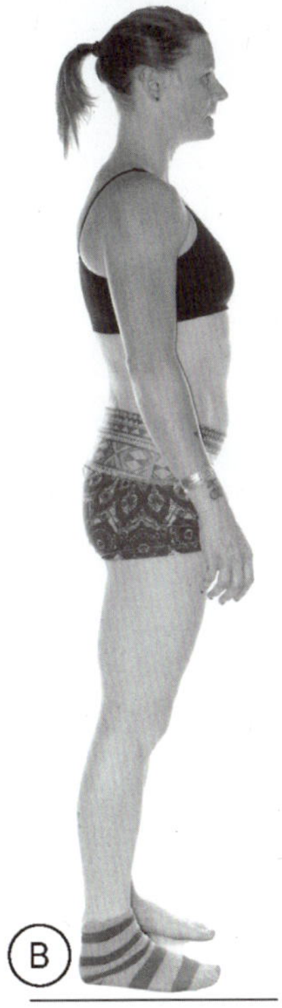

B. 이것은 위쪽 분절이나 아래쪽 분절을 점진적으로 조절하는 좋은 예이다.

배치:
- 발목–무릎 분절은 뒤쪽으로 경사짐
- 무릎–허벅지 분절은 앞쪽으로 경사짐
- 골반 분절은 뒤쪽으로 이동
- 복부는 앞쪽으로 이동
- 가슴은 뒤쪽으로 이동
- 목은 앞쪽으로 이동
- 머리는 목의 중앙에 위치함

또는, 경사진 것처럼 보임

경사:
- 무릎 아래 부분은 앞쪽이 낮고, 뒤쪽이 높음
- 고관절/골반은 약간 아래쪽과 뒤쪽으로 경사짐
- 복부는 앞쪽으로 경사짐
- 가슴은 뒤쪽으로 경사짐
- 목– 약간 앞쪽으로 경사짐

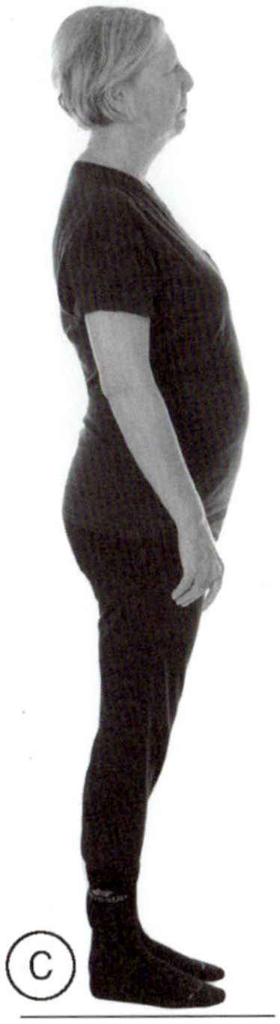

C. 다시 종이로 신체를 덮는다. 발목에서부터 시작해 다음과 같이 한 번에 한 분절씩 드러낸다:

- 무릎까지
- 고관절까지
- 허리까지
- 하부 늑골까지
- 상부 늑골까지
- 목까지
- 머리까지

다리를 관찰하고, 허리까지 올라갈 때, 클라이언트의 신체비율에 대해 알기 시작한다. 그녀의 흉부를 관찰할 때(하부 가슴은 전방으로, 상부 가슴은 후방으로), 가슴에서 머리까지의 신체 길이 비율이 어느 정도 줄어드는 것을 알 수 있다.

이런 변위와 압박의 예시는 신체에 더 많은 스트레스를 유발할 수 있고, 목과 머리가 요구하는 만큼 지지를 제공하지 못한다.

트랙 조합하기

경사, 이동 및 배치의 조합을 관찰하기.

신체 패턴을 가리기 위해 종이를 사용한다. 발에서부터 시작해 점차 위쪽으로 이동한다:

- 하퇴의 각도가 바깥쪽으로 치우쳤다;
- 고관절만큼 크지 않지만, 다리 패턴을 고관절까지 조절하기 위해 추가적인 노력이 필요하다.
- 여러분은 허리에서 오른쪽이 낮고 왼쪽이 높은 골반 경사를 볼 수 있다.
- 스포츠 브라의 밴드까지 각도가 줄어든다;
- 그 다음, 상부 가슴과 어깨 및 목에서 다시 각도가 증가한다.

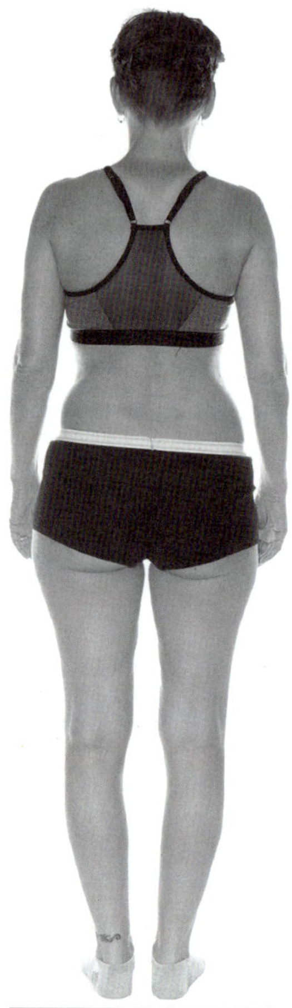

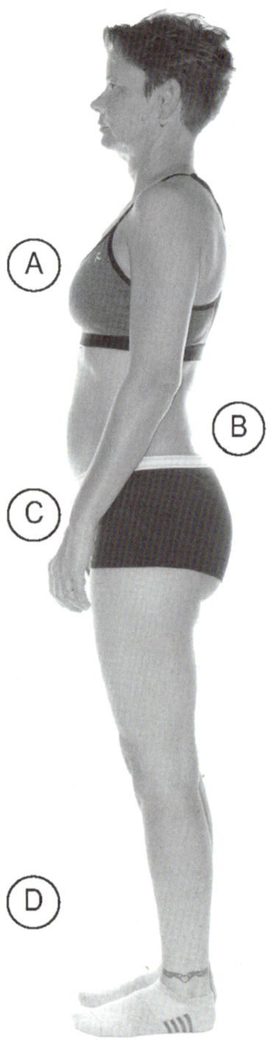

이것은 클라이언트의 직업과 일치한다. 그는 하루 종일 오른손을 많이 사용하는 오른손잡이 헤어스타일리스트였다.

측면 관찰에서 보면, 경사는 후면 관찰의 것과 다른 분절의 보상을 보여준다.

측면에서 관찰한 각 분절의 경사 각도를 그려 보자.
1. 그녀의 하부 늑골/브라 밴드는 앞쪽이 높고, 뒤쪽이 낮다.
2. 골반의 상단은 뒤쪽이 높고, 앞쪽이 낮다.
3. 하퇴는 뒤쪽이 높고, 앞쪽이 낮다.
4. 고관절에서 무릎까지는 거의 수평을 이루고 있다.

참고: 선을 연장했을 때 교차하게 될 선들을 살펴보자. 선을 연장했을 때 교차하게 될 경사 라인은 압박으로 인해 더 크게 스트레스를 받는 영역을 알려준다. 압박의 반대쪽(선이 더 넓게 벌려지는)은 견인 영역을 나타낸다(만약 분절이 정상 기능을 위해 장시간 신장되는 힘을 받는다). 이 경우에, A, B, C, D로 표기된 분절들을 관찰해 보자. 분절의 한쪽이 압박되고, 반대쪽이 신장된 것처럼 보이는가?

중간 테스트

1장의 사전 테스트 A에서 사용된 사진을 다시 살펴보자. 이동, 경사 및 회전의 측면에서 여러분이 본 것을 체크해 보자. 여러분의 관찰은 동일한가?

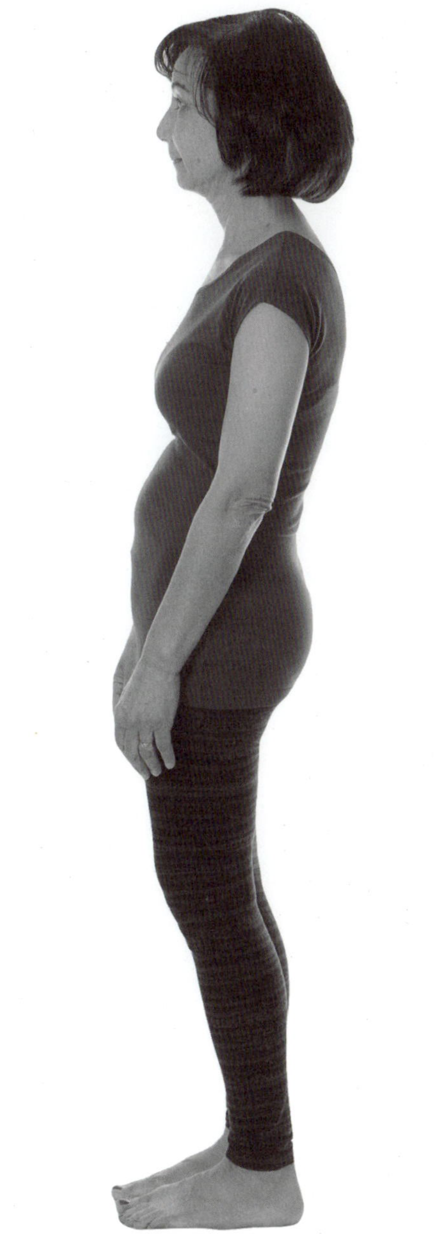

다른 정보를 수집하거나 추가적인 관계를 살펴보고 있는가?

CHAPTER 8 Aston의 이론과 개념: 파트 1

(Aston theory and concepts: Part 1)

서론

1963년부터 1974년까지 나는 좀 더 표준적이거나 친숙한 자세 모델을 가르쳤다. 그러나 몇 년의 경험이 쌓인 후, 나는 나의 관찰들을 서로 관련시키기 시작했고, 거의 보지 못했던 것에 흥미가 끌리게 되었다:

1) 이상적인 서기 자세는 아무런 힘도 주지 않고 서 있는 것이다.
2) 신체의 좌·우측은 대칭적인 정렬이다.
3) 신체의 좌·우 치수는 동일하며, 대칭적인 형태이다–서로 거울을 보듯이.
4) 양쪽 발에 체중이 동등하게 분배되기 때문에, 신발굽의 마모 패턴도 동일하다.
5) 전신을 지지했던 발의 형태와 자세.
6) 움직임 내내 좋은 자세 사용.

내가 운동 교육을 가르칠 때 소위 '이상적인 자세'나 '좋은 자세'를 위와 같이 말하고 있음을 알았다. 20명 학생들에게 서기 자세에 대해 말하도록 지시했을 때 그들은 20개의 독특한 신체를 보여주지 않고, 소위 이상적인 자세만을 예시하고 있음을 나는 분명히 알게 되었다. 나는 개성이 없는 것에 놀랐다.

자세 모델과 그 기원을 연구하기 시작하면서, 나는 '이상적 자세'가 어떻게 특정 사람들과 그들의 신체 법칙을 가지고 있는지를 깨달았을 뿐만 아니라, 어떻게 피트니스와 재활 운동을 가르쳐야 하는지, 그리고 가구, 신발 및 기타 제품들을 어떻게 디자인해야 하는지를 깨달았다.

다음은 내 질문과 깨달음의 예들이다.

질문 1: 신체의 좌·우가 거울 이미지처럼 똑같아야 하는가? 그렇지 않다면 우리의 신체는 잘못된 것인가?

깨달음: 장기들은 숫자, 크기, 무게, 형태, 위치 및 기능의 측면에서 비대칭이다. 사실, 우리는 자궁 안에서 이들 장기를 발달시키기 때문에, 신체의 좌·우, 전후, 상하가 자연스럽게 비대칭이어야 한다.

질문 2: 우리는 좌·우측에 의해 균등하게 제어되는 '좋은 자세'를 그대로 유지해야 하는가?

깨달음: 만약 우리의 신체가 대칭이지 않아야 된다는 생각을 받아들이면, 어떨까? 아마도 비대칭은 계속적인 움직임을 유지하는 쪽으로 작용할 것이며, 이것은 중력에 대한 조직의 지속적인 반응을 원상태로 돌리는 것이다. 우리가 신체의 움직임을 억눌러 왔기 때문에, 우리에게 유리한 방향으로 움직이는 법을 배울 필요가 있다.

질문 3: '좋은 신체 자세'는 지면과 수직되는 일직선의 골격과 관절 중심(족관절, 슬관절, 고관절 및 귀)의 정렬에 의해 결정되는가?

깨달음: 이 자세가 나에게 호기심을 불러 일으켰는데, 그 이유는 이 자세의 다림줄이 모든 관절을 통과하고 무게중심이 발의 절반 뒤쪽 위로 떨어지기 때문이다. 전족부를 왜 가지고 있는가? 만약 지지와 균형의 특별한 사용에 전족부가 필요없다면 왜 우리는 전족부를 가지고 있는 것인가? 만약 그 정렬 모델이 올바르다면, 아마도 우리는 후족부도 가져야 하며, 후족부는 다림줄의 전방과 뒤쪽으로 체중을 고르게 분포할 수 있다.

질문 4: 최적의 자세와 기능을 결정하기 위해 우리가 신체 랜드마크를 주로 관찰하고 평가하는가?

깨달음: 나는 사람들이 모든 관절의 중심을 다림줄 위에 정렬시킬 수 있지만, 이것이 좋은 자세처럼 보이지 않음을 알기 시작했다. 나는 모양이나 치수의 역할에 대해 궁금하기 시작했다. 아마도 각 신체 부위의 랜드마크와 내부 볼륨의 조합은 우리에게 더 많은 정보를 줄 것이다. 각 신체 분절의 랜드마크와 내적 용적의 조합(위쪽 분절과 아래쪽 분절의 형태와 배치)은 우리에게 더 많은 정보를 제공할 것이다.

질문 5: 신체가 잘 정렬되어 있으면, 여러분은 대부분의 관절이 최상의 기능을 할 수 있다고 가정할 수 있는가?

깨달음: 신체 분절의 정렬뿐만 아니라 그 모양과 치수까지 볼 수 있는 능력은 기능에 대한 꼭 필요한 정보를 제공한다. 우리에게 가장 많은 정보를 주는 것은 이들 모든 요소와 사용의 관계이다.

위의 생각들은 나에게 도전의 마음을 갖게 만들었다. 왜냐하면 내가 예전에 배웠던 것과 너무 큰 차이를 보였기 때문이다. 나는 탐구해야 할 확고한 주제가 있음을 깨달았다. 나는 동적 신체 기능을 장려하는 최상의 구조적 자세뿐만 아니라 구조를 강화하고 향상시킬 수 있는 기능적 모델을 찾고 있었다.

좋은 자세를 유지하려는 학생과 클라이언트의 노력 관계를 계속 보고 있을 때, 나는 인내심을 가져야 한다고 생각했다. 강한 관심에서 오는 발견과 장점들이 새로운 패러다임을 만들 수 있기 때문에, 그 과정 속에 있는 내가 너무 기쁘다.

Aston 패러다임

신체의 비대칭 정렬과 치수, 다림줄 사용 등에 대한 이론들은 신체 자세에 대해 다양한 지침을 제공한다. 이런 관점은 신체가 중력과 지면반발력(GRF)에 관련하여 서고, 앉고, 일하는 방법에 영향을 줄 수 있다.

이들 구조적 지침은 나의 관찰뿐만 아니라, 균형 잡힌 느낌을 호소하는 클라이언트로부터 받은 피드백에서 나왔다. 이런 손쉬운 균형은 좋은 자세를 유지하기 위해 신체의 한 분절이 다른 신체 분절에 의해 차용되지 않고, 압박되지 않고 또는 제한되지 않을 때 초래되었다.

많은 치료사들은 Aston 패러다임의 원리가 환자를 치료할 때 가장 유용하다는 것을 알게 되었다. 8장, 9장, 10장은 여러분의 학습과 탐구를 위해 7가지 기본 Aston 원리를 다룬다.

원칙 1: Aston의 다림줄 사용

만약 여러분이 하단에 무게가 달린 줄을 잡고 있으면, 중력이 줄을 당겨 수직 일직선으로 만들 것이다. 다림줄은 지구의 표면(또는 바닥)과 수직을 이룰 것이다. 우리는 종종 지면과 수직을 이루는 좋은 자세를 본다. 중심점으로서 외복사골에서 발꿈치까지의 체중분포를 살펴보면, 발의 앞쪽 절반과 동등한 거리인 발의 뒤쪽 절반에서 대부분의 체중부하가 일어난다. 특히 여러분이 그 중심점 위에 다른 모든 관절의 중심을 수직 일직선으로 그릴 때 더욱 그러하다. 나는 초창기 다림줄을 유지하는 방법을 많은 학생들에게 가르쳤다.

선 자세에서 균형을 잡을 때, 발이 신체에서 가장 큰 체중부하 분절로 작용한다. 몸체의 전체 길이를 사용하기 위해 몸체를 발 전체에 걸쳐 중심을 맞추면 축 점을 전방으로 이동할 필요가 있다 – 앞쪽 경골, 섬유 및 발목이 경첩 관절을 형성하는 발목 앞쪽으로 이동한다. 발의 전체 길이를 사용하기 위해 전체 발 위에서 신체의 중심을 잡는 것은 그 축을 발목의 앞쪽(거골, 비골 및 경골의 앞쪽이 경첩관절은 만드는)까지 전방으로 이동해야 한다.

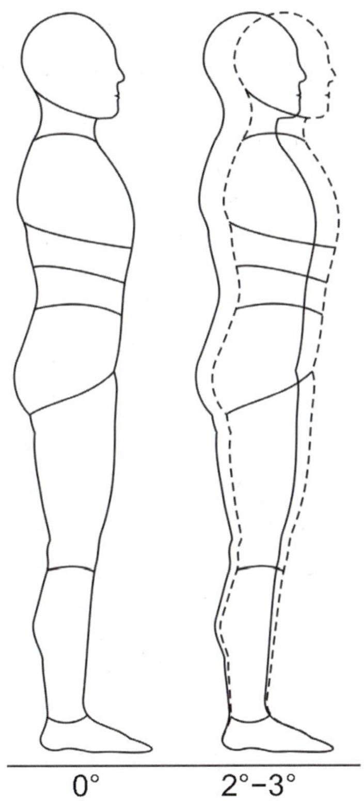

전방 경사의 이점

A) 발 전체에 체중이 고르게 분포되는 선 자세를 보상하기 위해, 우리는 족관절을 중심으로 해서 신체를 앞쪽으로 약 2–3° 정도 기울여 모든 분절에 대한 중력의 당김을 최대화할 것을 제안한다.

이런 정렬은 스프링 작용의 족궁을 통해 중력이나 지면반발력, 그리고 전신을 쉽게 사용할 수 있도록 만든다. 이것은 체중이 후족부에 걸리는 자세와 대조적인 자세이다.

B) 우리는 신체가 역동적인 것을 권장한다: 필요하다면, 최소한의 가동범위로 지속적으로 움직인다. 몸이 지속적으로 움직이고 있기 때문에, 그 움직임을 가르는 다림줄이 많이 발생한다. 이것은 많은 다림줄의 필드가 되고, 무게중심을 하나의 지점이 아닌 영역(범위)으로서 볼 필요가 있다.

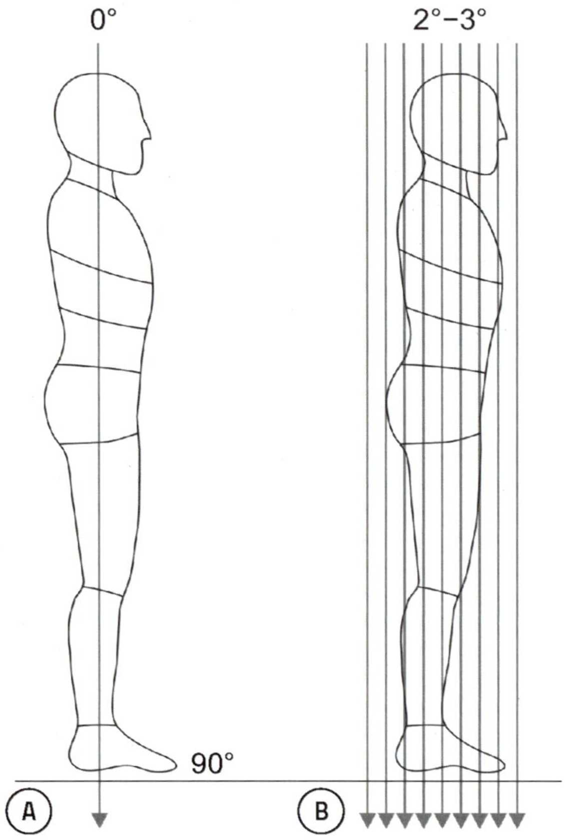

움직이는 중심 정렬선은 발 전체(길이, 깊이, 폭)의 사용을 증가시키고, 이것은 가장 완벽한 기저면을 제공한다.

C) 우리가 집중을 하면, 모든 호흡이 흡기와 호기에 반응하여 우리를 어떻게 새로운 움직임 안으로 빠지게 하는지를 알 수 있다. 이런 미세한 움직임은 건강한 조직에 꼭 필요한 혈류, 영양분 교환 및 관절 윤활을 좋게 만든다.

이런 동적 자세는 지속적인 자세의 변화에 대응하기 위해 발 위쪽의 신체 분절들을 장려한다. 이런 움직임은 발의 미세한 움직임(선 자세나 앉은 자세)에 대해 매 순간의 반응을 제공할 수 있다. 이것은 상체의 움직임이 하체에 부드럽게 영향을 줄 때도 마찬가지다. 희망스럽게도 이런 자각은 하루 종일 누적된 긴장의 양을 감소시킬 수 있다.

스카이 훅(sky hook)은 없다!

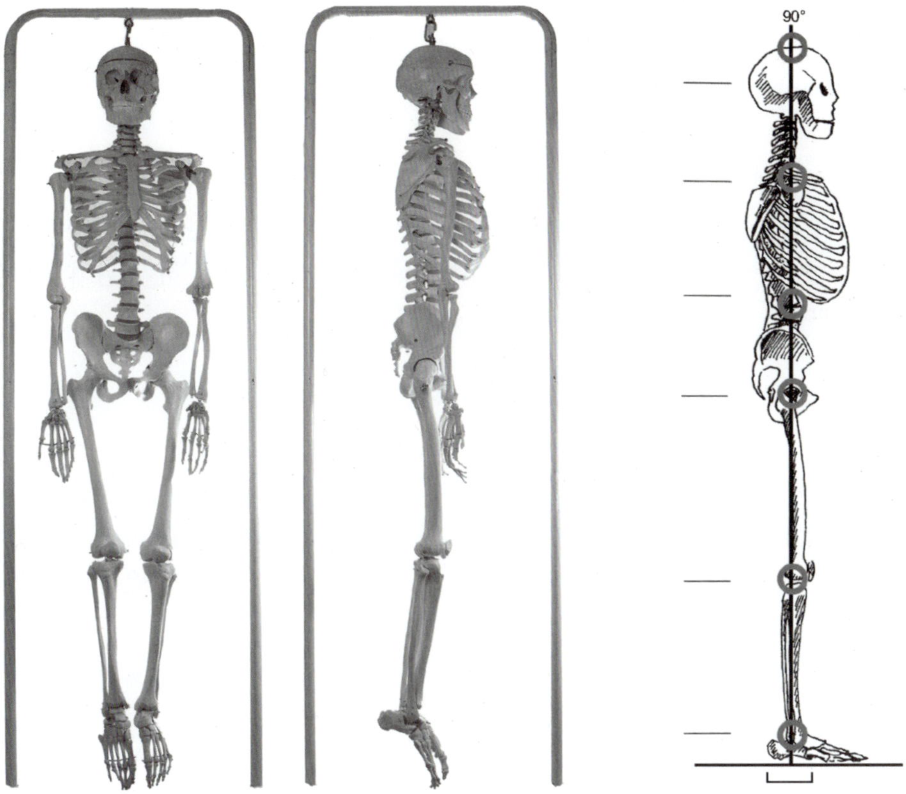

아마도 여러분은 해부학 교실에 골격이 틀 안에 매달려 있는 것을 본 적이 있을 것이다. 우리의 90° 골격(오른쪽)이 일직선을 이루는 것처럼 보이지만, 이 골격이 지면 위에 서 있을 때는 무게중심이 발 뒤쪽 절반의 중심으로 떨어진다(발꿈치와 발중간의 등거리, 선 참조).

나는 7살 때 댄스/발렛을 시작했다. 나는 좋은 자세를 갖기 위해 몸을 똑바로 세우라는 가르침을 받았고, 선생님들은 종종 좋은 자세를 갖도록 '스카이 훅을 향해 뻗으시오'라는 이미지 큐잉을 주문했는데, 이것들은 모두 일리가 있는 말이었다.

그러던 수 년이 지난 후 어느 날, 내가 바디워크와 운동치료사를 가르치고 있을 때, '이 이미지는 신체가 지면에 닿아 있는 현실과는 완전히 반대이다'고 나 자신에게 말하는 것을 들었다.

우리는 무중력 상태나 지면에 닿지 않은 상태에서 다리가 자유롭게 흔들릴 수 있도록 줄이나 갈고리에 매달려 있지 않다. 우리는 발을 통해 지면과 연결되어 있어 발에 체중이 가해지고 머리가 자유롭게 움직인다.

사람들이 보행을 시작하는 방법에 대해 내가 왜 많은 질문을 했는지에 대해 갑자기 명확해 졌다. 사람들은 수직 자세에서 한쪽 다리를 앞으로 뻗으면서 한 발짝을 내딛는다. 이렇게 일어난 보행의 결과는 몸을 따라 당기기 위해 골반을 뒤쪽으로 이동시키면서 발을 앞쪽으로 이동시킨다. 나는 먼저 몸을 앞으로 기울이면서 무게중심 아래에서 다리를 스윙하도록 가르친다.

동작의 시작은 간단할 수 있다. 여러분은 한쪽 방향으로 몸을 기울이면서 동작을 시작할 수 있다. 여러분은 호흡을 하고, 머리를 끄덕이고, 팔을 움직일 수 있다. 어떤 작은 움직임이더라도 여러분의 체중을 부드럽게 움직일 수 있도록 만든다.

원칙 2: 애스톤 중립

이전에 나는 종종 학생들에게 좋은 자세를 보여달라고 부탁하면서 수업을 시작했다. 학생들은 족관절, 슬관절, 고관절, 어깨 및 귀 등의 관절을 중심으로 지면과 수직되게 노력함으로써 좋은 자세를 나에게 보여주었다.

나는 이런 과제를 수행하는데 많은 인내가 요구된다는 것에 놀랐고, 그렇게 하기 위해 얼마나 많은 노력이 필요한지에 대해 궁금했다.

동적 중립

나의 정의: '중립은 신체 분절이 최상의 관계에 있는 특정 순간의 특별한 형태의 정렬과 치수이다'. 중립은 3차원적으로 균형잡힌 자세의 한 지점이 아니라 범위이고, 지속적으로 움직인다. 이런 동적 중립은 안정성을 제공하며, 신체를 좌·우, 전후, 상하로 균형있게 조절할 수 있다. 이들 3가지 방향은 내적 구조물, 호흡 및 사고뿐만 아니라, 손상과 제한의 이력을 조정하기 위해 조합된다.

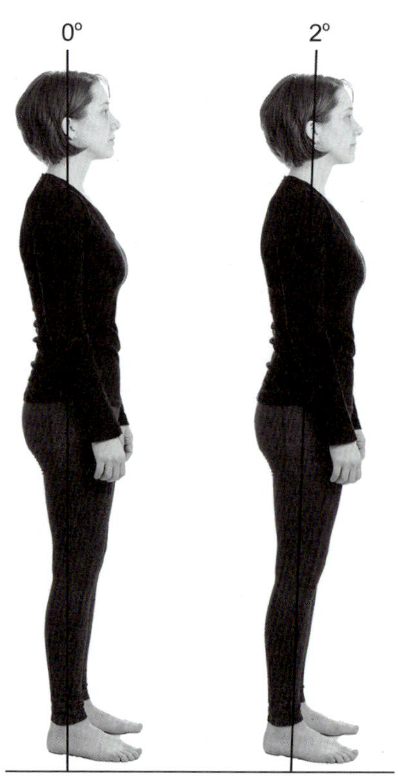

이런 중립 신체는 동적이다. 모든 방향에서 5°까지 흔들린다.

중립은 신체가 모든 영향의 이력(예: 유전학, 부상, 스포츠, 신념, 인성, 감정)을 통합하기 위해 최선을 다하는 것이고, 최소한의 노력으로 균형 범위를 찾는 것이다. 중립은 다른 분절을 제한하거나 과도하게 움직이는 특정 분절의 요구를 최소화한다.

그러므로 중립은 모든 사람에게 똑같이 보이지 않는다. 중립은 사람마다 그리고 각 순간마다 상황에 맞는 학적 방정식인데, 그 이유는 생각(나쁜 뉴스와 같은)만으로도 중립 자세를 변화시킬 수 있기 때문이다.

특정 패턴을 위한 중립이 항상 가능할 수 있다. 중립은 그 사람의 패턴에 의해 규정되거나 결정된다. 골관절염으로 인해 굴곡이 심한 사람, 휠체어를 이용하는 사람 또는 척추 측만증을 가진 사람에게도 중립이 있을 수 있다. 그들 모두는 자신만의 중립을 가질 수 있다.

우리는 가장 큰 제한을 고려해야 한다. 한 사람이 6주 동안 목발을 사용할 수도 있는데, 이것은 2개의 목발과 한쪽 발(그리고 주름이 잡힌 발, 바닥에서 떨어진 발)에 의해 BOS로 사용될 수 있는 3개의 접점이 생긴다는 의미이다. 최상의 중립(석고 고정 없이)은 3개 접점에 대한 다른 방정식이 될 것이다. 뇌졸중 환자는 신체의 한쪽 측면을 사용하지 못할 수 있고, 또 다른 사람은 사랑하는 사람을 잃어버려 슬픔에 빠질 수도 있다. 각자가 무엇을 경험하는 순간에 찾아낼 수 있는 '이 순간의 중립'이 항상 있을 것이다.

기저면(BOS) 지침

다음의 구조적 지침은 나의 관찰뿐만 아니라, 균형 잡힌 느낌을 호소한 클라이언트로부터 받은 피드백에서 나왔다. 이런 손쉬운 균형은 좋은 자세를 유지하기 위해 신체의 한 분절이 다른 신체 분절에 의해 차용되지 않고, 압박되지 않고 또는 제한되지 않을 때 초래되었다.

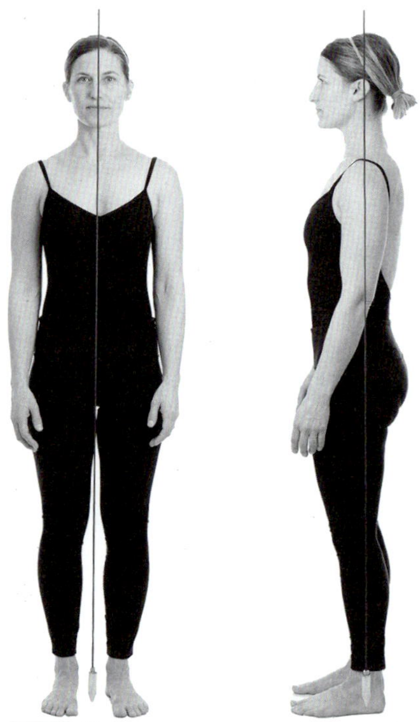

전면 관찰

1) 다리의 각도는 고관절에서 약간 외회전되어 있다. 발은 약 2–15° 정도 바깥쪽으로 회전되어 있다.
2) 무릎은 전방을 향하고 있지만, 고관절과 발의 열린 각도와 매칭하기 위해 약간 바깥쪽으로 돌아가 있다.
3) 발 배치의 폭은 발꿈치를 좌골결절과 고관절과 수직 일직선되게 만든다. 또한 이것은 전족부를 대결절과 어깨관절 밑에 정렬시킨다.
4) 고관절의 외회전과 전방 기울임과 매칭하기 위해, 어깨관절이 약간 외회전된다.
5) 질량중심은 족관절을 기준으로 모든 방향으로 2–5° 정도 움직인다.

측면 관찰

1) 신체의 중심선은 2–5° 전방으로 기울어져 있다.
2) 어깨관절은 고관절과 수직 일직선으로 정렬되어 있다.
3) 2–5°의 전신 전방 경사는 경추와 요추의 신전 곡선을 유지한다.
4) 머리는 척추 위에 놓여 있고, 전신의 전방 경사와 일치되게 앞쪽과 아래쪽으로 2°이상 약간 기울어져 있다.

이들 기준점은 균형 상태의 신체를 관찰하는 가이드라인으로서 이용될 수 있다. 그러나 신체가 항상 움직이고 있고 모든 신체가 자기만의 특성을 가지고 있기 때문에, 비교를 위해 기준점이 이용될 수 있고, 모든 구조물과 사람에게 부과되는 모델이 아닌 것이다. 사실 어떤 사람들은 고관절의 전경(anterversion)과 매칭하기 위해 다리가 내회전되는 자세를 취할 필요가 있다. 이런 서기 자세(stance)는 사람이 지속적인 변화에 대한 도움을 받을 수 있을 때까지 장기간이나 또는 일시적으로 필요할 수도 있다.

발의 위치는 고관절과 다리의 위치와 일치하며, 일반적으로 5–15°의 외회전을 가진다. 그 각도가 개인의 현재 상태나 제한에 따라 결정되는 것을 체크해야 한다; 만약 요구에 매칭하기 위해 심각한 손상이 발생했고, 정렬이 심하게 변화되었다면, 그 사람은 한 발이나 양쪽 발로 0° 외회전이나 20°의 외회전을 사용할 필요가 있다.

근거: 오픈 스탠스(open stance)는 각 신체 분절의 깊이와 폭에 골격 지지를 제공해 준다. 약간의 외회전이 발끝치를 좌골결절과 일직선 되도록 정렬시키며, 이로 인해 골성 지지가 신체의 중심선에 제공된다. 전족부의 위치와 각도는 고관절, 견관절 및 팔을 지지한다. 참고적으로, 발의 높이는 전체 배치와 회내 또는 회외에 의해 영향을 받는다. 하지에 문제를 일으킬 정도의 힘으로써, 회내는 사람의 신장을 감소시키는 반면, 회외는 신장을 증가시킨다.

이점: 발의 위치는 골격과 연부조직의 전반에 걸쳐 체중과 근육의 작용이 균등하게 분배되도록 허용한다. 관절은 보다 균등하게 부하를 받게 되어, 최적의 관절가동범위를 최대로 만든다.

신체의 좌·우측이 가끔 아주 비대칭이기 때문에, 그들은 보다 편안하고 잘 지지되는 느낌을 느끼기 위해 비대칭의 발 자세를 취할 필요가 있다.

발의 위치

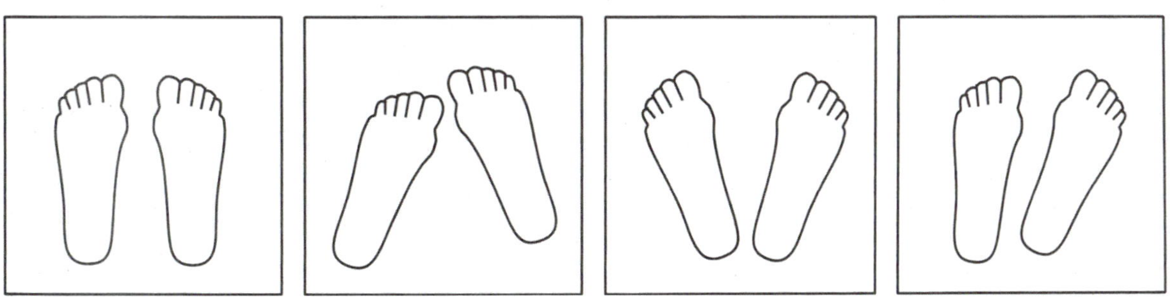

전방 안쪽 방향 가쪽 방향 비대칭

여러분이 이런 발 배치 패턴을 관찰할 때, 그들이 일으킬 수 있는 다리 패턴을 생각할 수 있는가?

만약 이들 패턴에 의해 발이 손상되면, 발을 적응시키기 위해 다리가 얼마나 조정되어야 하는가?

Aston의 이론과 개념: 파트 1

발목과 발에서 일어날 수 있는 움직임은 하지의 관절과 연부조직 패턴에 의해 결정된다. 각 다리는 자신 쪽의 신체를 지지하도록 설계되었다. 발의 배치가 해당 고관절보다 넓은 경우에는, 그 관절의 내측면에 대한 수직 지지가 감소된다. 이와 같이, 발을 너무 가깝게 붙이면, 고관절의 외측면에 대한 수직 지지가 감소된다.

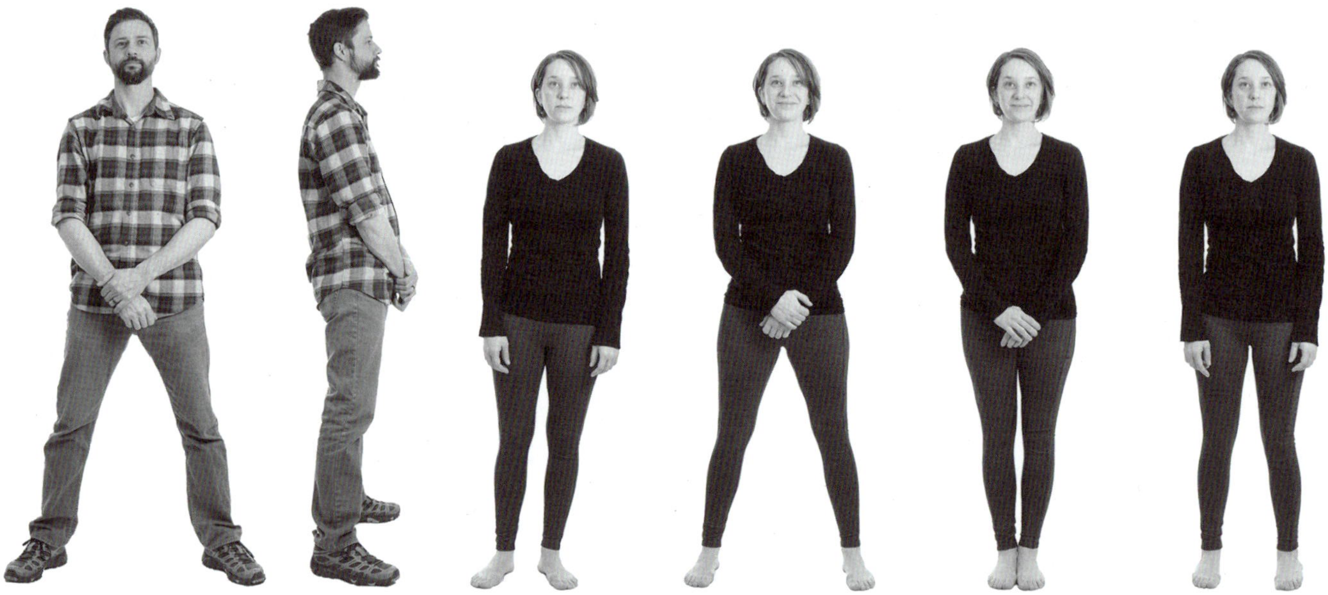

어떤 사람이 다리를 넓게 벌리고 서기 자세를 취하든, 좁게 벌리든, 아니면 비대칭적인 서기 자세를 취하든 간에 모두 괜찮다. 이들 자세 중 어느 하나를 많은 시간 동안 취하고 있으면, 문제가 될 수 있다.

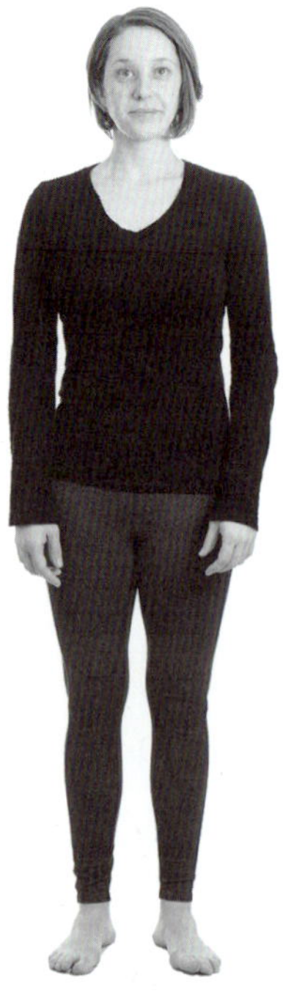

우리는 신체 좌·우측의 완전한 폭을 지지하는데 필요한 최적의 자세를 찾고 있다.

그러므로 중간 구조물을 지지하기 위해, 양쪽 발꿈치가 중간선 쪽으로 가까워지고, 발의 볼 부위가 약간 가쪽으로 돌아가는 현상이 일어날 수 있다. 가쪽 선을 지지하기 위해서는 발의 앞쪽 부분이 약간 더 넓게 배치되어야 한다.

원칙 3: 중립 범위(RON)

신체는 동적이다.

전통적으로 주요 초점은 신체가 중심축을 중심으로 스스로 정렬하는 것이다. 그리고 중심축은 신체의 중간선을 형성한다.

Aston 패러다임에서는, 균형 상태에 있더라도, 신체가 중력과 지면반발력에 반응하여 지속적으로 약간씩 좌·우로, 전후로, 상하로 흔들린다. 나는 이런 동적 균형을 중립 범위(RON)라고 부른다.

신체가 지속적으로 움직이기 때문에, 중간선은 6개의 골격 경계를 형성하는 영역을 가로지르는 범위이다. 신체는 이들 6개 경계사이에서 흔들린다. 랜드마크는 다음과 같다:

전면 관찰: 오른쪽에서 왼쪽으로.

1) 오른쪽 선: 오른쪽 턱관절에서 시작해 아래쪽으로 주행하여 늑연골과 장골가지를 통과하고, 오른발 족궁의 중간지점으로 떨어진다.
2) 왼쪽 선: 왼쪽 턱관절에서 시작해 아래쪽으로 주행하여 늑연골과 장골가지를 통과하고, 왼발 족궁의 중간지점으로 떨어진다.

후면 관찰: 오른쪽에서 왼쪽으로.

3) 오른쪽 선: 오른쪽 후두과에서 시작해 척추와 천장관절의 가쪽면을 지나 종골로 떨어진다.
4) 왼쪽 선: 왼쪽 후두과에서 시작해 척추와 천장관절의 가쪽면을 지나 종골로 떨어진다.

측면 관찰: 앞쪽에서 뒤쪽으로.

5) 뒤쪽 선: 후두과에서 시작해 척추와 천장관절의 후면을 통과하고, 슬관절의 후면을 지나 종골로 떨어진다.
6) 앞쪽 선: 턱관절의 앞쪽면에서 시작해 흉골절흔, 치골조합을 통과하고, 횡족궁의 앞쪽 경계로 떨어진다.

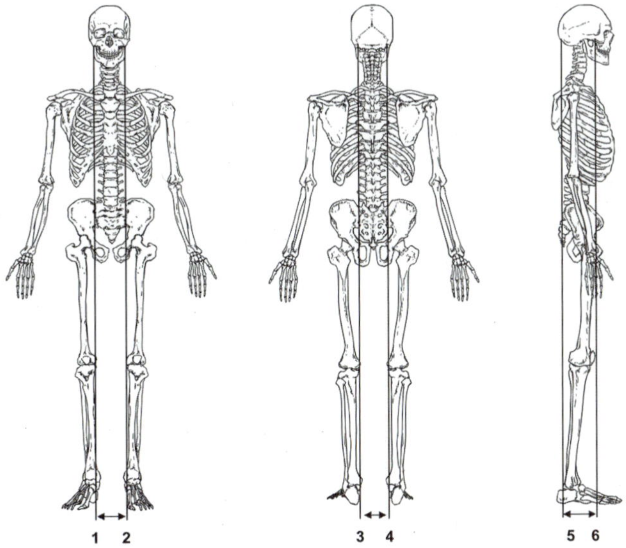

이 자세는 균형 상태에서도 정적이 아니라, 동적이다. 가동범위(ROM)는 모든 면에서 2–5°이다. 가이드라인은 최적의 균형에 대한 가능성을 기술하고 있다. 약간의 각도 변화는 굴곡/신전과 내회전/외회전의 크기뿐만 아니라, 모든 분절의 전후 위치도 변화시킬 것이다.

중립 범위의 예

중립 범위는 한 발로 균형을 잡기 위해 어느 정도까지 몸을 기울어야 하는지에 의해 결정된다.

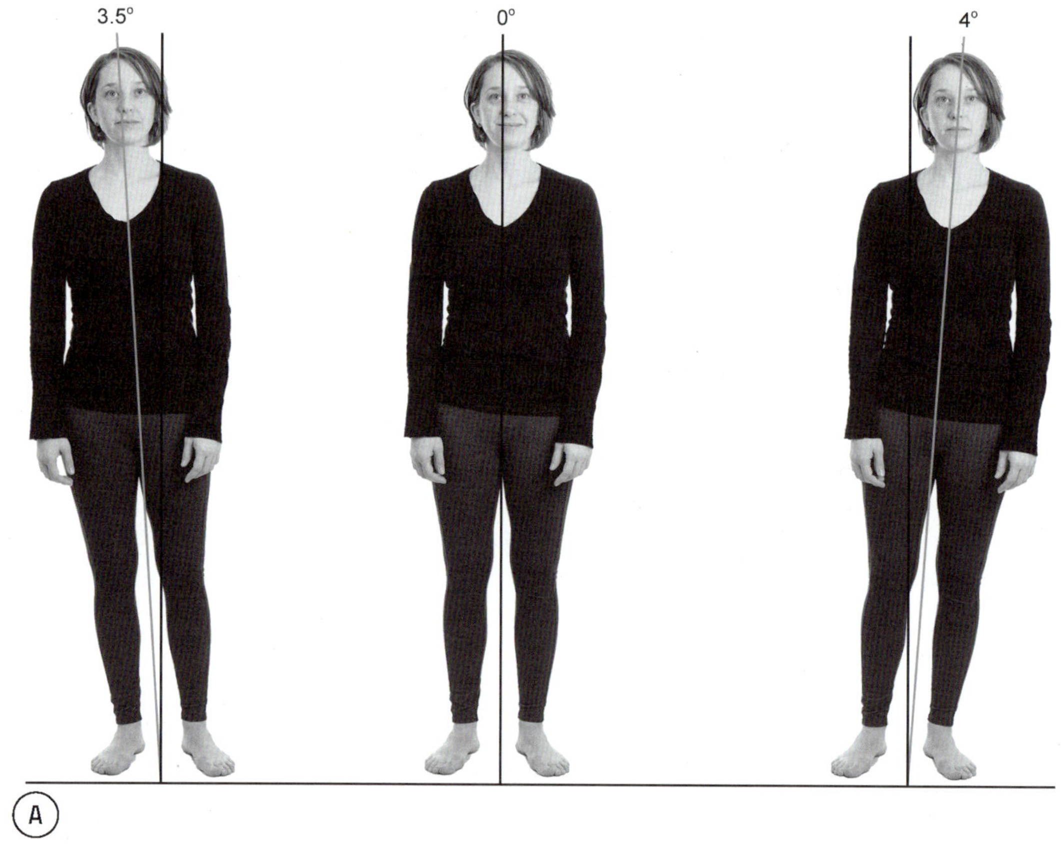

A. 위의 여성은 오른발로 균형잡을 때보다 왼발로 균형을 잡을 때 왼쪽으로 몸을 더 움직여야 한다.

왼쪽 사진: 그녀의 체중은 오른발 위로 중심을 잡을 때 몸이 3.5° 기울어졌다.
중간 사진: 양 발 사이에 중심이 놓여 있다고 그녀는 느끼지만, 우리가 볼 때는 그녀의 몸은 여전히 왼쪽으로 더 치우쳐 있다.
오른쪽 사진: 왼발로 체중의 중심을 잡을 때, 몸은 4° 기울어져 있다.

참고: 5–15°의 RON은 비대칭 패턴뿐만 아니라, 남성과 여성의 독특한 골반 패턴 때문에 조정될 수 있다. 부가적으로, 두 다리는 분절내의 제한 범위를 보상하기 위해 다른 회전 각도(내회전, 외회전, 내전 및 외전)를 필요로 할 수 있다.

원칙 3: 중립 범위(RON)

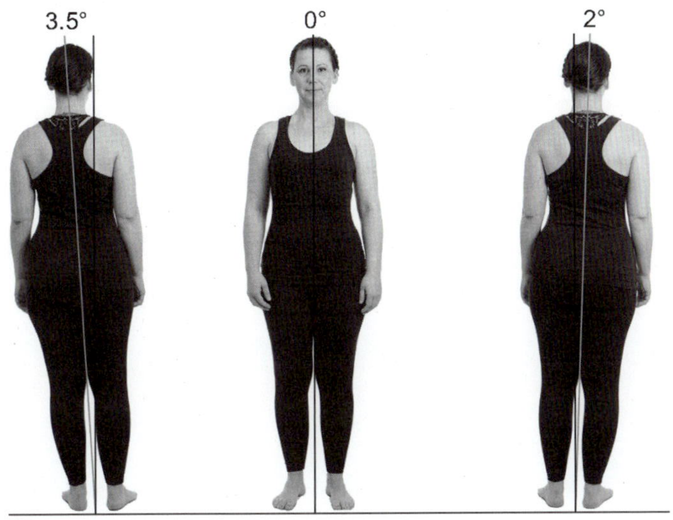

B

B. 후면 관찰을 하면, 여러분은 클라이언트가 균형을 잡기 위해 오른쪽 보다 왼쪽으로 더 이동되었음을 볼 수 있다.

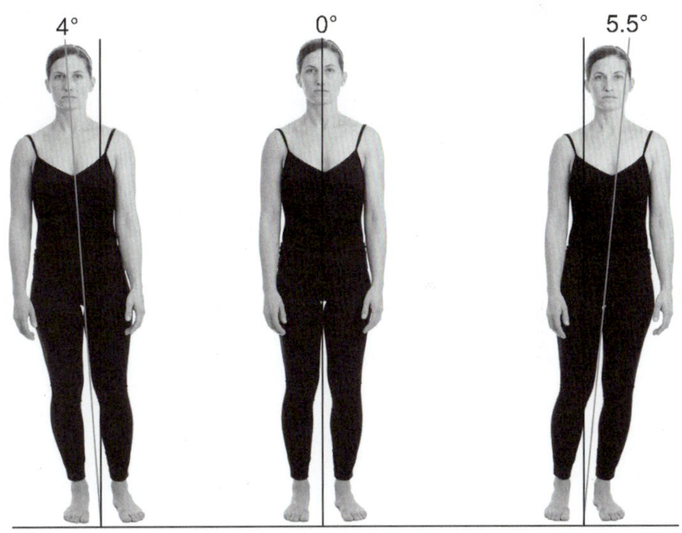

C

C. 클라이언트는 균형을 잡기 위해 오른쪽보다 왼쪽으로 더 이동한다.

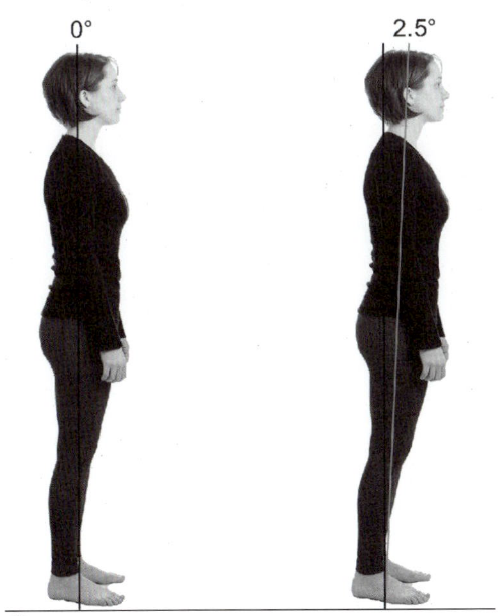

D

D. 측면 관찰을 할 때, RON은 족관절을 포함해 4개의 방향으로 0–5°씩 움직인다.
여기에서 클라이언트는 2.5° 전방으로 몸을 기울였을 때 발 전체로 균형을 잡는 느낌을 받았다.

지금까지 우리는 신체 분절의 배치나 정렬에 대해 공부했다. 이제는 신체의 모양과 치수를 관찰해 보자.

CHAPTER 9

Aston의 이론과 개념: 파트 2

(Aston theory and concepts: Part 2)

원칙 4: 치수 통합

역사

대학 시절 자세와 신체역학에 대한 훈련은 항상 관절이 편안하고 좋은 자세가 되도록 관절(다림줄에 따라)을 똑바로 세우는데 집중되어 있었다.

나는 Rolf 박사의 훈련에 참여하기 시작할 때, 해부학, 생리학, 화학 및 물리학에 대한 그녀의 전문 지식을 듣게 되었음을 기억한다. 나는 그녀의 지식을 더 많이 배웠으면 좋겠다고 생각했다. 그녀가 특정 근육군을 우리에게 가르쳤을 때, 나는 공간, 위치 및 형태(치수)의 측면에서 신체를 볼 수 있음을 알게 되었다.

예를 들어, 창자나 자궁의 일부가 제거되었을 때, 비어 있는 내부 체적과 체중 감소로 인해 신체 정렬도 변화될 수 있다. 사람이 가슴이나 둔부 근육을 크게 하는 수술을 받았다면, 추가로 첨가된 체적과 무게가 신체 균형에 강한 영향을 줄 수 있다. 내가 더 많은 것을 배우면서, 정렬이 치수에 영향을 주고, 반대로 치수가 정렬에 영향을 준다는 사실이 명확해졌다.

나는 수업 중에 '아하!'했던 순간을 기억한다. 나는 롤핑(Rolfing)을 배우는 학생들에게 자세 평가를 가르치고 있었다. 수업을 듣던 치료사 중의 한 명이 다림줄에 모든 관절을 일치시키는 좋은 자세로 그의 클라이언트를 배치하였다. 그 클라이언트는 좋은 자세를 유지하는 것이 매우 불편해 보였지만, 그 자세가 그에게 좋은 것이라고 생각했기 때문에 그 자세를 취하려고 노력하였다.

그의 앞쪽 가슴은 상당히 아래쪽으로 굴곡되어 있었다. 나는 그 치료사에게 클라이언트를 위해 몇 가지 호흡 운동을 제공해 주었는지를 물었다. 몇 분의 호기 패턴을 한 후 새로운 공기가 폐 속에 채워졌을 때, 그는 더욱 이완된 것처럼 보였다. 호흡을 계속 했을 때, 그의 가슴은 깊이, 폭 및 길이의 측면에서 앞쪽으로 더 많이 채워졌다.

그 다음, 나는 적절한 스탠스 찾기를 주문했고, 호흡시 가슴이 동적 상태를 유지되도록 그에게 부탁했다. 우리(학생과 나)는 여전히 그가 똑바른 자세를 취하고 있음을 볼 수 있었지만, 그의 가슴은 앞쪽으로 더 깊어졌고, 그의 견갑대는 더욱 중립 자세를 취하고 있었다.

그때부터 나는 모든 수업에서 이런 치수의 자각을 강조했다.

치수(dimension)

치수는 특정 신체 분절의 내적 부피를 말하며 신체를 관찰하는 하나의 방법이다. 각 분절(또는 전신)을 관찰하는 3가지 치수는 길이, 깊이, 폭이다. 이들 치수는 함께 작용하여 어떤 분절 내의 공간과 최적 기능을 우리에게 제공하는 내적 체적을 구성한다. 신체 치수를 관찰하는 이런 관점은 신체의 랜드마크를 관찰하는 것으로부터 파생된 다양한 정보를 우리에게 제공해 준다. 신체의 이런 관점은 그 분절의 말단 경계(피부)에서 반대쪽 경계(피부)를 관찰하는 것이다.

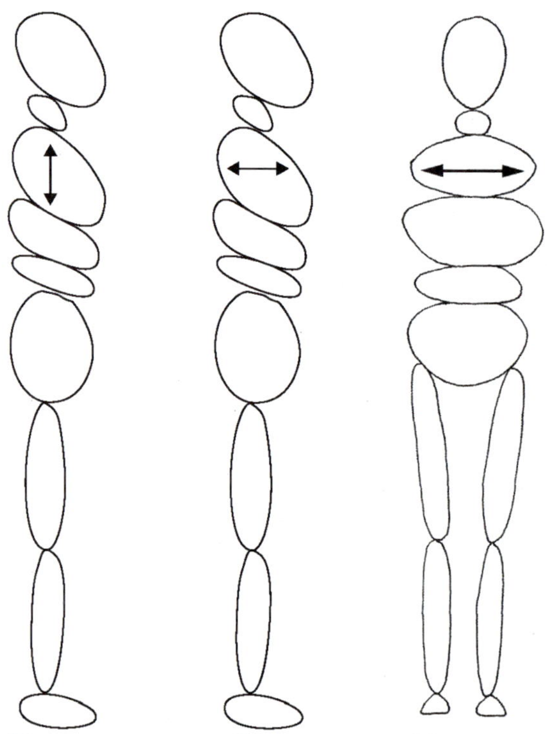

1) 길이: 수직 길이; 발바닥에서부터 정수리까지 또는 단독 분절의 길이.
2) 깊이: 수평 깊이; 신체의 앞쪽 면에서 뒤쪽 면까지
3) 폭: 수평 폭; 신체의 오른쪽에서 왼쪽까지

분절간의 치수 관계를 살펴볼 때, 우리는 그 분절이 다른 분절보다 더 길거나 짧거나, 넓거나 좁거나, 또는 깊거나 덜 깊은지의 측면에서 기술한다.
우리는 관절, 근육 또는 장기들이 최적으로 기능하기 위해서는 그들이 이용될 수 있는 공간의 크기가 필요함을 이해할 수 있다. 만약 분절의 길이, 폭 또는 깊이 등의 치수가 감소되면, 신체가 적절하게 작용할 수 있는 공간이 더 이상 충분하지 않을 수 있다.

신체 분절이 손상되면, 변화된 역학과 불균형한 마모와 파열로 인해 조직의 파손이 초래될 수 있다. 이것은 근골격계의 감소된 효율성과 내부 장기의 기능을 위해 우리를 설정해 줄 수 있다. 이런 이유 때문에, 형태나 치수를 관찰하는 것이 자세 평가를 위한 중요한 도구가 되는 것을 알 수 있다.

정렬과 치수(Alignment to dimension)

각 신체 분절에 특정 크기의 내적 체적이 할당되어 있다. 한 분절의 정렬이 변하면(해당 분절의 길이, 깊이 및 너비가 변경되면), 그것은 어떤 방식으로든 다른 분절에 영향을 미치게 된다.

일반적으로 분절을 한 방향으로 이동시키면, 길이, 깊이 및 폭이 같은 방향으로 증가한다. 예를 들어, 한 분절이 뒤쪽으로 이동하면, 해당 분절의 깊이, 길이 및 폭이 그 방향으로 종종 증가한다.

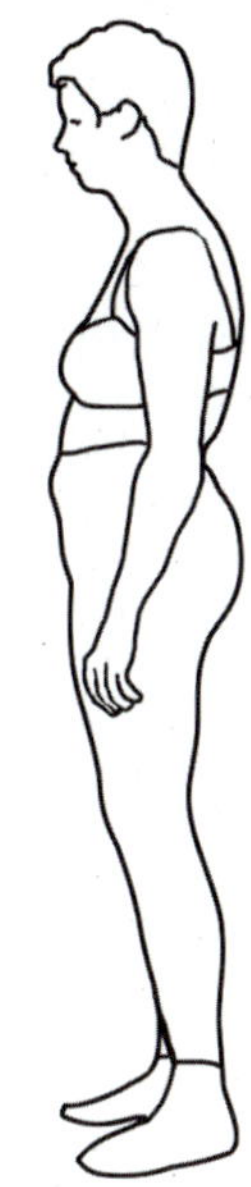

한 분절(상부 가슴)이 후방으로 변위되면:

1) 그 깊이가 후방으로 증가된다.
   그 깊이가 전방으로 감소된다.
2) 길이가 후방으로 증가된다.
   길이가 전방으로 감소된다.

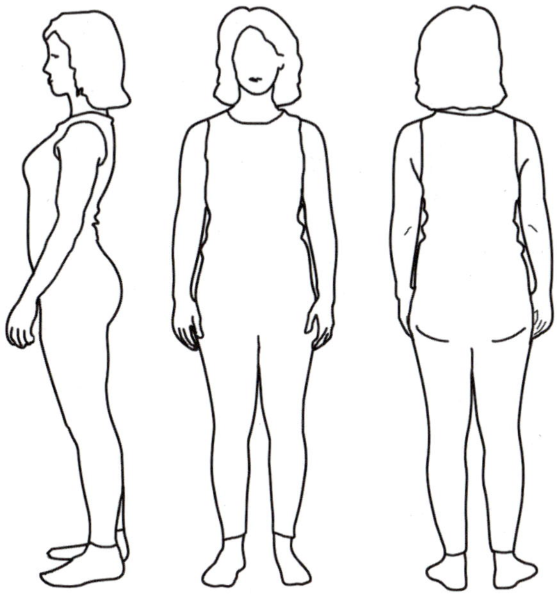

전면 관찰과 후면 관찰로 살펴보면, 상부 가슴이 후면보다 전면에서 더 넓고 길어진다.

한 분절(하부 가슴)이 전방으로 이동되면:

1) 깊이는 전방으로 증가된다.
   깊이는 후방으로 감소된다.
2) 길이는 전방으로 증가된다.
   길이는 후방으로 감소된다.
3) 폭이 전방으로 증가된다.
   폭이 후방으로 감소된다.

예시

본 예시에서 상부 가슴의 중심이 하부 가슴의 중심보다 더 뒤쪽으로 이동되어 있고, 목이 상부 가슴의 후방 위치보다 더 앞쪽으로 위치한다. 이들 전후 변위와 치수의 관계를 살펴보자. 변위가 치수에 어떤 영향을 주는가?

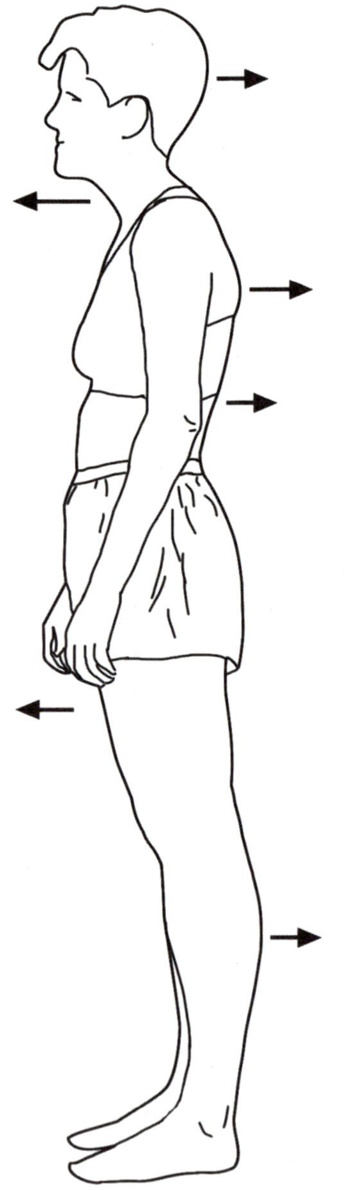

1) 목의 깊이가 전방으로 증가되어 있다.

2) 상부 가슴의 깊이가 후방으로 증가되어 있다.

3) 골반의 깊이가 후방으로 감소되어 있다.

4) 대퇴의 깊이가 전방으로 증가되어 있다.

5) 하퇴의 깊이가 후방으로 증가되어 있다.

전신의 굴곡 패턴과 신전 패턴

비록 신체 내에 많은 균형과 반대균형이 있더라도, 나는 2가지 기본 패턴(굴곡 패턴과 신전 패턴)을 확인하기 시작했다. 각 패턴을 구성하는 12가지 요소가 존재한다. 여러분이 12개의 모든 요소를 확인할 수 있으면, 클라이언트의 신체 패턴을 빠르게 평가할 수 있을 것이다.

전신에 걸쳐 두 패턴의 많은 조합을 관찰할 수 있기 위해서는, 먼저 전반적인 폼(generic form)에서 각 패턴을 확인하고 학습하는 것이 유용할 것이다.

굴곡 패턴

일반적인 굴곡 패턴은 흉추와 천골에서 자연스럽게 일어나는 척추 굴곡 만곡을 악화시키는 자세로 전신이 움직일 때 일어난다.

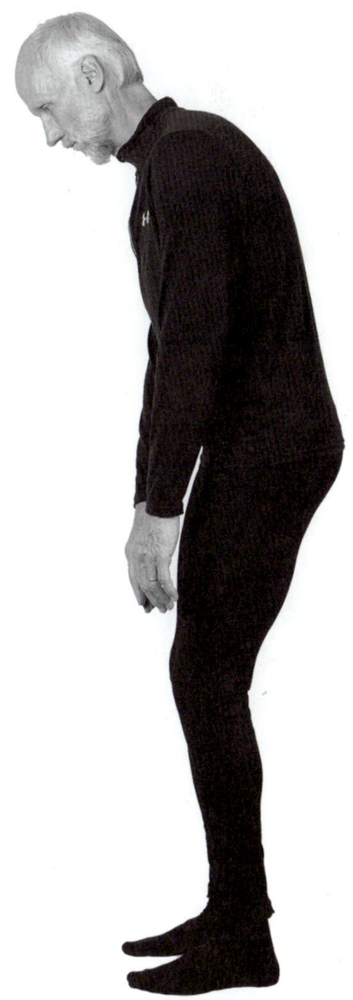

구성 요소:

1) 양 발을 가까이 붙이고, 양 발을 전방으로 향하게 하거나 내회전시킨다.
2) 체중의 중심이 발(발꿈치) 보다 뒤쪽에 위치된다.
3) 무릎이 굴곡된다.
4) 상지와 하지가 내회전된다.
5) 골반은 후방경사한다.
6) 척추가 구부정해진다.
7) 호흡은 호기 상태이다.
8) 머리와 목이 굴곡된다.
9) 눈은 아래 방향으로 응시한다.
10) 양쪽 견갑골의 간격이 넓어진다(전인된다).
11) 몸이 중력 방향인 안쪽과 아래쪽으로 쏠린다.
12) 전체 신장(키)이 감소된다.

Aston의 이론과 개념: 파트 2

신전 패턴

일반적인 신전 패턴은 경추와 요추의 신전 만곡을 악화시키는 자세로 전신이 움직일 때 일어난다.

구성 요소:

1) 양 발이 외회전된다.
2) 대개 체중의 중심이 전족부 위에 떨어진다.
3) 무릎이 신전되거나 과신전된다.
4) 상지와 하지가 외회전된다.
5) 골반은 약간 전방경사한다.
6) 척추가 신전된다.
7) 호흡은 흡기 상태이다.
8) 머리와 목이 신전된다.
9) 눈은 위쪽 방향으로 응시한다.
10) 양쪽 견갑골이 후인된다.
11) 몸이 중력의 방향과 반대 방향인 위쪽으로 올라간다.
12) 전체 신장(키)이 전방으로 증가된다.

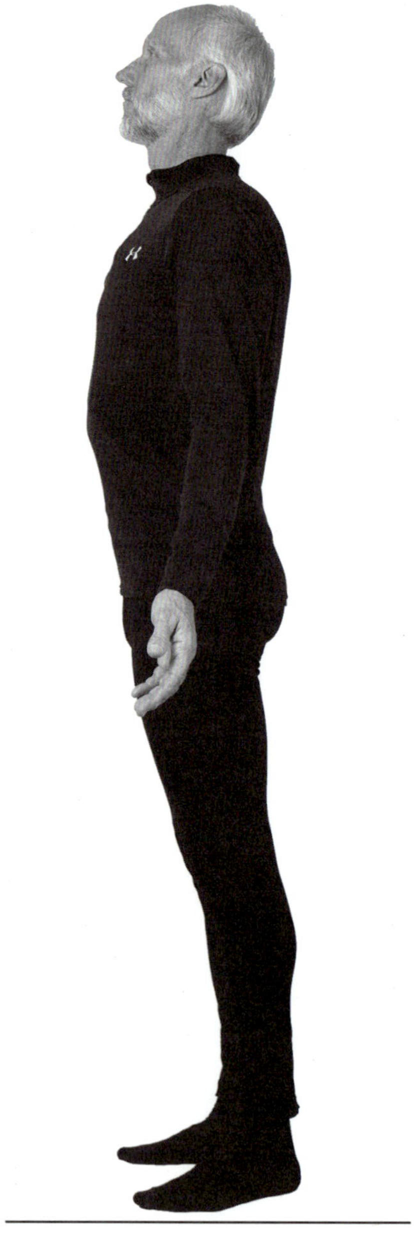

익숙해질 때까지 이런 굴곡과 신전의 조합 패턴을 연습해 보자. 그런 다음, 신체가 굴곡 위치나 신전 위치의 변화를 어떻게 일으키는지를 확인해 보기 시작하자. 이것은 신체의 역사와 대처 패턴과의 관련성이 높을 것이다.

굴곡 패턴과 신전 패턴의 조합

신체 분절이 굴곡되고 뒤쪽으로 더 많이 이동하면(후방 이동), 그 뒤쪽 위치에서 길이, 깊이 및 폭이 더 넓어지는 경향이 있다. 마찬가지로, 신전 패턴(반대)은 이들 분절을 전방으로 더 많이 이동시켜 길이, 깊이 및 폭이 전방으로 증가시킨다.

이렇게 완전히 다른 두 패턴이 만나는 지점은 하루 종일 압박 스트레스를 발생시킬 수 있다.

전신은 주로 굴곡되지만, 머리와 목은 앞쪽과 위쪽으로 뻗는 경향이 있다.

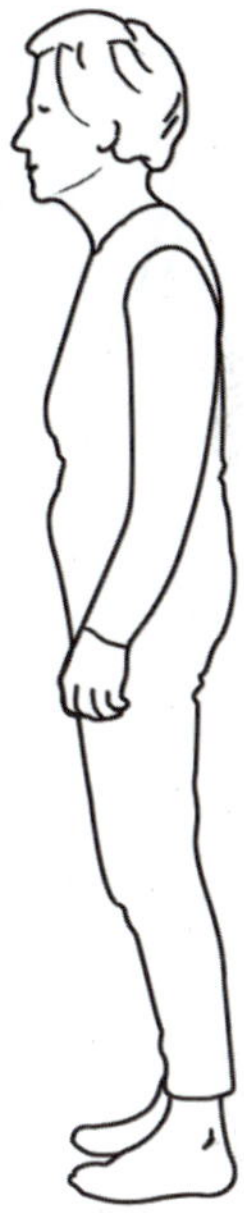

전신은 신전 패턴을 보이고, 목과 머리는 굴곡 패턴을 보인다.

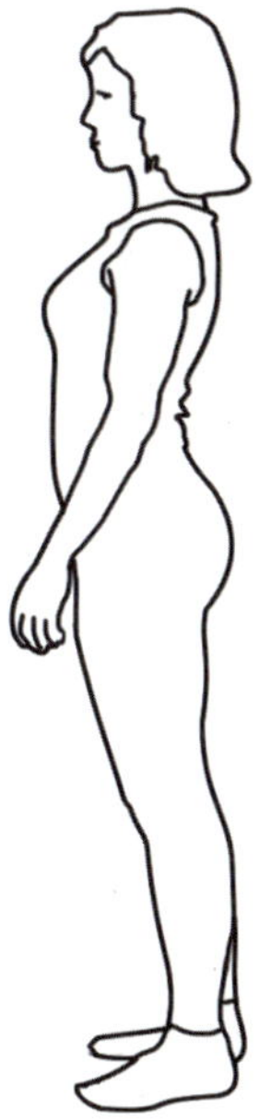

굴곡과 신전의 조합

다음 패턴을 관찰해 보자. 여러분은 이들 사람의 신체 패턴을 어떻게 기술할 것인가? 신체 분절의 배치가 굴곡, 신전 또는 중립을 어떻게 결정하는지를 볼 수 있는가?

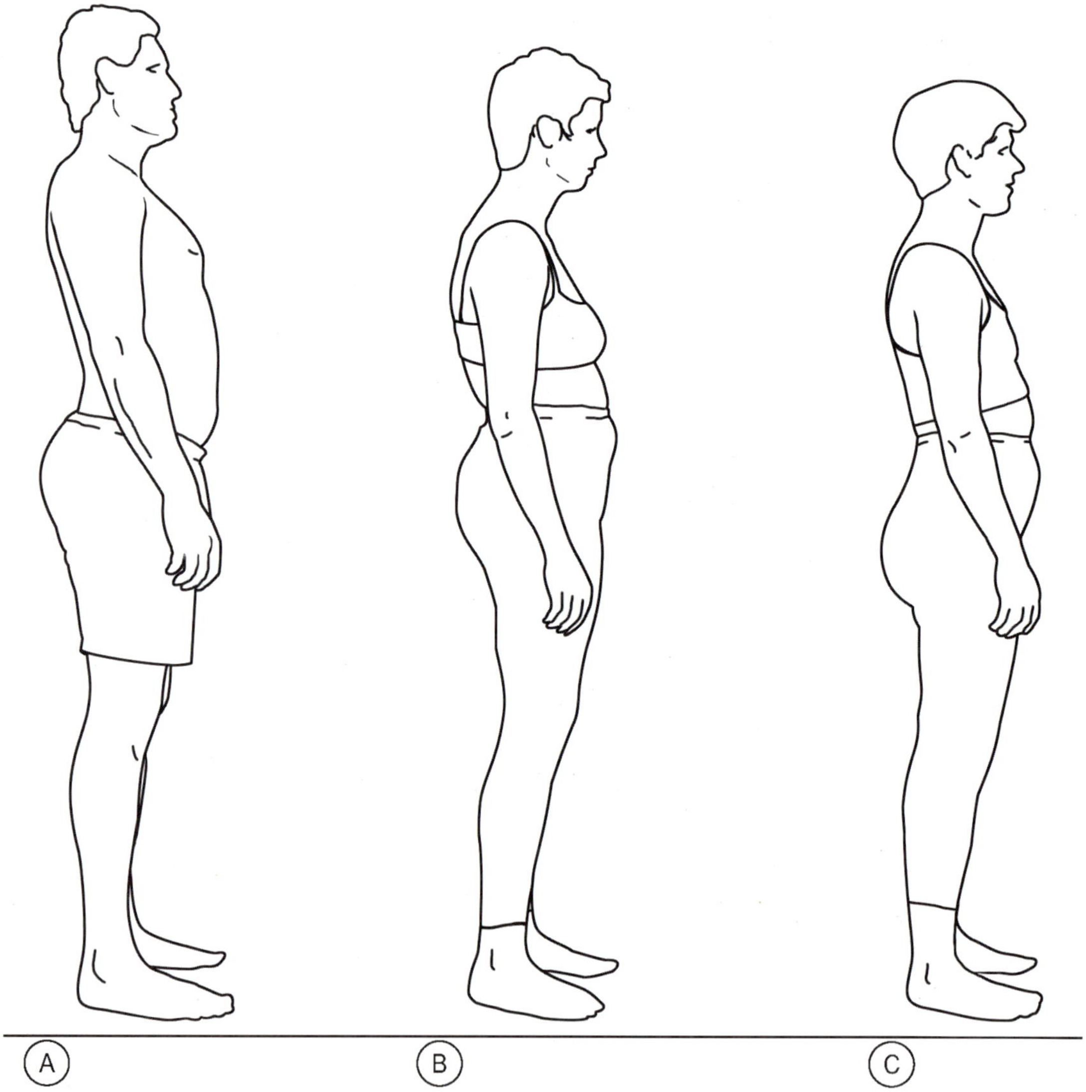

여러분은 클라이언트 **A**가 주로 신전되어 있다고 기술할 것인가?

클라이언트 **B**는 앞쪽 가슴의 굴곡과 허리의 신전을 가지고 있는가?

클라이언트 **C**는 하부 체간의 신전 패턴과 상부 가슴의 굴곡 패턴을 더 많이 가지고 있는가?

치수를 관찰하고 한 면의 요인에 포함시키는 것은 치료와 운동의 시퀀스에 영향을 줄 수 있다.

연습 9.1

한 분절이 변위되면 이것이 같은 방향으로 깊이, 길이 및 폭을 증가시키는지를 관찰해 보자. 아래의 각 사람에서, 같은 쪽으로 치수를 증가시키는 배치 이동을 표기하고, 치수를 보여주기 위해 대괄호를 추가하자.

표기법: 배치 ⟶ 증가된 치수 ⟷ 감소된 치수 ≻—≺

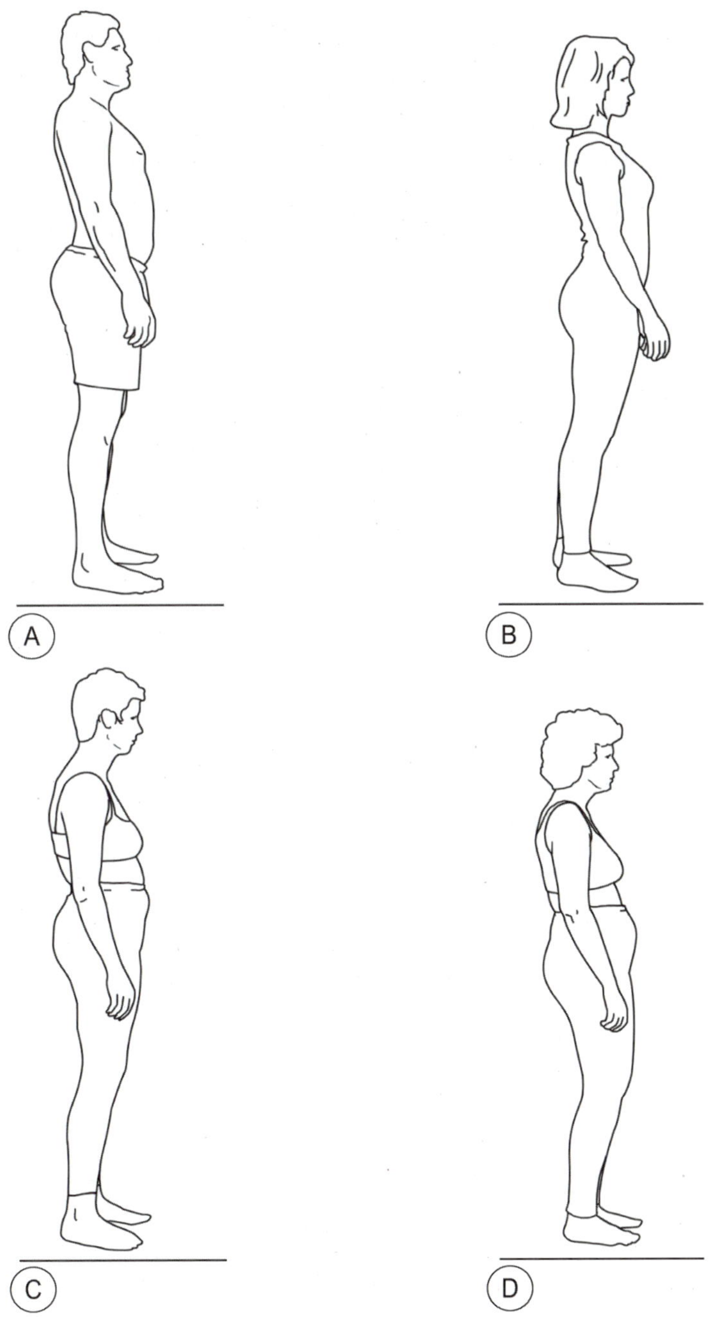

Aston의 이론과 개념: 파트 2

신체 분절의 자연적인 형태와 체적은 전면 관찰, 후면 관찰 및 측면 관찰에서 확연히 다르다.

A) 중립의 가슴

1) 전면 관찰

2) 후면 관찰

3) 측면 관찰

중립 자세로 서 있는 사람에서의 이런 가슴 패턴은 자연스런 모습이고, 모든 관찰에서 가슴의 비율이 일치하는 것처럼 보인다.

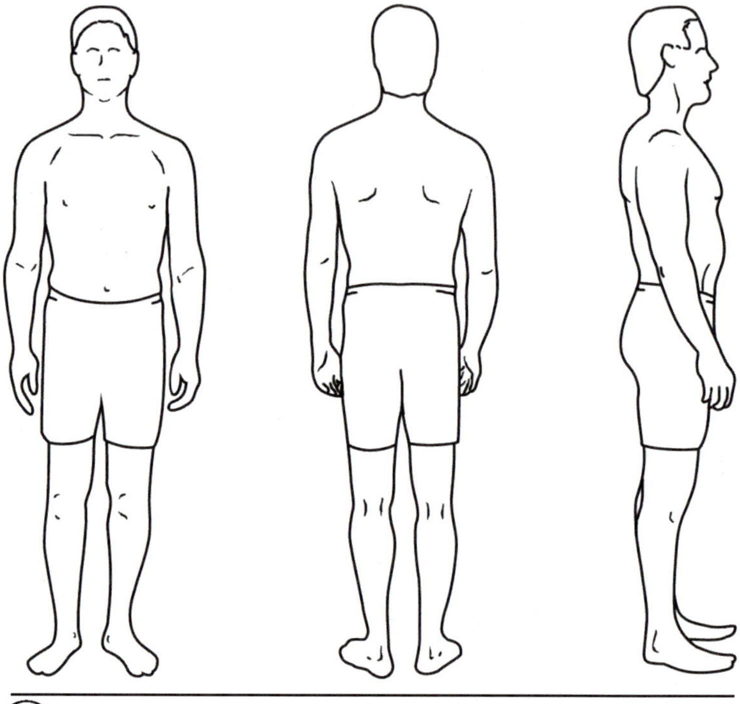

A

B) 굴곡 패턴의 가슴

그러나 클라이언트를 전면 관찰로 언뜻 봤을 때, 상부 가슴은 후면 관찰에서 본 상부 가슴의 크기와 일치하지 않는다.

1) 전면 관찰(좁게 보이고)

2) 후면 관찰(넓게 보인다)

3) 측면 관찰(상부 가슴이 후방으로 더 깊어진 것 같다)

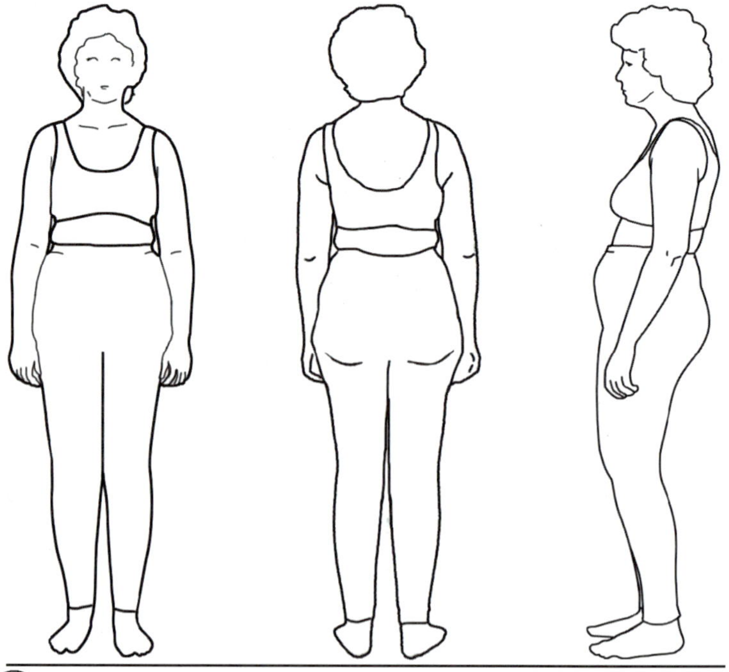

B

C) 신전 패턴의 가슴

1) 전면 관찰 – 중립 위치보다 더 길고, 넓고, 깊은 편이다.

2) 후면 관찰 – 이 경우에는 보상이 일어나서 견갑골에서 척추까지의 간격이 좁아진다.

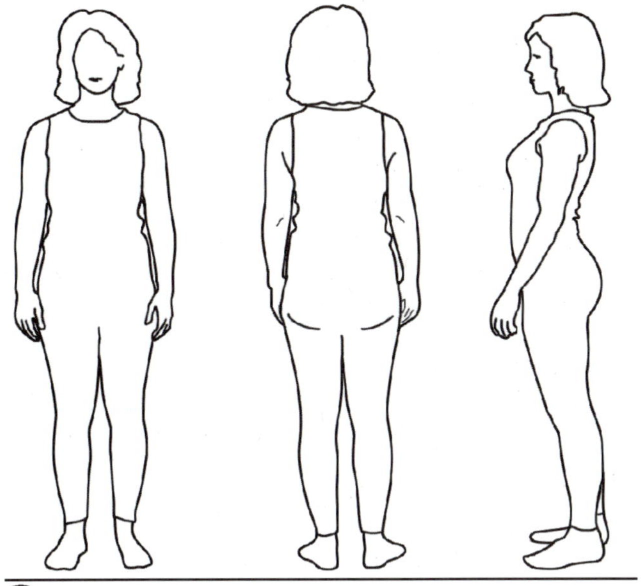

Ⓒ

가슴의 앞모습이 가슴의 뒷모습과 어울리지 않는 것을 보면 가끔 놀랄 수 있다. 예를 들어, 뒤에서 보면 덩치가 큰 사람이 앞에서 보면 상대적으로 작게 보이는 경우가 있다.

신체 분절의 내적 체적과 기능은 길이, 깊이 및 폭의 크기에 의해 결정된다. 예를 들어, 아리아로 마무리하는 오페라 가수를 생각해 보자. 그의 자세는 그 작품의 감정과 일치할 것이다. 측면에서 관찰하면, 하퇴는 발보다 뒤쪽으로 치우쳐 있지만, 대퇴는 앞쪽으로 이동되어 있다. 그리고 골반은 앞쪽으로 이동되고, 상부 가슴은 뒤쪽으로 이동되어 있다. 치수의 측면에서 보면, 앞쪽 가슴의 체적이 감소되어 호흡과 목소리를 위한 폐활량에 나쁜 영향을 줄 수 있다.

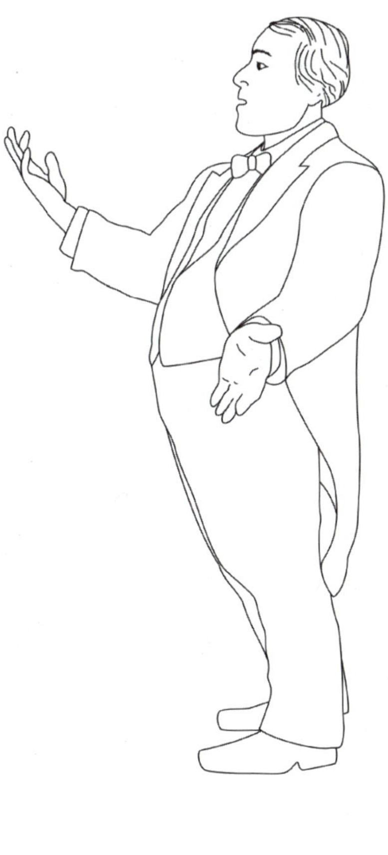

치수의 표기

다음의 표기는 깊이, 폭 및 길이의 변화를 기술하는데 사용될 수 있다.

증가 화살표의 머리 부분이 양쪽으로 향한다.

감소 화살표의 머리 부분이 반대 방향으로 향한다.

예시:

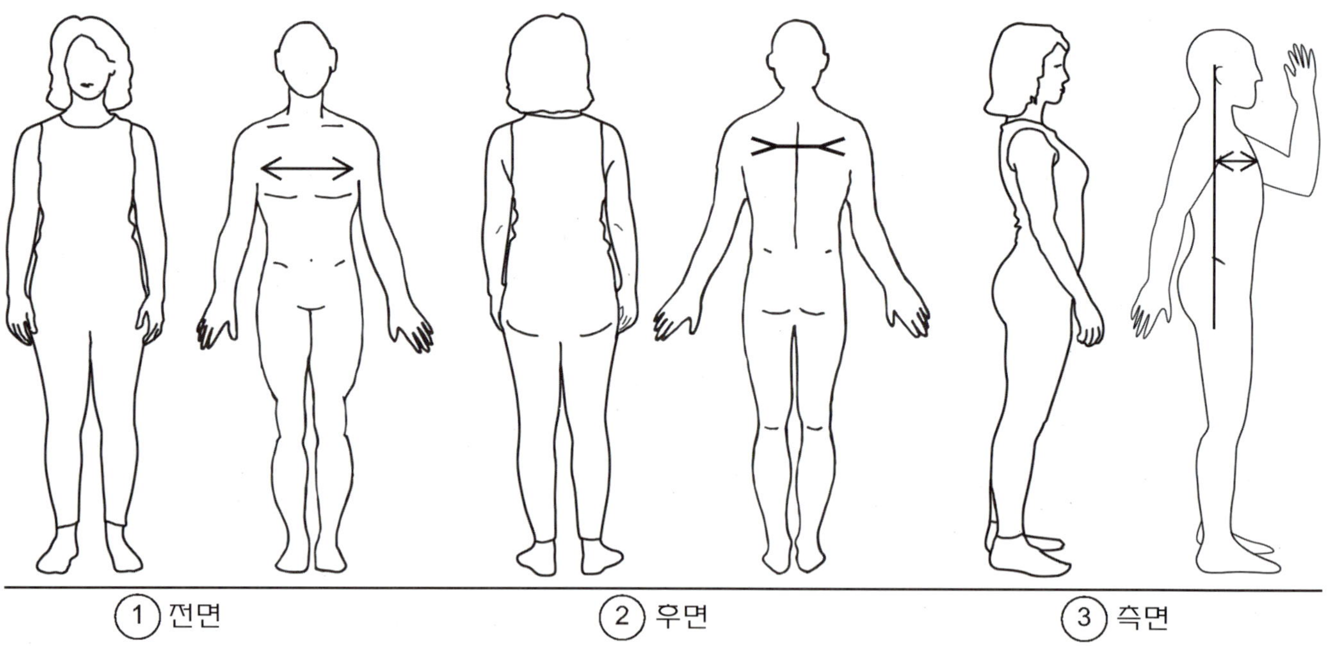

1) 앞쪽 가슴의 폭이 등의 폭보다 더 넓게 보인다.

2) 앞쪽 가슴에 비해 등의 폭이 더 좁게 보인다.

3) 클라이언트는 가슴의 앞쪽 부분의 깊이가 더 깊어지고, 뒤쪽 부분의 깊이가 덜 깊어지도록 훈련을 했다.

분절에서 치수 차이를 관찰하기

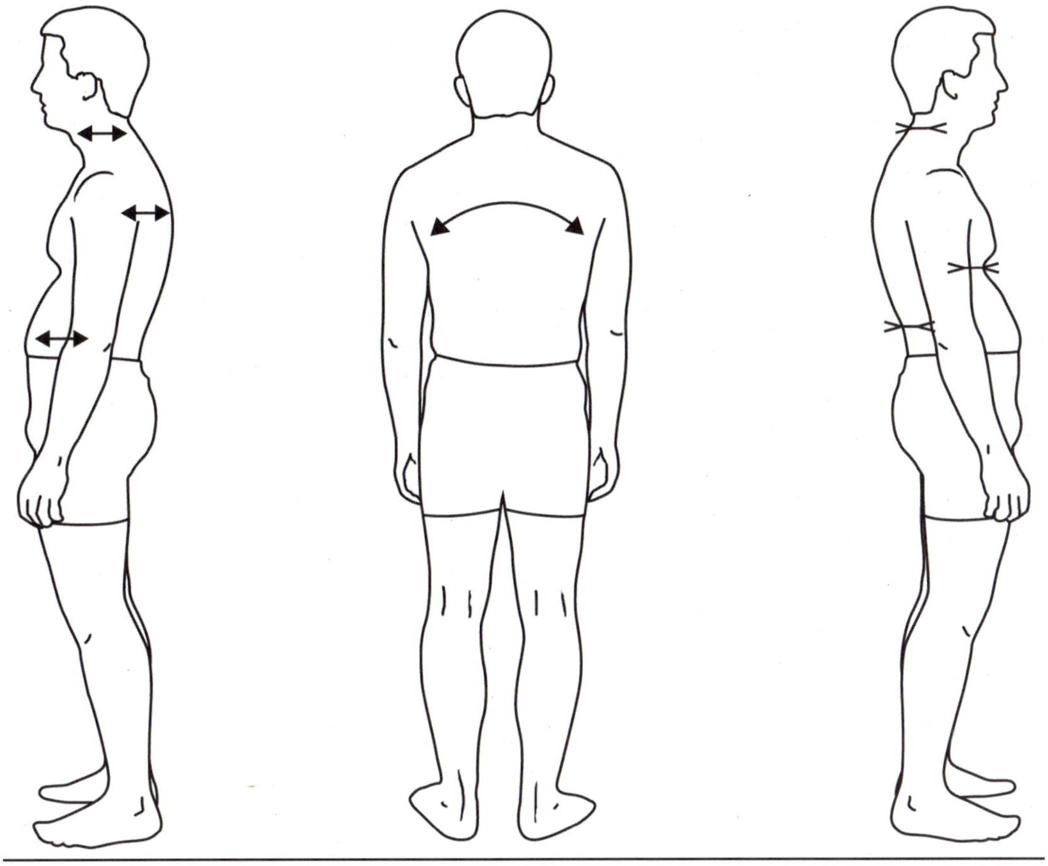

치수 예시:

- 목의 앞쪽은 더 깊어진다; 목의 뒤쪽은 덜 깊어진다.
- 가슴의 뒤쪽이 더욱 깊어지고, 가슴의 앞쪽이 덜 깊어진다.
- 복부의 앞쪽은 전방으로 더 깊어진다.
- 허리는 깊지 않다.

여러분은 이런 깊이의 증가가 동일한 방향의 분절 배치/이동과 어떻게 일치하는지를 볼 수 있는가? 후방 이동은 증가하지만, 반대쪽의 체적은 감소된다–목의 뒤쪽과 가슴의 앞쪽이 감소되는가?

신체의 경향:

- 신체 분절이 전방으로 이동할 때, 깊이가 증가하는 경향이 있다.
- 만약 분절이 위쪽으로 이동하면, 길이와 깊이가 증가한다.
- 만약 분절이 아래쪽으로 이동하면, 압박이 일어난다(길이가 감소한다.).

예시

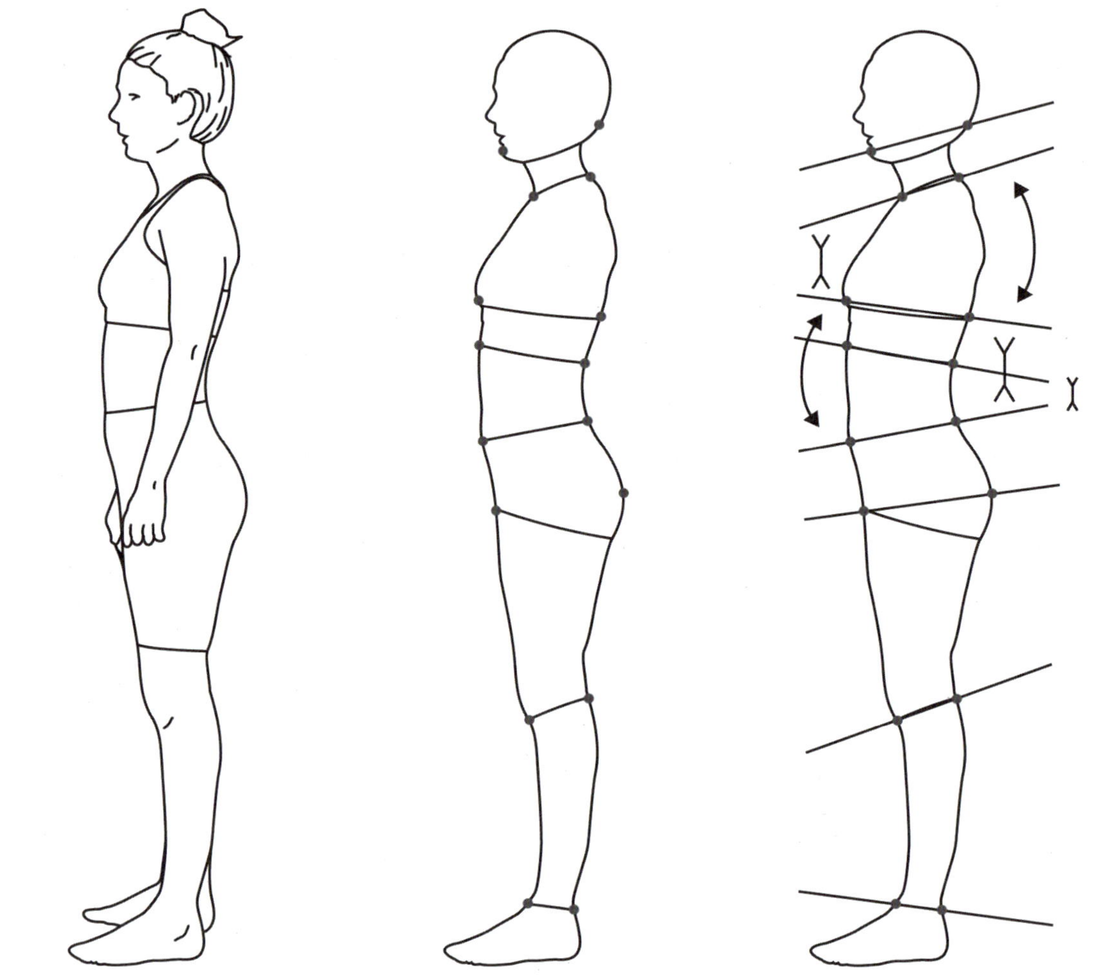

① 드로잉　② 랜드마크가 있는 분절 윤곽도　③ 랜드마크의 연결

여러분은 굴곡 패턴과 신전 패턴을 확인할 수 있는가?

분절 각도가 방향을 바꾸는 영역은 **전환 영역**(transition area)으로 불리며, 이들 영역은 배치에 의해 생성된 압박, 전단 및 비틀림의 예이고, 이것은 과거의 손상이나, 사용 및 습관의 결과로 발생할 수 있다.

기억하자: 결국에 서로 교차될 선들은 단축 영역이고 잠재적인 스트레스의 영역이다. 위의 그림에서, **그림 3**은 T10/L1사이의 후방 압박과 검상돌기와 흉골절흔사이의 전방 압박을 보여준다.

만약 여러분이 그 분절의 반대쪽에서 압박이 일어나는 것을 관찰한다면, 그 분절이 중립위로부터 과도하게 신장된 것임을 알 수 있다. **그림 3**에 있는 증가된 길이 치수와 감소된 길이 치수에 대한 표기를 살펴보자.

관절에서의 전후 배치와 상하 경사의 조합을 관찰해 보자.

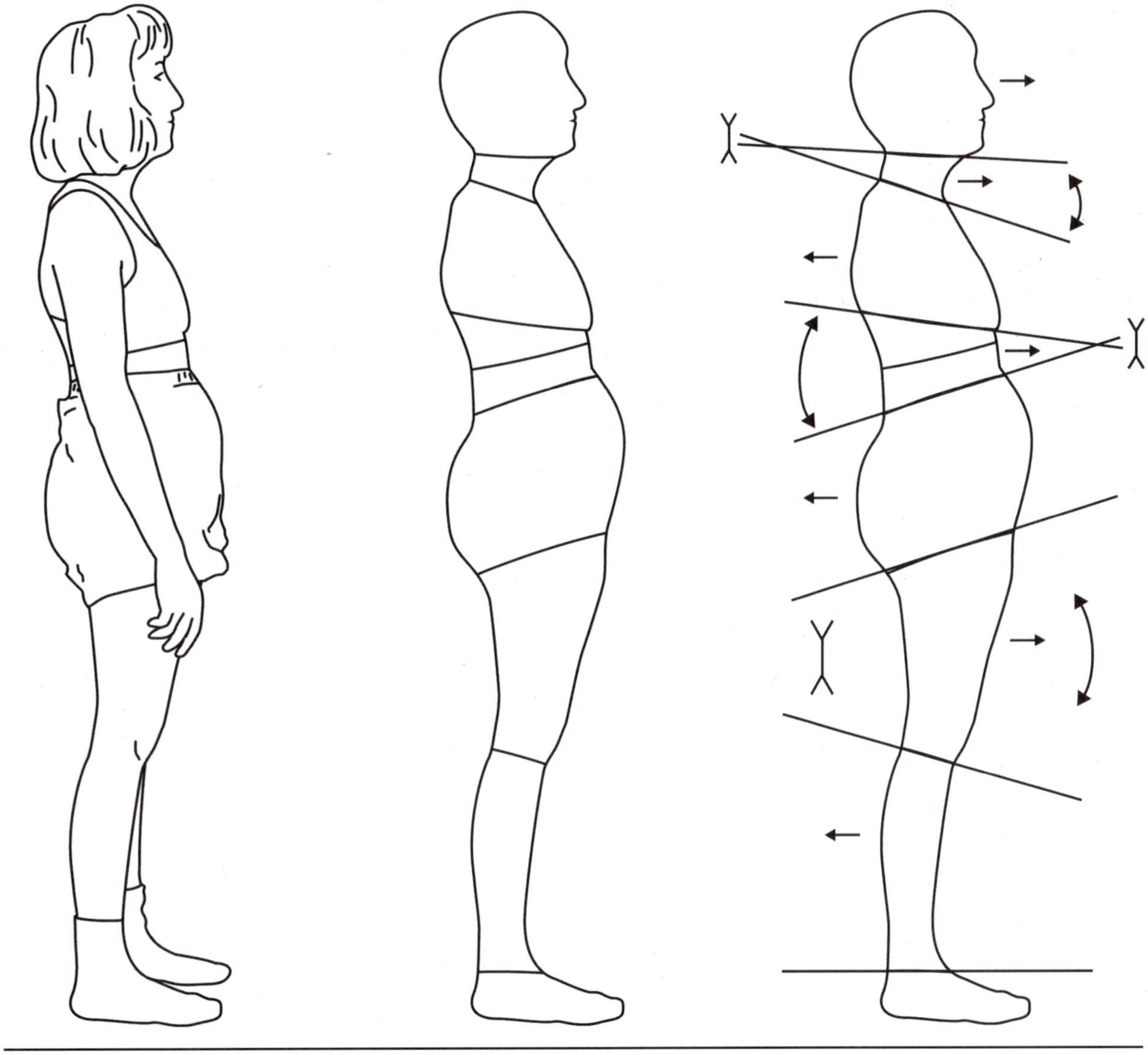

① 드로잉 ② 분절 윤곽도 ③ 표기법

이런 전후 배치와 각도의 조합은 1차 영역에 대한 즉각적인 피드백을 제공할 수 있다. 각 선의 교차점은 강한 압박이 일어날 가능성이 크고, 또 선의 간격이 너무 벌어진 반대쪽에서는 신체 분절이 너무 길거나 깊게 이동될 우려가 있음을 나타낸다.

Aston의 이론과 개념: 파트 2

정렬과 구경(Alignment and aperture)

구경(aperture)은 특정 면에서 신체의 횡단면을 설명하기 위해 우리가 사용하는 용어이다.

분절의 횡단면이 구경의 예가 될 수 있다. 분절의 이런 절단면은 눈의 홍채나 카메라의 조리개처럼 작용한다. 구경은 인접한 분절과의 관계에 따라 형태를 증가시키고, 감소시키고 또는 변화시킬 수 있다.

구경은 분절의 2차원 크기를 나타내기 위해 3개의 운동면 모두에서 관찰될 수 있다. 자 이제, 횡단면(MRI 스캔처럼)을 통한 구경을 고려해 보자.

신체가 보다 중립적인 정렬 상태에 있을 때, 구경은 분절 사이의 직접 무게를 지탱할 수 있는 최적의 기능 용량이다. 중력이 조합된 구경을 통과하는 경로를 찾는다.

구경의 형태는 경우에 따라 영향을 받게 될 것이다. 압박은 구경의 직경을 종종 증가시키고, 반대로 견인이나 장력은 구경의 직경을 감소시킨다.

자 이제, 분절간의 변위가 특정 구경의 치수와 기능에 어떤 영향을 주는지를 구체적으로 살펴보자.

이 그림에서 오른쪽 허벅지의 횡단면을 관찰하자. 우리는 어떤 사람이 중립 위치로 서 있다고 가정할 수 있다. 만약 이 사람이 오른쪽 발 위로 체중을 부하하고 굴곡 자세로 서 있다면, 이 허벅지의 횡단면이 어떻게 보일 것인지를 상상하자.

이 자세는 오른쪽 허벅지의 앞쪽 치수를 증가시킬 것이다. 근육, 뼈 및 연부조직의 동일 요소는 생체역학적 스트레스에 의해 치수와 위치가 바뀔 것이다.

자, 골반과 허벅지의 윗부분이 앞쪽으로 쏠리고, 무릎이 내회전되고, 또 발목과 발이 외회전된 채로 어떤 사람이 서 있다고 상상해 보자. 이들 패턴은 그 관절들에서 횡단면에 얼마나 영향을 줄 것인가? 이런 정도의 비틀림에서 허벅지 윗쪽 부분의 구경은 어떻게 변할 것인가?

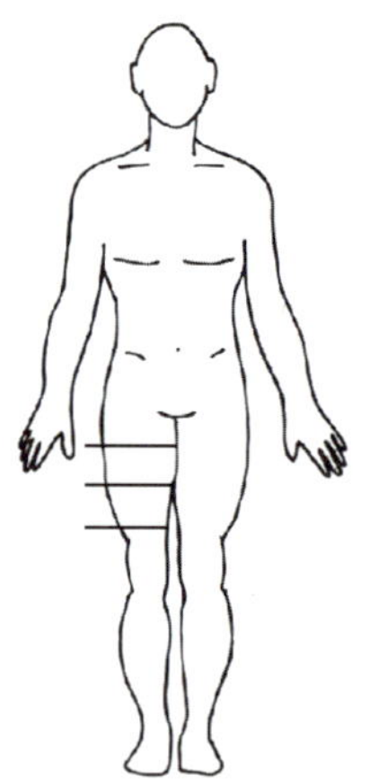

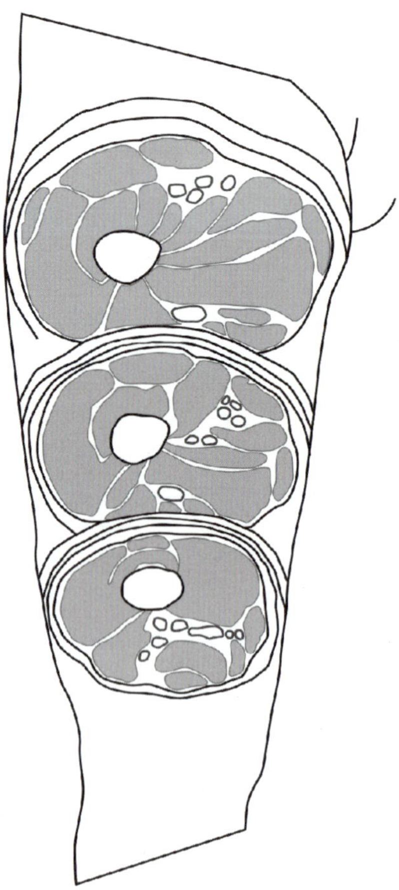

대퇴의 횡단면

배치와 치수의 상면 관찰

분절이 변위되면, 변위의 양과 방향에 따라 분절 절단면의 구경이 감소되거나 증가될 것이다.

1970년대 나는 '신체 관찰하기'를 위해 학생들을 데리고 쇼핑몰에 가곤 했다. 내가 항상 포함했던 한 가지의 연습은 2층 발코니에 서서 1층에 있는 다른 학생들을 관찰하는 것이었다. 나는 학생들에게 분절의 전후 배치와 좌·우 배치를 평가하도록 주문하고, 그 다음 1층에서 전면, 후면 및 측면을 관찰함으로써 그들의 소견을 확인하도록 지시했다.

두 가지 예시는 머리 위, 즉 상면에서 관찰한 것이다. 그림 **A**는 중립 위치를 보여주고 있고, **B**는 어느 정도 전후 변위된 신체를 보여주고 있다.

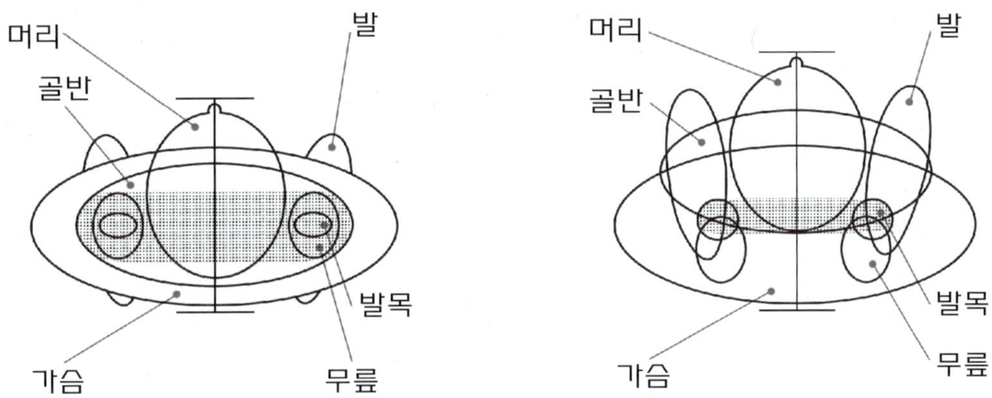

Ⓐ 중립　　Ⓑ 분절의 변위

A) 머리에서 발까지 모든 분절에 걸쳐 체중부하가 더 적절하게 이루어지고 있다. 음영 부분은 모든 관절을 통과하는 체중부하를 보여주고 있다.

B) 음영 부분은 머리의 뒤쪽 부분, 가슴의 앞쪽 부분, 그리고 골반과 발의 뒤쪽 부분을 통과하는 최소한의 체중부하를 보여주고 있고, 이로 인해 모든 분절의 직접적인 지지가 다소 떨어진다.

배치:

1) 무릎이 발목 뒤쪽에 위치한다(여기에 옅은 음영 영역을 체크한다.).

2) 골반은 앞쪽으로 이동된다.

3) 가슴은 뒤쪽으로 기울어진다.

보행시, 한쪽 발에서 다른 쪽 발로 이어지는 지속적인 시퀀스가 있다고 나는 생각한다. 양쪽 측면은 이런 협응적이고 교대적인 나선 움직임을 통해 상호작용한다.

4) 머리는 앞쪽으로 이동된다.

상면 관찰을 할 때, 분절들이 교차하는 지점에서 수직 체중부하를 확인하자. 분절의 전후 배치와 좌·우 배치는 체중부하를 위한 기저면을 감소시킨다. 구경의 형태도 경우에 따라 영향을 받게 될 것이다.

Aston의 이론과 개념: 파트 2

연습 9.2

치수의 변화와 배치에 대한 다음 그림을 관찰해 보자. 전단, 압박 및 비틀림과 같은 결과를 고려해 보자. 이 연습에 대한 요약 그림(이전 페이지)을 검토해 보자.

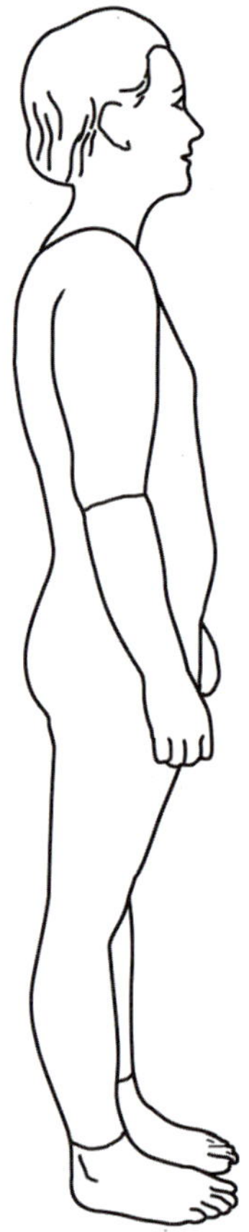

1) 가장 먼저 여러분의 관심을 끄는 트랙은 무엇인가 – 치수, 배치, 회전 중 어느 것인가?
2) 여러분이 선택한 트랙의 다른 요소를 확인하자.
3) 신체 윤곽과 기하학적 중심의 위치를 상상해 보자.
4) 마음 속으로 선을 연결해 보자. 치실을 다림줄로 사용하여 여러분의 시각화를 체크하자.
5) 여러분의 결론은 무엇인가?
6) 상면에서 관찰할 수 있는 정렬 패턴을 상상해 보자.
7) 이번에는 마치 클라이언트의 머리 위에서 바라보는 것처럼, 발에서부터 시작하여 여러분의 관찰에 따라 전후 배치와 좌·우 배치를 가진 분절을 그려 보자.
8) 공통적으로 정렬되는 신체 분절의 영역을 음영 처리하자.
9) 여러분의 요약 평가는 무엇인가?

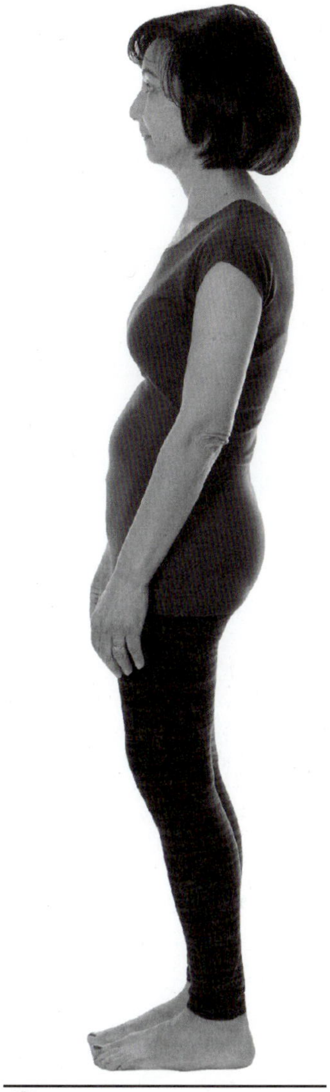

Ⓐ

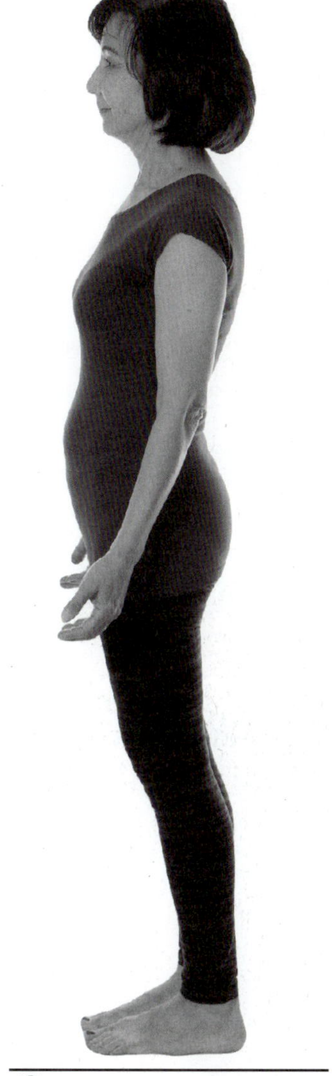

Ⓑ

이제, **A**(치료 전)와 보다 중립 위치에 있는 **B**(치료 후)를 비교해 보자.

A에서 **B**까지의 이런 향상이 클라이언트 분절의 체중 부하를 어떻게 변화시킬 것인가?

자동차로 여행을 할 때, 우리는 가끔 과속방지턱을 넘을 때 충격을 느낀다. 만약 우리가 보다 편안하고 잘 정돈된 자세로 앉아 있다면, 우리 몸의 충격 흡수장치는 우리를 잘 보호해 줄 것이다. 우리의 몸이 잘 정렬되지 않았다면, 과속방지턱의 충격으로 편타성 손상을 당할 수 있다.

자동차에 앉은 상태에서 범프 충돌을 당했을 때, 이들 두 가지 신체 패턴을 상상해 보자. 신체 패턴 **B**에 비해 신체 패턴 **A**에 대한 범프 효과가 다르다는 것을 이해할 수 있는가?

3차원의 발

나는 신체와 발 위쪽 모든 분절의 깊이, 폭 및 길이를 위한 지지로서 3가지 발 치수의 중요성을 강조한다.

1) 깊이: 발이 최적의 길이보다 짧을 때(수술, 부상, 신발 또는 사용 패턴에 의해), 그것은 위쪽 신체의 전후 깊이를 위한 지지를 손상시킨다.

2) 폭: 발이 넓은 스탠스나 좁은 스탠스를 취하거나 외반 패턴이나 내반 패턴을 가질 때, 최적의 폭이 감소되며, 이것은 위쪽 신체의 폭에 대한 지지를 감소시킨다.

3) 높이(길이): 발이 평발(회내)이거나 족궁이 지나치게 높은 경우(회내)에는, 신체의 길이나 높이에 영향을 줄 수 있고 손상시킬 수 있다.

사람들은 그들의 한계를 위해 최상으로 사용하는 방법을 배울 수 있지만, 종종 사람들은 스스로 교정하는 방법을 알지 못한다.

발이 우리의 관심에서 얼마나 멀어졌는가? 사람들은 발에 문제(건막류, 좌상, 염좌, 평발, 내인성 발톱, 발가락 골절 등)가 발생하기 전까지는 발에 무관심한 편이다. 나는 전신을 다자인할 때 발이 전신을 지지할 수 있도록 수학적으로 계산되어져 설계되었다고 생각한다. 그러나 종종 우리는 발의 중요성을 의식하지 못한다.

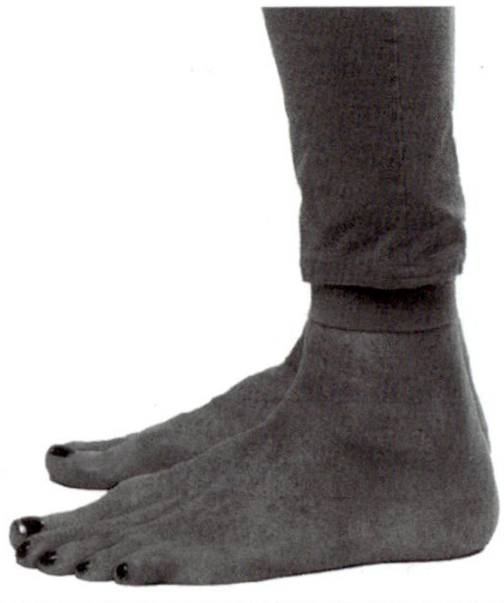

Ⓐ 중립의 발

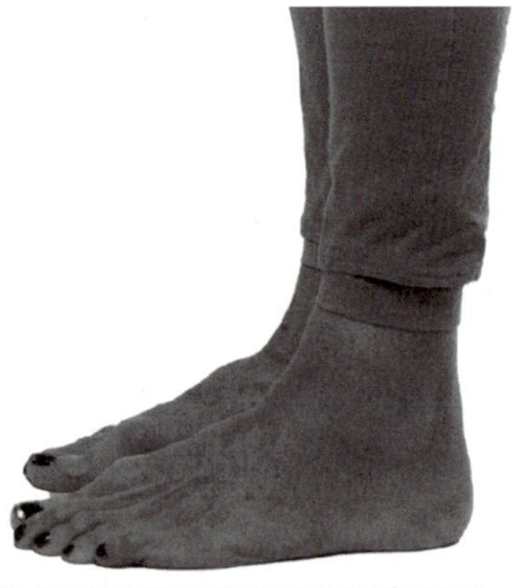

Ⓑ 단축된 발

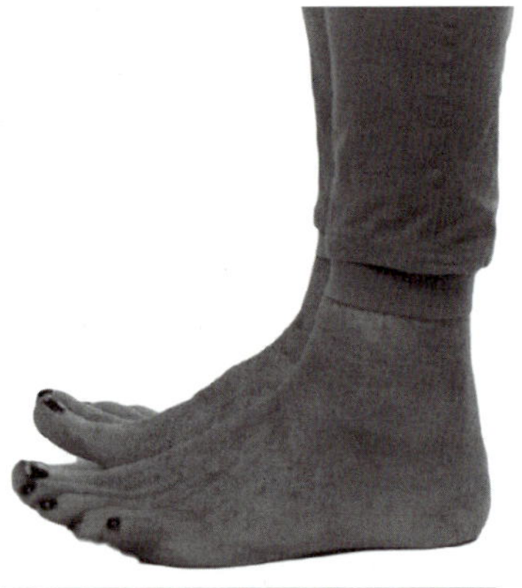

Ⓒ 발가락을 들어올린 상태

A) 체중이 발 전체에 고르게 분포된 채 편안한 서기자세이다(내 발과 다리는 많은 손상과 골절을 당했다; 부상자가 많고 발과 다리에 뼈가 부러진 것, 이것이 내가 할 수 있는 최선의 중립이다.).

B) 발의 길이가 감소된 짧아진 발이다. 예를 들어, 이것은 너무 작은 신발을 신거나, 발가락에 충격을 주는 부상으로 남겨진 패턴을 발생할 수 있다. 이런 발의 단축은 나머지 신체 부위에 어떤 영향을 줄까?

C) 발가락을 위로 뻗어서 발 전체 길이가 짧지만, 발등 부분이 올라가 있다. 나는 이런 패턴을 보였는데, 그 이유는 많은 신발들이 이런 방식으로 디자인되어 있기 때문이다. 이 디자인이 정당화될 수 있는데, 그 이유가 우리가 걷고 달릴 때, 이 이음부에서 발을 굴곡하기 때문이다. 그러나 이런 짧아짐은 우리가 발 전체를 제대로 사용할 수 없도록 만든다.

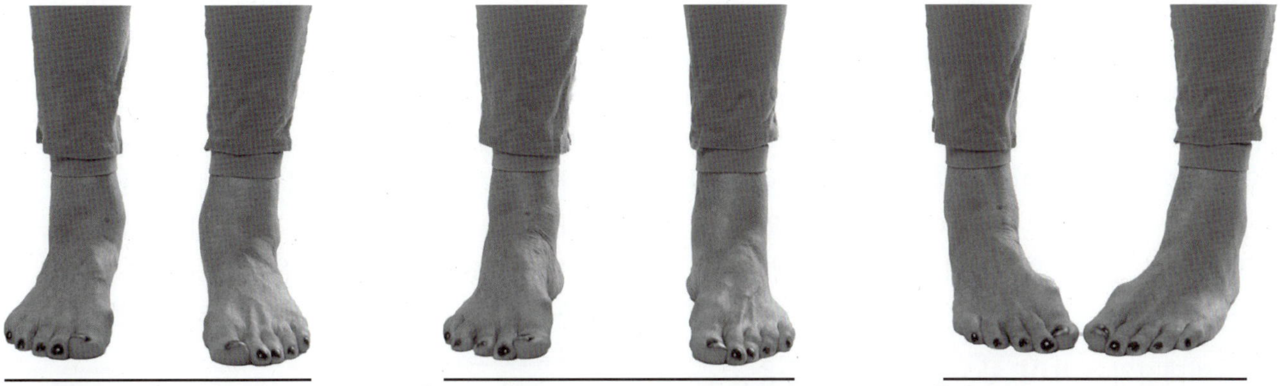

(D) 중립의 발　(E) 오른쪽 족궁이 올라간 회외된 발　(F) 내회전을 동반한 회내된 발

D) 위쪽 구조물을 지지하는 것처럼 보이지만, 뼈 변형, 반흔조직, 관절염 등으로 인한 제한은 선 자세 때보다 크게 움직일 때 더 심하게 느껴진다.

E) 오른쪽 발의 회외는 더 많이 들려 있고, 체중을 왼쪽 발 위로 보다 많이 이동시킨다. 회외가 발을 가쪽으로 당기기 때문에, 이 패턴은 전방 움직임에 대한 지지를 감소시킨다.

F) 내회전을 동반한 극심한 회내된 발. 이 패턴은 전방 움직임을 억제할 수 있다. 일반적으로 이런 패턴을 가진 사람은 좌·우 움직임의 이동을 억제할 수 있다. 일반적으로 이런 패턴을 가진 사람들은 전방으로 움직이면서 많은 좌·우 운동을 해야 한다.

요약:

1) 체중부하는 전체 발을 통해 적절하게 이동할 수 있고, 발은 위쪽 분절들을 잘 지지한다.

2) 선 자세를 취할 때, 전체 발은 기저면으로 이용된다. 오른쪽 발은 신체의 오른쪽을 지지하고, 왼쪽 발은 신체의 왼쪽을 지지한다. 발의 앞쪽 부분은 가슴과 머리와 같은 위쪽의 더 넓고 깊은 구조물을 지지한다. 발의 뒤쪽 부분은 신체의 뒤쪽 부분을 지지한다.

3) 서기 균형은 무게중심이 오른쪽, 왼쪽, 앞쪽, 뒤쪽, 그리고 위쪽과 아래쪽으로 움직이기 때문에 동적 현상이 된다.

원칙 5: 비대칭

기존의 자세 모형들은 신체의 좌·우측이 대칭되도록 우리 스스로를 교정하게 했다. 나는 실제로 신체가 좌·우 대칭된 것을 본 적이 없기 때문에, 이것에 대해 의문을 갖기 시작했다. 나는 비대칭이 움직임을 장려하는데 꼭 필요한 방정식이 아닐까라는 생각이 들기 시작했다.

나는 비대칭의 **3가지 주요 범주**가 있음을 발견했다:

1) **타고난 비대칭**

- 선천적 구조적 패턴. 예를 들어, 장기들은 크기, 무게, 위치, 기능적 영향 등에서 상당히 큰 차이점을 보인다. 사람은 엄지손가락이나 한쪽 뇌엽 없이 태어날 수도 있고, 또 추골이 하나 더 많게 태어날 수도 있다. 이런 주어진 현상은 변화될 수 없는 것이다.

2) **진정한 한계**

- 출생 후에 발생하는 패턴으로서 손상이나 질병으로부터 발생될 수 있고, 평생 그렇게 존재할 수 있다. 그 예는 골절된 형태로 그대로 치유된 쇄골이나 다리의 길이나 뼈가 2인치 정도 소실되는 분쇄된 경골일 수도 있다. 우리의 직무, 치료 및 강좌가 이완을 촉진하여 클라이언트가 향상을 느낄 수 있지만, 우리가 소실된 2인치의 뼈를 대체할 수는 없는 것이다. 이것이 진정한 한계이다. 그러나, 우리는 극단적인 비대칭을 지지하고 균형을 돕기 위해 클라이언트의 신발에 보조물을 삽입하거나 신발 바닥에 리프트를 추가하는 것을 제안할 수 있다.

3) **보상**

- 선천적 원인, 손상이나 질병의 결과가 아닌 패턴이 여기에 해당한다. 그들은 다른 두 가지 유형의 비대칭에 대한 적응으로서 일어난다.
- 보상은 비대칭을 중심으로 발달하는 신체의 방법이고, 정서적 고통의 표현이나 신체 자세의 습관적 사용에 의해 일어난다.
- 3 번째 범주의 좋은 점은 변화를 위해 대부분이 가능하다는 것이다.
- 나는 종종 양쪽 사이의 극단적인 변화를 가진 사람들을 본 적이 있다. 그들이 바디워크, 운동 교육 및 인간공학적 상담을 받을 때, 그 차이는 종종 상당히 감소된다. 그들은 크게 개선되고 희망을 느낀다.

비대칭 원칙은 움직임과 관련하여 매우 중요하다. 우리는 신체에서처럼 자연 물체에서도 비대칭을 관찰한다: 껍질 모양의 지층 내부나 나무의 나이테 등. 이와 같이 움직임에는 많은 비대칭 설계와 비선형 설계가 있다. 밀도, 템포, 방향 등이 상호 작용하는 곳에서 우리는 파도, 눈사태, 흐르는 강물과 같은 징후가 비선형 패턴으로 움직이는 것을 보게 된다. 우리의 몸도 똑같다. 우리의 신체는 체액에서부터 고체까지 다양한 밀도의 연속체로 구성되어 있다.

신체는 장기(호흡계, 소화계 및 순환계 등) 내에 다양한 템포를 가지고 있다. 이들은 우리의 구조적 비대칭과 함께 작용하고, 우리 또한 비선형적 방법으로 움직일 필요가 있음을 지시한다. 나는 어느 누구도 비대칭성을 과장하는 것을 좋아하지 않는다. 나는 손상, 이력 및 내부 장기 때문에 우리의 신체가 비대칭된다고 제안한다.

좌·우 대칭에서 이들 모든 영향을 포함하려는 시도는 신체의 움직임과 기능에 부정적 영향을 줄 수 있는 불필요한 홀딩 패턴(holding pattern)을 만들 수 있다.

우리는 신체에서 나타나는 약간의 비대칭에 놀랄 필요가 없다. 몇 가지 비대칭적 차이를 협상할 수 있는 능력을 가지고 있다고 나는 생각한다. 우리는 한쪽만 많이 사용하는 클라이언트를 가르칠 필요가 있다. 우리는 행동, 일상생활동작, 스포츠, 일 등의 많은 요구를 위해, 필요한 비대칭 패턴과 불필요한 비대칭 패턴이 무엇인지를 조사할 능력을 가지고 있어야 한다.

원칙 5: 비대칭

우리는 집과 가구가 인체처럼 유연하지 않고 고정되고 안정되기를 원한다. 몇 년간의 안정을 유지한 후, 우리는 집의 문이 더 이상 정확하게 닫히지 않고, 아주 어긋나 있는 것을 알게 된다. 집이 원래대로 해결될 수 있을까? 아니면 지구가 원래대로 해결될 수 있을까? 이유야 어쨌든, 비대칭이 스스로 드러난 것이다.

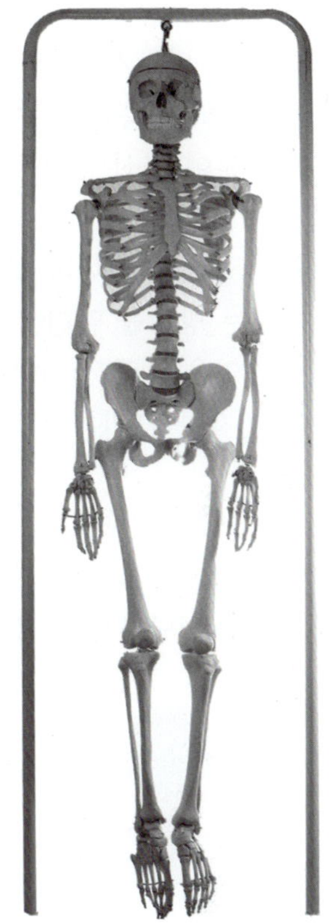

골격이 비대칭을 가질지라도, 그는 30년 이상 스카이 후크에 매달려 있다.

그의 오른쪽 장골이 어떻게 앞쪽으로 회전되어 있는지를 확인하자. 오른쪽 다리가 내회전과 내전되어 있고, 경골과 비골 사이에 뚜렷한 공간이 있음을 볼 수 있다. 중력이 대가를 치렀다.

나는 여러분 모두가 아래의 시나리오를 경험했음을 확신한다. 클라이어트가 심한 요통을 호소하고 있다.
그는 양쪽 팔꿈치로 허리 부위를 치료하는 치료사에 익숙하다. 여러분이 그의 신체 패턴을 연구했을 때, 여러분은 골반이 앞쪽으로 많이 변위되고, 허리가 뒤쪽으로 많이 변위되어 있음을 알 수 있다.
그의 허리 영역이 2개의 이동 부위가 만나는 지점이었고, 서로에 전단과 압박이 발생했다.

당신은 그의 허리를 치료하기 전에 패턴을 중화시킬 필요가 있음을 결정할 수 있다. 치료사가 증상이 있는 영역만 치료해도, 이 클라이언트는 종종 변화를 느끼고, 뭉친 부위가 해결되었음을 느낄 수 있다. 그러나 그 시간이 지나고 나면, 나머지 신체 패턴이 좋은 결과를 감소시켜 동일 증상이 다시 발생할 것이다.

전신 평가는 제한을 만드는 데 있어 1차 요소와 2차 요소가 무엇인지를 결정하는 데 필요한 정보를 제공할 것이다. 이것은 대부분의 적절한 결과를 위해 치료 순서를 위한 가이드를 제공할 것이다.

단독 증상이나 영역이 아닌, 전신 패턴의 관찰 방법을 아는 것은 2차 영역(1차 영역에 영향을 줄 수 있는)이 무엇인지에 대한 정보를 제공할 수 있다.

신체의 비대칭은 주어진 것이지만, 이들 신체 패턴을 악화시킬 수 있는 손상, 습관, 스트레스 및 삶의 요구로 다루어질 수 있는 보상이기도 하다.

바디워크나 운동 분야는 보상인데, 그 이유는 우리가 교육자로서 그 사람이 패턴을 중화하거나 감소하는 것을 일반적으로 도울 수 있기 때문이다. 종종 이런 성공은 학생들과 클라이언트에게 새로운 희망을 제공한다.

여러분의 '관찰하기' 스킬은 모든 과정에서 유용할 수 있다: 어떤 사람이 어디에서 시작하고 치료로 어떻게 변화할 수 있는지를 볼 수 있으며, 종종 더욱 중립적이고 활기있게 변하는 것을 볼 수 있다. 여러분은 종종 그들로부터 다음과 같은 말을 듣게 될 것이다: '내가 이 만큼 좋아질 것이라고는 절대로 생각하지 못했다'.

여러분이 전신 패턴을 보기 위해 '관찰하기' 스킬을 계속 훈련하면, 여러분은 '현재를 위해 가장 좋은 신체를 그 사람들이 어떻게 사용할지를 배울 때 그들에게 도움을 줄 수 있는 더 많은 선택을 가질 것이다. 이런 정보는 오래된 생각이 아니라 문제 해결을 촉진시키고, 클라이언트들에게 필라테스 리포머나 요가에서 스스로 올바르게 유지하는 방법을 알려준다.

움직임을 통해 신체의 증상이 치유되도록 하면서, 신체를 더 쉽게 유지할 수 있는 가동범위는 항상 존재한다(비록 최소한의 가동범위가 필요하더라도).

그녀의 이야기: 클라이언트는 2살 때 T5–T10까지 척추 종양을 제거하는 수술을 받았다. 종양은 성공적으로 제거되었다. 그녀는 이 병력으로 인해 제한을 가지고 있지만, 제자 클리닉에서 한 번의 치료를 받은 후 커다란 변화가 일어났음을 알 수 있다.

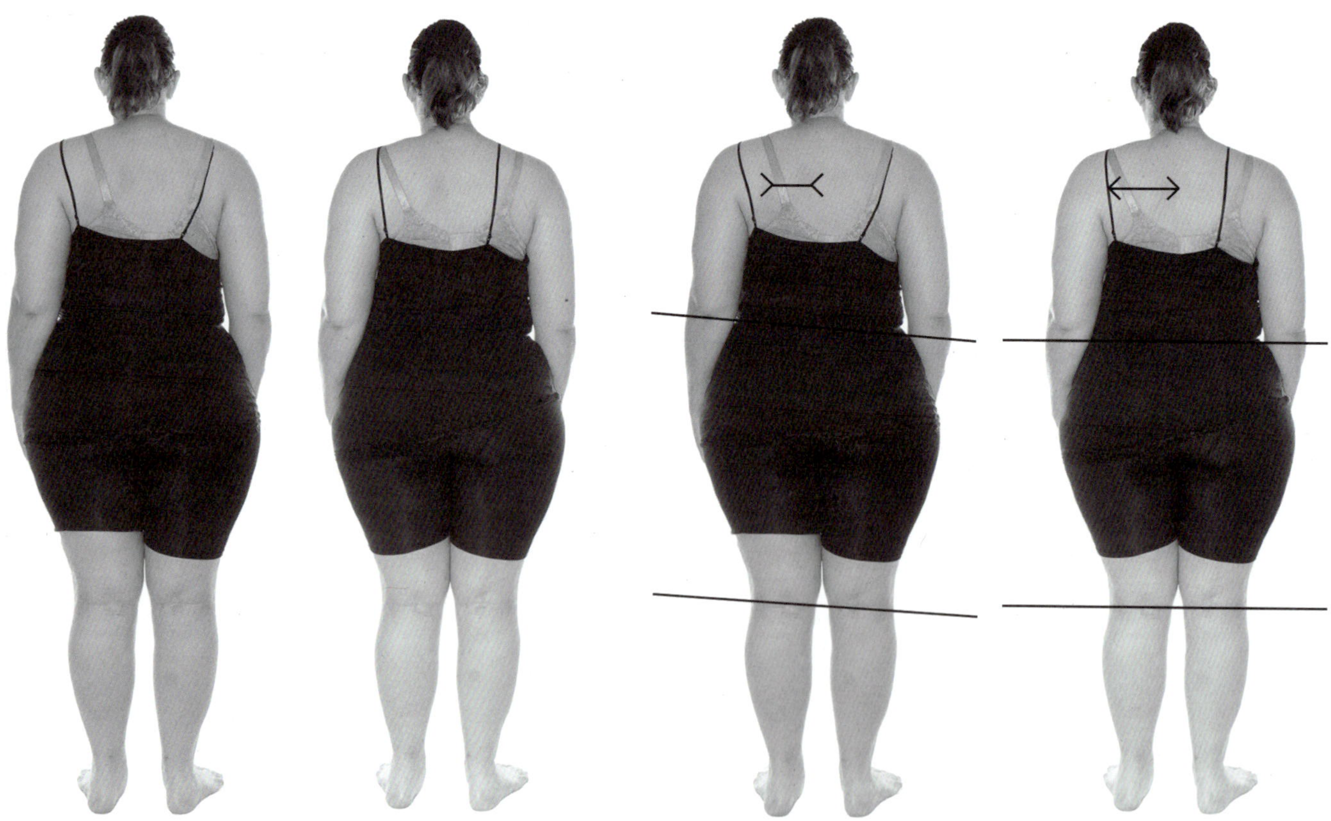

Ⓐ 이전 Ⓑ 이후 | Ⓐ 이전(표기함) Ⓑ 이후

CHAPTER 10

Aston의 이론과 개념: 파트 3
(Aston theory and concepts: Part 3)

원칙 6: 중력과 지면반발력(GRF)

정렬, 치수, 중력 및 GRF의 상호작용

다른 신체 분절에 대한 신체 분절의 효과를 알려면, 이러한 분절에 가해지는 힘의 영향을 이해해야 한다. 일단 정렬 패턴을 파악하면, 여러분은 어떤 힘이 골격과 연부조직에 긍정적으로나 부정적으로 영향을 주는지를 이해할 수 있다. 힘을 이해하면 클라이언트의 패턴에 대한 더 많은 정보를 얻을 수 있고, 정렬을 개선하는 것(그러므로 그들의 구조에 작용하는 힘의 부정적 영향을 중화시키는 것)이 어떻게 그들의 증상을 감소시킬 수 있는지에 대한 정보를 얻을 수 있을 것이다.

힘이 신체에 작용하면, 그들은 신체의 조직 내에 스트레스를 일으킨다. 이들 힘에 반응하여 영향을 받는 분절은 길이, 깊이, 폭 또는 형태와 위치(흔히 변형이라고 함)에서 종종 변화를 보인다. 스트레스의 결과가 긍정적인지 아니면 부정적인지는 신체가 이들 힘과 어떻게 상호작용하는지에 의해 결정된다.

중력

중력은 질량을 가진 물체가 지구의 중심 쪽으로 끌려 들어가는 지속적인 힘이다. 지구의 질량이 인체의 질량보다 훨씬 더 크기 때문에, 우리는 지구의 중심 쪽으로 향하는 지속적인 중력의 당김을 느끼게 된다. 이런 중력의 당김이 신체에 무게감이나 종종 노력의 감각을 제공한다.

1) 중력을 경험해 보자: 앉은 자세나 선 자세 동안, 하늘을 가리키듯이 한쪽 팔을 위로 들올리자; 팔꿈치를 약간 굴곡한 채로 전구를 끼울 때처럼 손과 전완을 회전시키자. 움직임의 쉬움이나 어려움을 느껴 보자.
2) 다른 팔을 옆으로 들어올려 바닥과 수평하게 만들어 보자. 팔을 옆으로 들어올려 그 자세를 유지할 때, 팔을 수직으로 들어올렸을 때와 비교해 그 팔에 얼마나 힘이 들어가는지를 느껴보자. 요구되는 힘을 느끼기 위해 # 1번과 같은 동작을 추가해 보자.
3) 이제는 양 팔을 똑같은 동작으로 움직여 보자 – 한 팔은 옆으로 들고, 다른 팔은 수직으로 들어올린다.

2번을 하기 위해서는 부가적인 노력이 필요한데, 그 이유는 수평 팔의 표면적이 수직 팔의 표면적보다 중력을 더 많이 받기 때문이다.

중력의 힘이 증가되는 이런 느낌은 나이가 들 때 많은 사람들이 느낀다. 때로는 중력의 당김은 저항을 이겨내기 위해 더 강한 노력이 필요함을 느끼게 된다. 또한 다른 과제와 제한을 가진 사람은 중력을 더 강하게 느낄 수 있다.

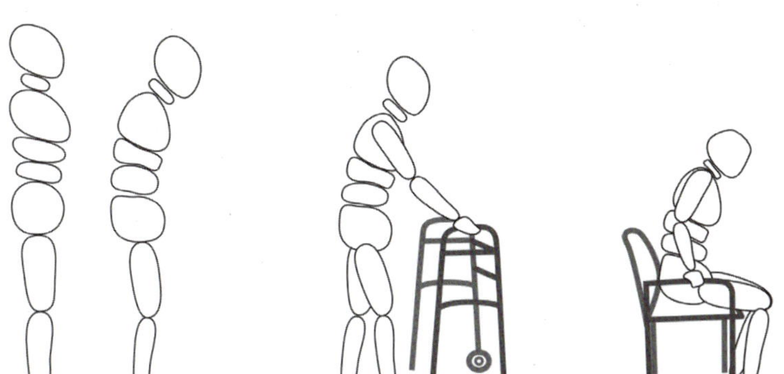

선 자세 워커를 사용하는 경우 의자에서 일나는 경우

Aston의 이론과 개념: 파트 3

예시

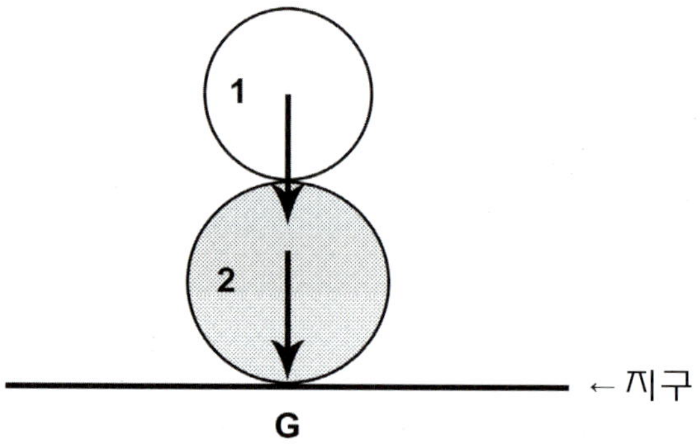

2 공의 형태를 살펴보자.

- #1과 #2는 수직으로 정렬되어 있고, 지구의 중심 쪽으로 당겨지고 있다. #1 공이 #2 공 위로 당겨지고 있기 때문에, #2에 #1의 무게가 더해진다.
- #1이 #2보다 무겁거나 #2가 매우 유연하면, #1의 효과는 #2에 압박의 효과를 증가시켜 형태를 변화시킨다; 공의 높이는 감소하지만, 너비와 깊이는 증가된다.

앞 페이지에서 여러분은 중력의 방향과 일치하는 팔을 수직으로 들고 유지했을 때 중력의 느낌이 줄어들고, 팔을 옆으로 들어올렸을 때 중력의 느낌이 증가됨을 경험했다. 이렇게 되는 이유는 수평 팔이 중력의 당김에 대한 표면적이 더 크기 때문이다.

이 그림의 관점에서 이것을 생각해 보자.

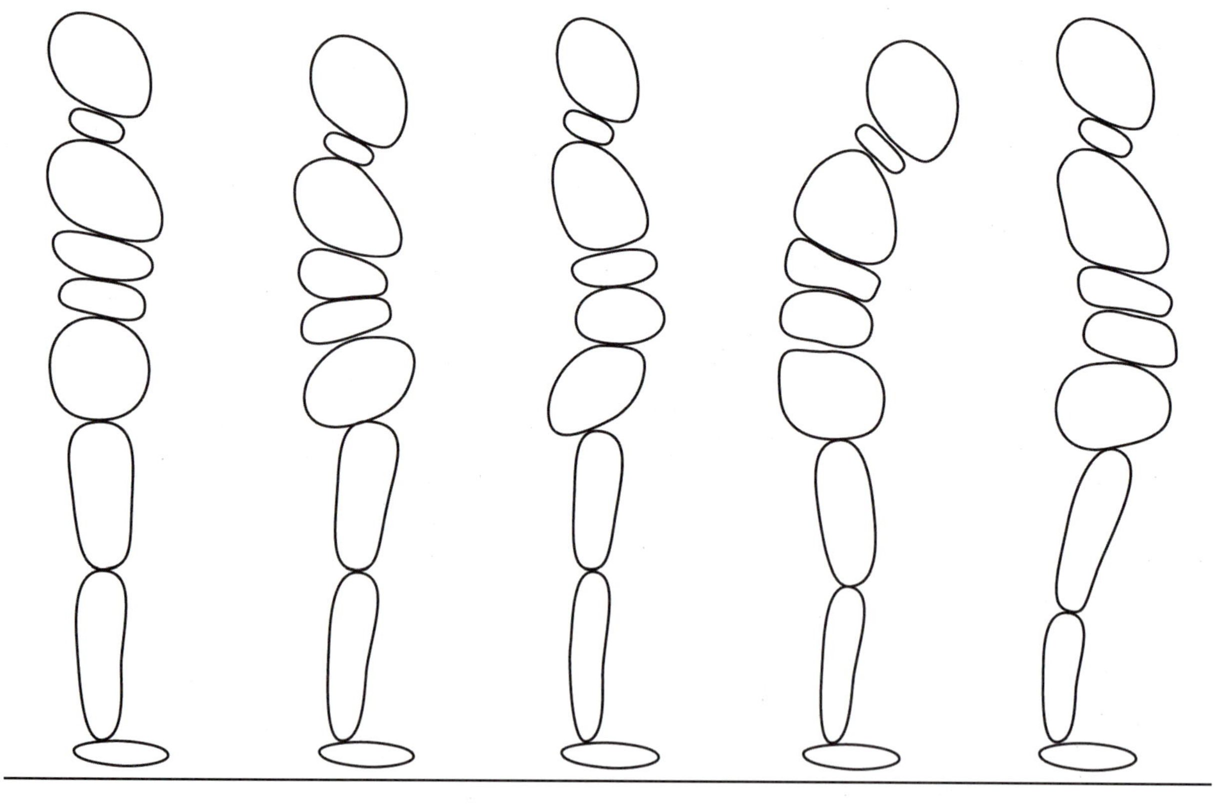

특정 신체 분절의 변위는 표면적에 대한 중력의 당김을 증가시킨다. 이런 의미에서 어떤 사람은 가슴이 뒤쪽이나 앞쪽으로 기울어졌을 때, 허리에 가해지는 더 큰 무게나 노력을 경험할 것이다.

지면반발력(GRF)

지면반발력에 대해 나는 어떻게 알게 되었는가? (윗방향의 중력으로 알려져 있음).

1980년대 후반까지 내가 했던 중력을 중화시키는 하나의 방법은 '지면 박차기(push off)'인 지면반발력을 이용하는 것이었다. 나는 지면을 박찼을 때 지면반발력이 어떤 움직임을 더 쉽게 만드는 것을 경험했다. 물체를 들어올리거나, 당기거나 또는 지면을 미는 사람 (댄서, 체조선수, 축구선수, 역도선수 등)이라면, 누구나 이런 마술에 대해 알아야 한다고 나는 생각한다. 나는 이미 16년 동안 이 '밀기(push off)' 개념을 가르치고 있었는데, 그때 Darlene Hertling을 만났다.

물리치료사인 Darlene Hertling은 시애틀에서 나와 함께 훈련을 받고 있었다. 당시 그녀는 워싱턴 대학의 물리치료학과장이었다. 그녀는 어느 날 수업이 끝난 후 나에게 와서 '너 알고 있니? 네가 너무 사랑하는 "push off"는 하나의 이름을 가지고 있어,'라고 말했다. 이것이 뭐야? '이것은 지면반발력이라고 불리는 거야'. 나는 너무 흥분해서 즉시 이것을 찾아보았다.

나는 아직 대부분의 사람들이 지면반발력이 얼마나 도움을 주는 힘인지를 모른다고 생각한다. 여러분은 중력에 대항해 근력, 지구력 및 균형력을 증가시키기 위해 지면반발력을 사용할 수 있다. 여기에 중력과 지면반발력 사이의 상호작용이 얼마나 중요한지를 보여주는 몇 가지 기본적인 생각을 제공하고자 한다.

뉴턴의 제 3 법칙인 작용과 반작용의 법칙은 모든 힘은 서로 반대 방향의 대항력을 가지고 있다고 말한다. 중력에 반대하는 힘은 지면반발력(GRF)으로 알려져 있다. 지면반발력은 지면과 접촉해 있는 어떤 물체를 지면으로부터 위쪽 방향으로 분출되는 힘이다. 어떤 의미에서 이 힘은 하늘 쪽으로 밀어내는 힘이다. 우리에게 가해지는 GRF의 크기는 지면 위에 서 있거나 지면을 밀 때처럼 우리가 적용하는 무게의 크기와 정비례한다. 이것은 지면을 아랫방향으로 미는 큰 빌딩과 지구가 그 빌딩 쪽으로 다시 밀어내는 것에 대한 물리학이다.

이런 반대 힘과의 상호작용은 한 신체 분절이 큰 노력 없이 다른 분절과 쉽게 작용할 것인지 아니면 많은 노력을 통해 작용할 것인지를 결정할 수 있다. 뉴턴의 법칙에서처럼, 중력이 지면반발력(GRF)과 상호작용할 때, 그 두 힘의 크기는 같고 방향만 반대이다. 운동치료의 측면에서 볼 때, 중력의 반대 방향으로 머리와 가슴을 위쪽으로 들어올려 유지하듯이 이것은 종종 중력에 저항하는 것으로 해석된다. 중력의 당김은 궁극적으로 근육의 작용을 증가시키고, 움직임을 제한한다.

내 관점으로부터, 우리가 이런 방정식에 시간적 요소를 첨가하면, 사람들은 이것들을 교대로 작용하는 동적의 힘이라고 생각할 수 있다. 학생들은 하나의 힘을 다른 힘으로 재활용시키는 방법을 배울 수 있을 것이다. 중력과 GRF의 상호작용은 압박/견인의 긍정적 사용에 대한 기회를 증가시키는데, 이를 통해 관절과 조직이 윤활/수화될 수 있고, 영양분의 교환이 일어날 수 있다. 신체의 압박을 감소시키고 신체의 내적 체적을 최대화하기 위해, 우리는 특정 과제를 수행하는 동안 우리의 이점을 얻기 위해 GRF를 사용할 수 있다.

학생이나 환자에게 GRF에 대해 알려주었을 때, 그들은 중력에 의한 부정적인 효과를 많이 중화시킬 수 있었다. 우리는 지탱하고 있던 지면을 더욱 압박함으로서 GRF를 활용할 수 있다. 만약 시멘트로 된 딱딱한 표면 위로 착지하면, 이 표면의 강직성 때문에 시멘트의 변위가 거의 일어나지 않는다. 상방향의 힘이 딱딱한 표면에 의해 저항을 받지 않으면, 순수한 결과는 움직임이 상방향으로 일어난다는 것이다. 이런 상방향의 힘은 예를 들어, 신체를 길게 늘이거나, 팔을 위로 들어올리는데 도움을 준다. 우리가 딱딱한 표면을 밀었을 때, 저항이 없기 때문에, 우리의 몸이 위로 들려지거나 점프하게 됨을 우리 스스로 알게 된다.

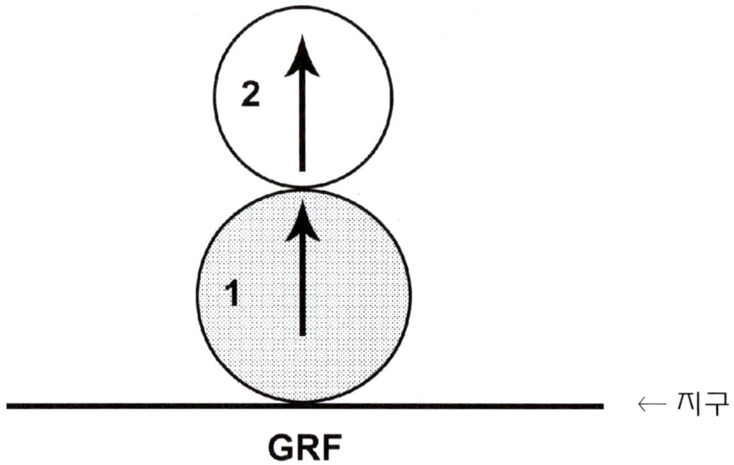

예시: 지면은 공 #1을 위로 밀고, 공 #1은 공 #2를 위로 밀어 올린다.

- #1이 #2보다 무겁거나 밀어내는 힘이 크면, #2가 상승할 것이다(장력).
- 이 두 개의 공이 물렁한 경우에는 공 #2은 모양이 바뀌고, 길이가 증가하고 폭이 줄어들 수 있다.

중력(G)과 GRF와 관련하여 형태(곧 신체 분절이 되는)를 살펴보자:

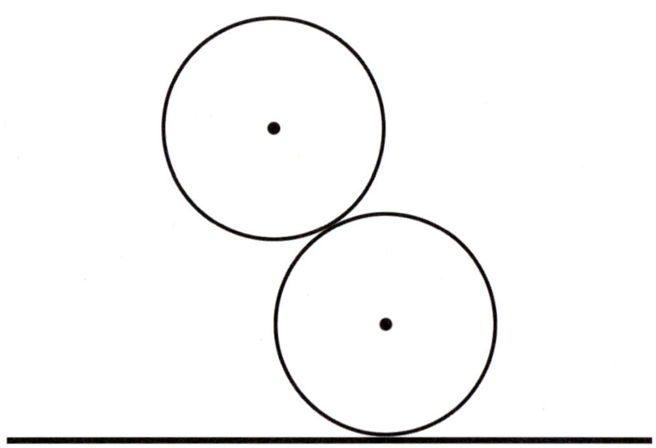

기하학적 중심

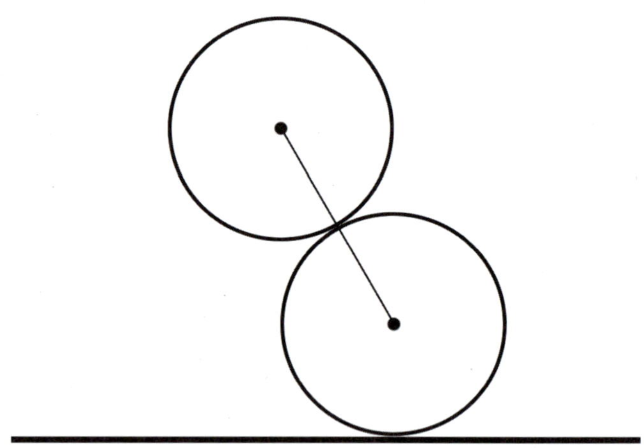

중심을 연결하여 대각선을 그린다.

점들을 연결하여 선을 만들면, 중력과 GRF의 각도와 방향을 알 수 있을 것이다.

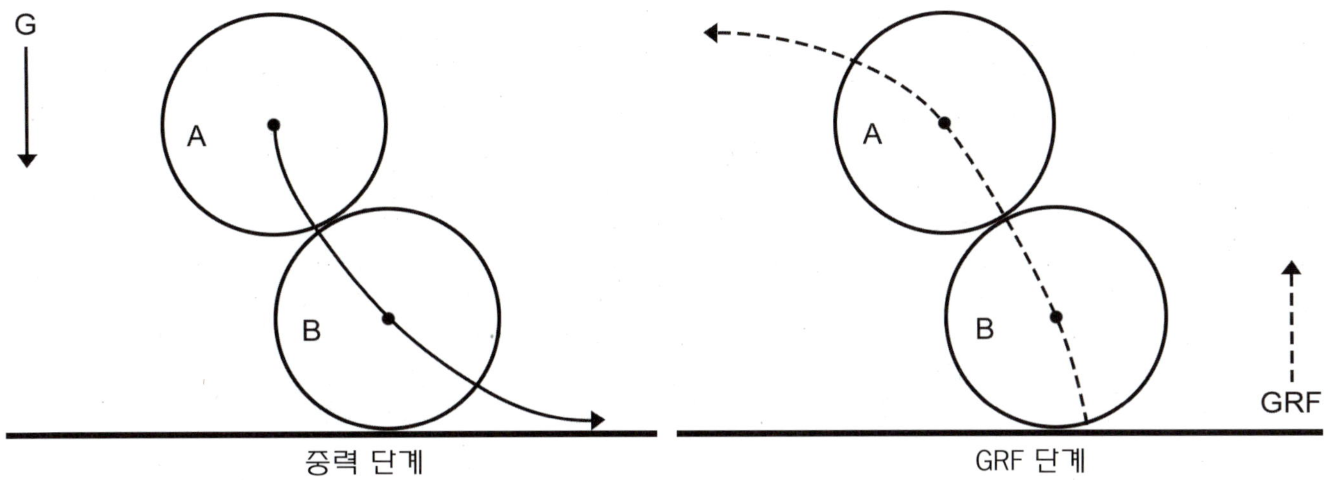

이 예시에서, G(중력) 단계에서는 **A**가 **B**를 아래쪽과 오른쪽으로 밀 것이다. GRF 단계에서는 **B**가 **A**를 위쪽과 왼쪽으로 밀 것이다.

결론: 양쪽 예시에서 **A**와 **B**는 같은 위치에 있지만, 중력과 GRF의 힘은 서로 반대 방향으로 향할 것이다.

중력과 GRF의 조합효과

서로에 대해 이들 물체를 단순하게 연결해 보면, 어떤 것은 직선에 가깝게 정렬되어 있고, 다른 것들은 대각선 관계에 있음을 알 수 있다. 중력의 측면에서, 직선에 가까운 정렬은 자연스럽게 균형을 쉽게 잡는다. 이런 생각을 물체에 구체적으로 적용하기 전에, 서로 다른 선형에 따라 한 물체가 다른 물체에 가지게 될 효과의 일부를 생각해 보자.

이들 형태(아래)가 3차원적이라고 상상해 보자. 중력과 GRF의 방향과 영향에 주목하면서 그들 형태를 살펴 보자. 이웃한 분절에 대한 한 분절의 배치가 힘의 각도를 어떻게 결정하는지를 확인하자.

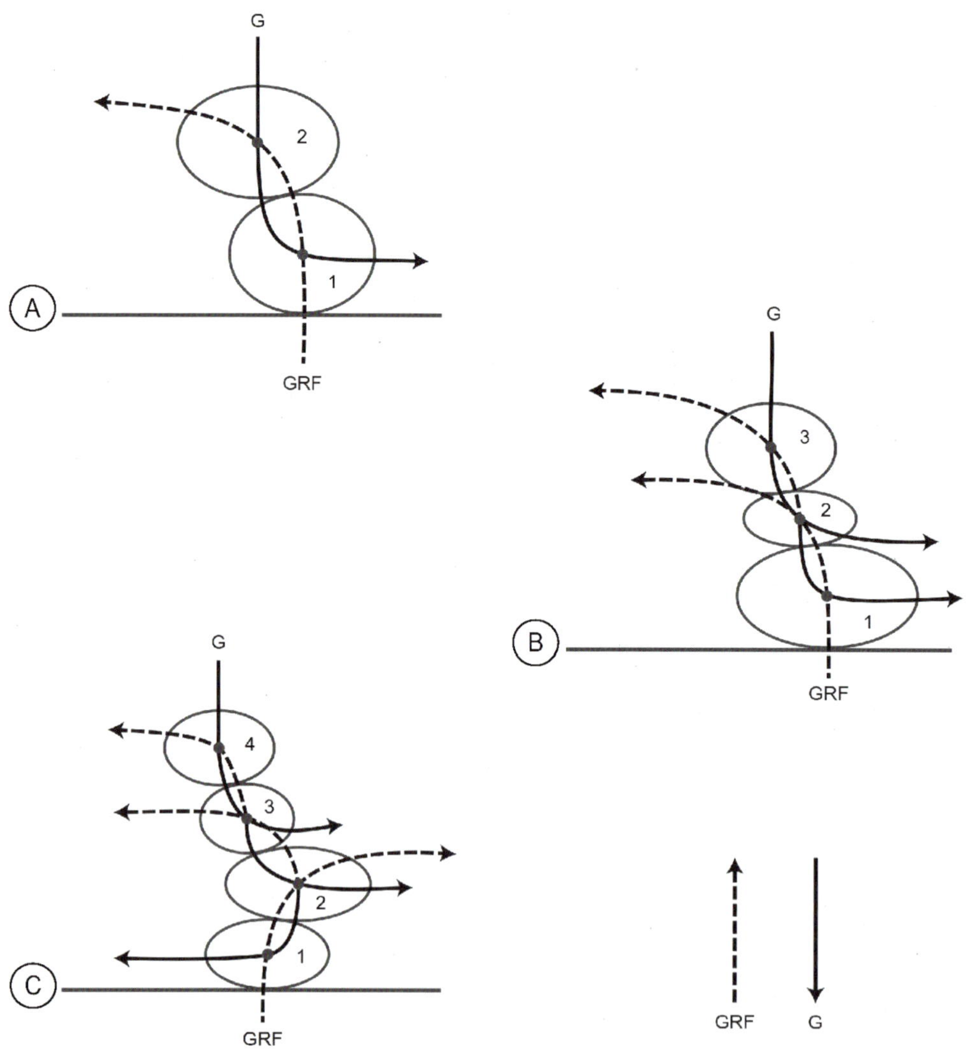

예시 **C**에서 #1에 대한 #2 배치의 결과와 반대 방향인 #3에 대한 #2 배치의 결과를 확인하자. 이것은 #2이 중력 단계와 GRF 단계 모두에서 어떻게 스트레스를 받는지 보여준다. 만약 이 신체 분절이 허리였다면, 이 사람은 심한 허리 통증을 경험할 것인데, 그 이유는 중력과 GRF에 의한 스트레스가 그 이음부에 집중되기 때문이다.

원칙 6: 중력과 지면반발력(GRF)

우리는 관람하거나 플레이하는 라켓 스포츠나 또는 당구와 골프를 생각해 보자. 이들 스포츠의 공은 장비에 의해 타격된다. 여러분은 목표를 가지고 강도와 크기가 추가된 라켓이나 클럽으로 공을 때린다. 여러분은 방향과 속도를 조절하길 원한다.

당구의 경우, 당구를 잘 치는 사람들은 의도적으로 한 공을 정확히 쳐서 다른 공을 맞춰 그들이 의도하는 곳으로 정확히 보내는 것을 목표로 한다. 그들은 원하는 결과를 얻기 위해 방향과 속도를 조절하면서 그들의 힘을 사용한다.

그러나 반대 방향의 중력과 GRF로 전환하는 리코체트의 효과가 크면 클수록, 신체에 대한 부정적 결과가 커진다.

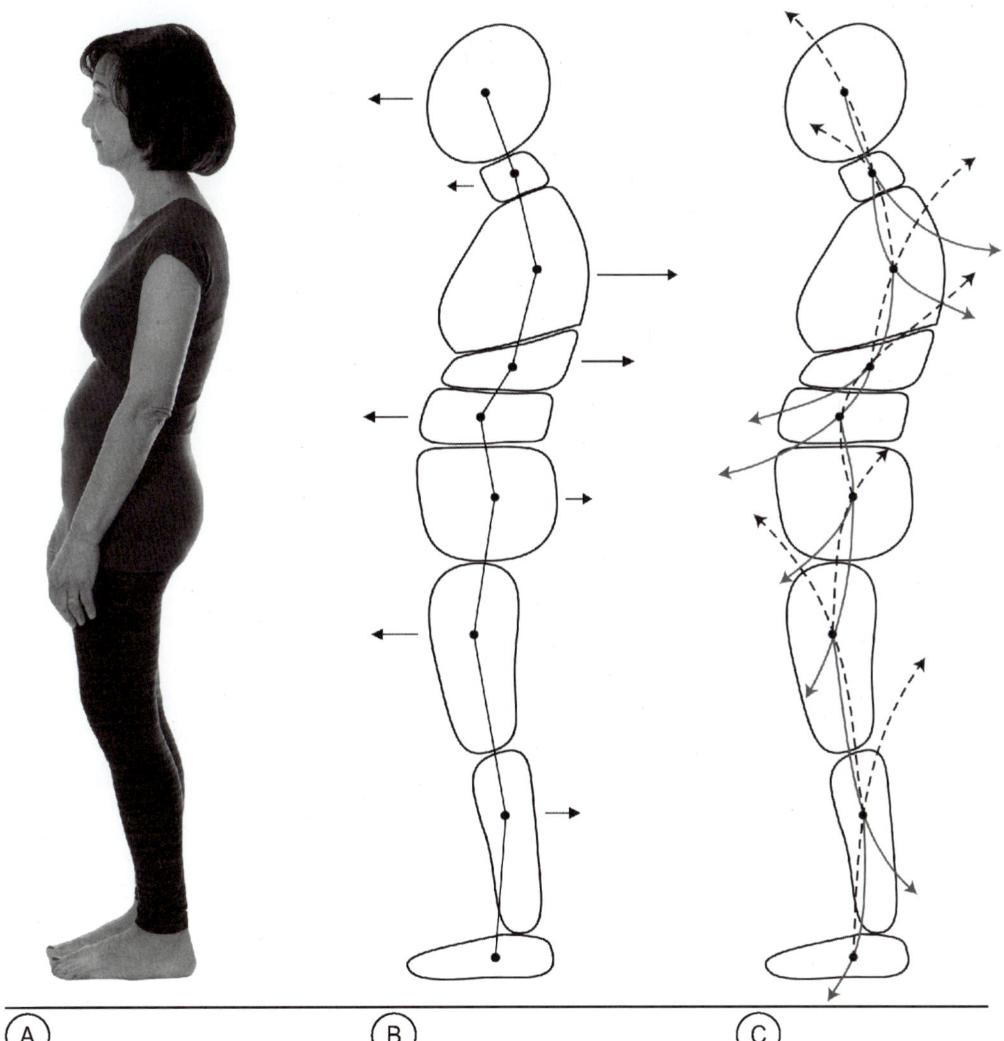

B에서 분절 중심이 어떻게 앞뒤로 이동하는지를 확인하자: 화살이 이런 패턴을 시각적으로 나타낸다. C에서, 여러분은 중력과 GRF가 양 방향으로 분절을 통과할 때 그들이 어떻게 효과를 두 배로 만드는지를 볼 수 있다.

조합된 힘과 방향의 효과

신체의 모든 분절이 '완벽한 정렬'을 이루었다면, 중력의 힘은 각 질량의 중심을 통해 수직으로 내려가고, 각 분절은 아래 분절에 무게를 직접 더할 것이다. 이것은 흔하게 일어나는 일이 아니다. 한 분절이 정렬에서 벗어나면, 그 변위된 분절은 더 이상 순수한 수직의 힘을 받지 못할 것이고, 부가적인 힘을 받게 됨을 아는 것이 중요하다. 이들 힘은 압박력, 장력, 전단력 및 회전력 등이다. 이들 힘이 신경근육골격계에 작용하면, 많은 결과들이 발생할 수 있다.

만약 여러분이 신체의 분절을 구형 물체로 생각한다면, 모든 분절의 부정정렬이 위쪽 분절과 아래쪽 분절에 영향을 주고 있음을 볼 수 있다.

압박의 힘

신체의 분절에 작용하는 힘들이 같은 선을 따라 서로의 방향 쪽으로 작용하고 있다면, 그들은 분절을 압축할 것이다. 이런 압박력은 물체의 길이를 단축하고 폭을 넓히는 변형을 초래할 수 있다.

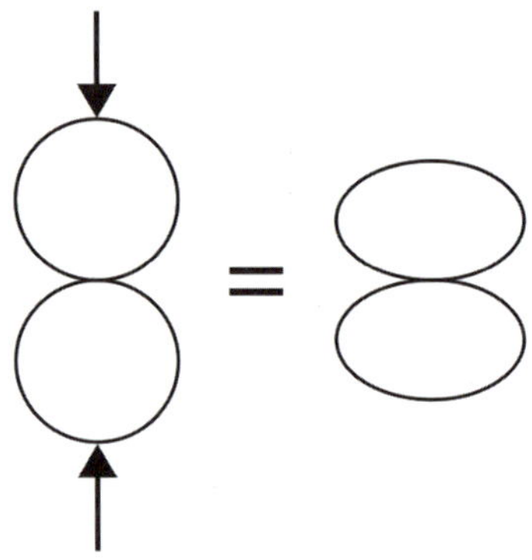

예시: 연령이 증가함에 따라, 사람들의 키가 종종 작아진다. 이것의 일부는 감소된 근육의 긴장도뿐만 아니라, 아래쪽 분절을 누르는 위쪽 분절의 압박력에 의해 발생한다.

장력

신체의 분절에 작용하는 힘들이 같은 선을 따라 서로에서 멀어지는 쪽으로 작용하고 있다면, 그들은 견인력 또는 신장력을 발생시킬 것이다. 장시간의 장력 스트레스는 물체의 길이를 길게 늘이고 폭을 좁게 만드는 변형(스트레인)을 초래할 것이다.

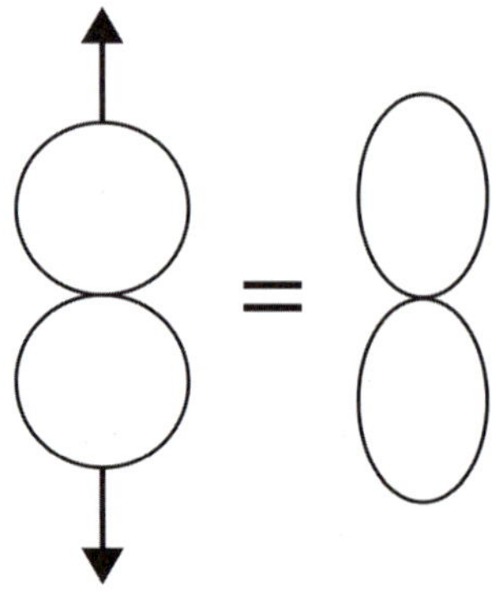

전단력

신체 분절에 작용하는 힘들이 같은 선상이 아니고 다른 선에서 서로의 반대 방향으로 작용하면, 이들 힘은 전단력을 발생시킨다. 전단 스트레인은 이들 힘의 경로에 따라 분절의 위치가 변하는 것이다.

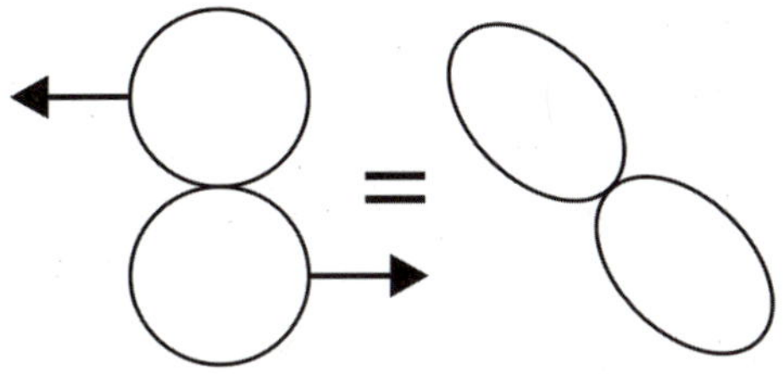

예시: 뒤쪽으로 밀린 골반과 앞쪽으로 밀린 가슴은 전단력을 일으키고, 분절 사이의 형태를 변형시킨다.

회전력(torsion)

만약 분절에 작용하는 힘들이 축을 중심으로 회전을 한다면, 그들은 일반적으로 회전(rotation)으로 알려진, 토크(torque)나 비틀림(torsion)을 일으킨다.

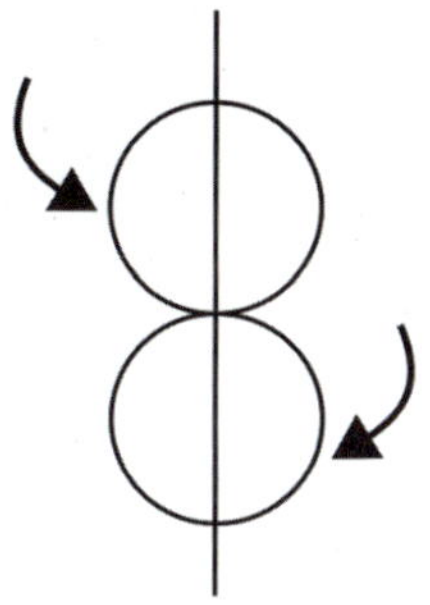

예시: 이 그림은 왼쪽 골반이 전방으로 회전되고, 오른쪽 가슴이 전방으로 회전된 예시일 수 있다.

구조물은 전단력, 장력 및 압박력이 조합된 힘을 받는다. 뼈, 인대, 건, 근육 및 관절낭 및 조합조직의 강직성, 탄성, 가소성 및 강도는 위의 모든 힘에 의해 검사될 수 있다. 특정 분절의 형태 변화는 힘의 크기와 힘이 적용되는 조직의 유형에 좌·우된다.

Aston의 이론과 개념: 파트 3

연습 10.1

다음의 사진과 실루엣을 살펴 보자. 빠르게 전면 관찰과 후면 관찰을 해 보자.

1) 여러분의 관심을 끄는 것은 무엇인가?
2) 다음을 살펴보자:
   a) 전단 변위;
   b) 압박;
   c) 회전(비틀림);
   d) 치수 변화?
3) 여러분께 이런 정보를 제공하는 것은 무엇인가?

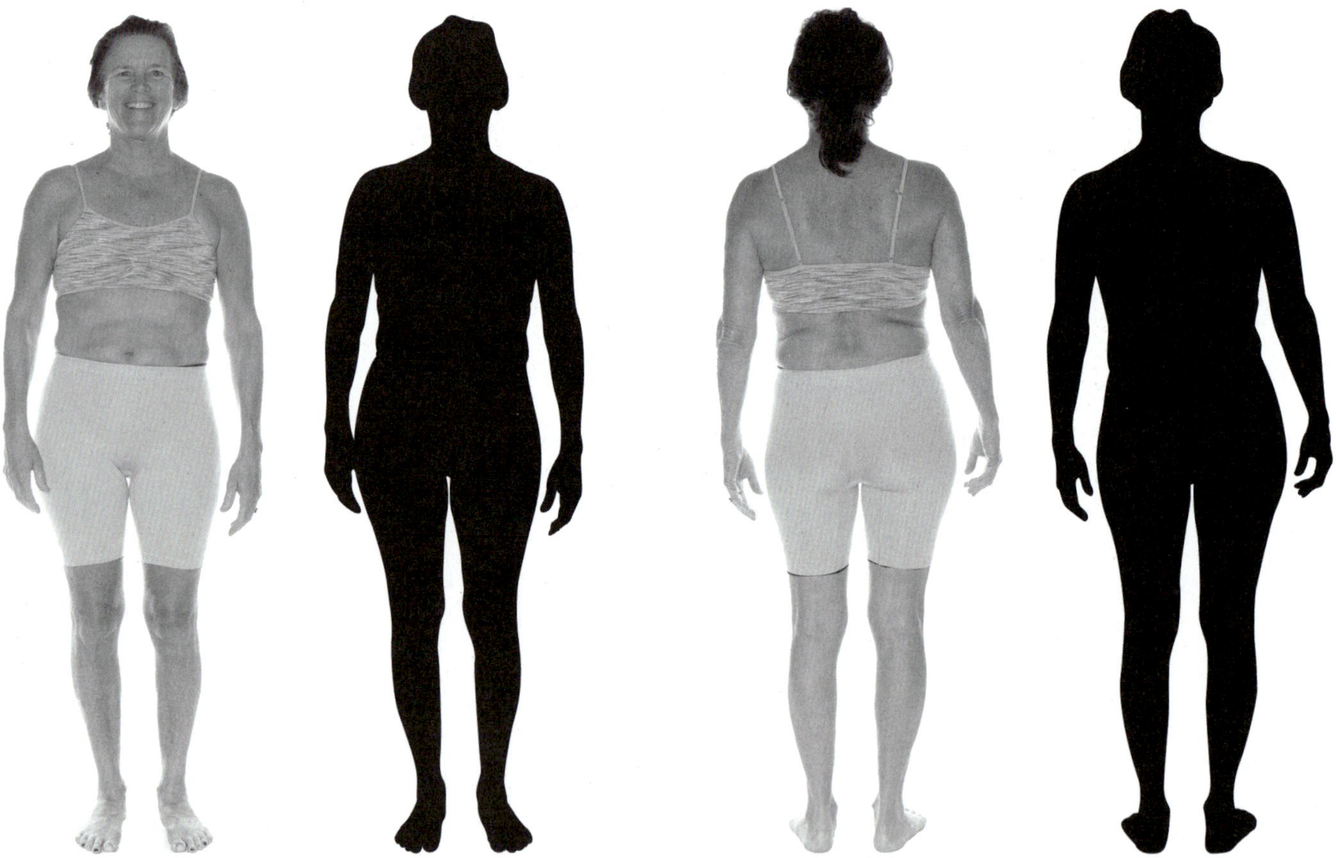

전면 후면

원칙 6: 중력과 지면반발력(GRF)

중력의 영향

이전의 연습들은 신체가 다른 형태, 크기 및 무게를 가진 분절들을 가진 것으로 고려하기 위해 여러분께 기준점을 제공했다. 각 분절의 무게는 다른 분절에 영향을 미치는데, 그 이유는 중력과 GRF의 힘과 상호작용하기 때문이다.

연습 10.2

1) 이들 분절의 **기하학적 중심**을 표시하자.
2) 분절간의 관계를 보여주기 위해 중심을 연결하자. 이것은 서로에 대한 분절의 정렬을 나타낸다. 중력과 GRF의 방향에 대해 몇 가지 멘탈 노트를 표시하자.

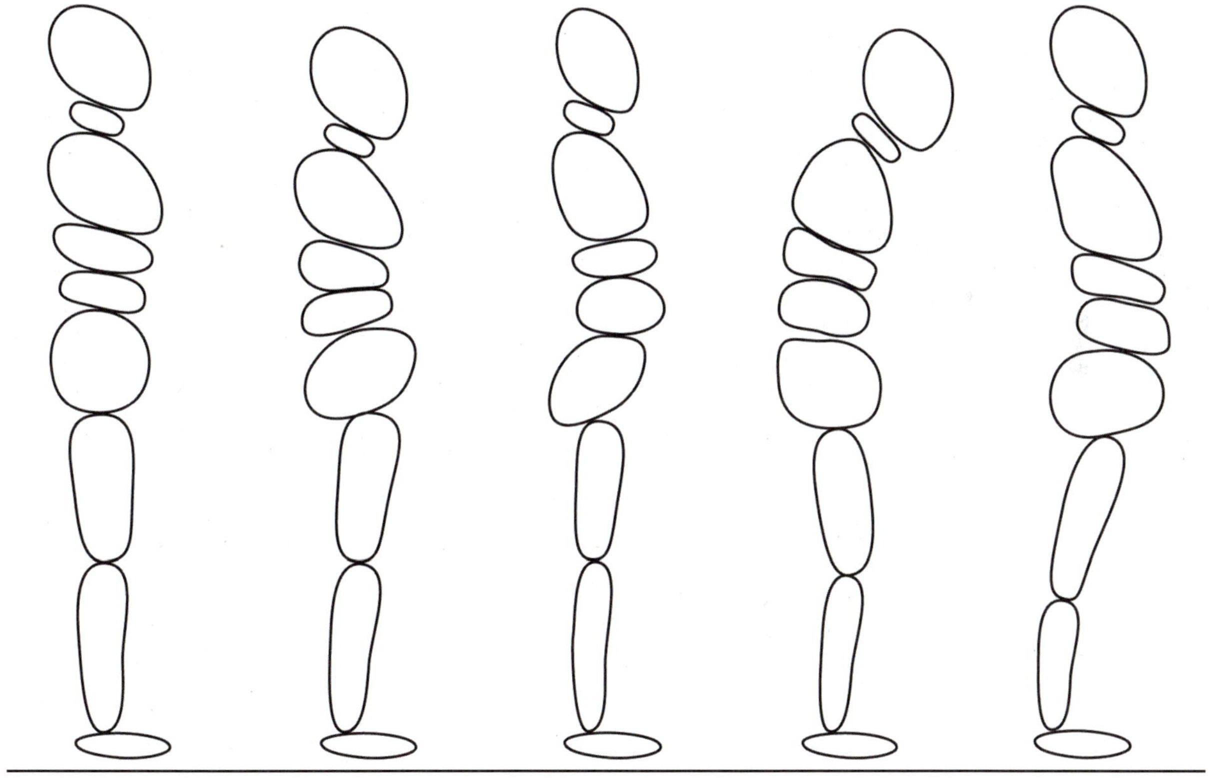

표기를 마쳤다면, 스트레스를 받는 영역(중력과 GRF 모두로부터 스트레스를 받는 분절)을 볼 수 있다.

중력과 GRF - 또다른 리사이클링

동적 중립의 Aston 원칙은 몸이 항상 움직여야 하고, '좋은 자세'로 가만히 있어서는 안된다고 제안한다. 이런 지속적인 움직임은 위아래로 번갈아 이동하는 중력과 GRF의 힘을 이용함으로써 도움을 받는다. 우리는 사람에게 아래쪽에서 위쪽으로, 다시 위쪽에서 아래쪽으로 이동하는 리사이클을 가르친다. 누군가가 중력을 거슬리고 들어올릴 때, 그들은 자신의 자세를 고정하거나 대기 상태를 유지한다.

다음의 측면 랜드마크는 우리에게 분절의 관계를 관찰하기 위한 기준점을 제공한다.

신체 구조물이 전방으로 경사져 있기 때문에(늑골의 각도와 매칭하기 위해), 뒤쪽에서 앞쪽으로 약간 아래쪽 방향의 각도를 가질 것이다.

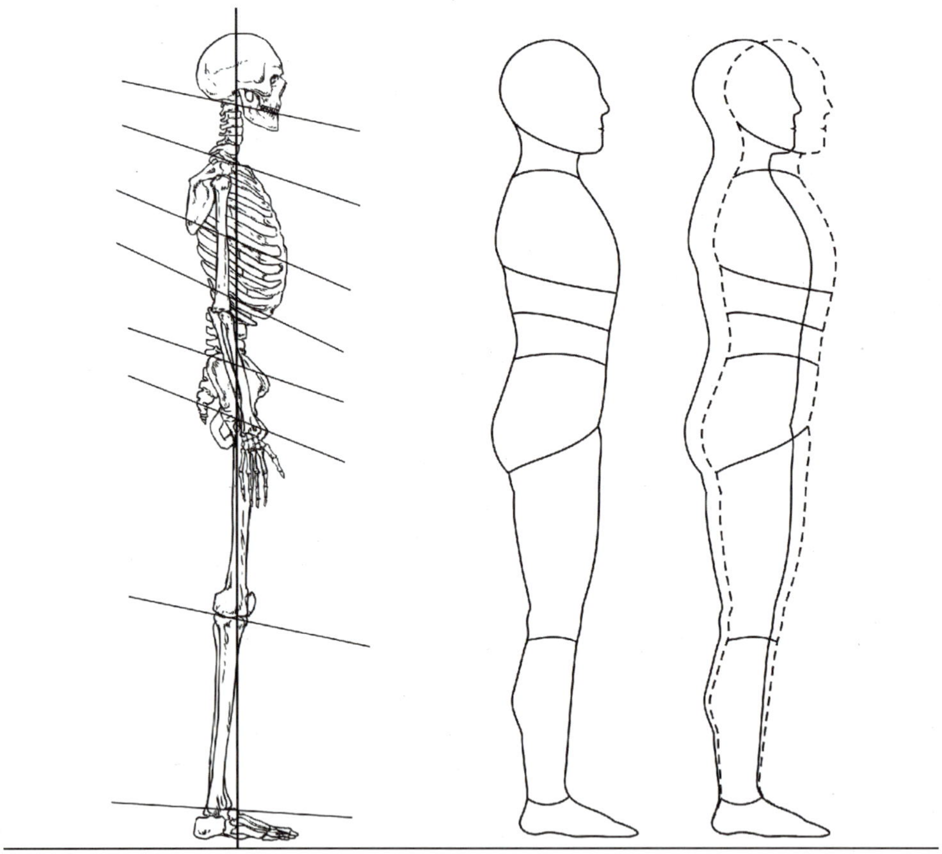

시연을 위해 표준 다림줄은 0°이고, 점선은 발목을 기준으로 하여 앞쪽으로 2° 기울어진 신체를 나타낸다. 이것은 동적 중립이고, 고정 균형에서 0–5° 정도 기울어야 할 것이다.

점프를 한다면, 여러분은 6–10° 까지 몸을 기울여야 할 것이다.

여러분이 걷고 있다면, 약 10° 정도 몸을 기울일 필요가 있다.

연습 10.3

드로잉이나 표기 없이, 중력과 GRF가 이들 두 자세에서 어떻게 이동하는가?

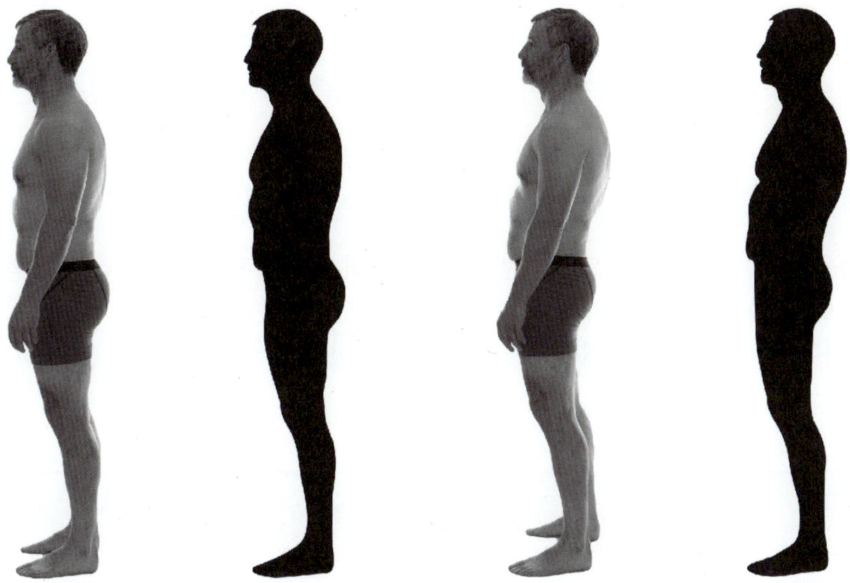

중립 스탠스웨이트 | 트레이닝 이후의 자세

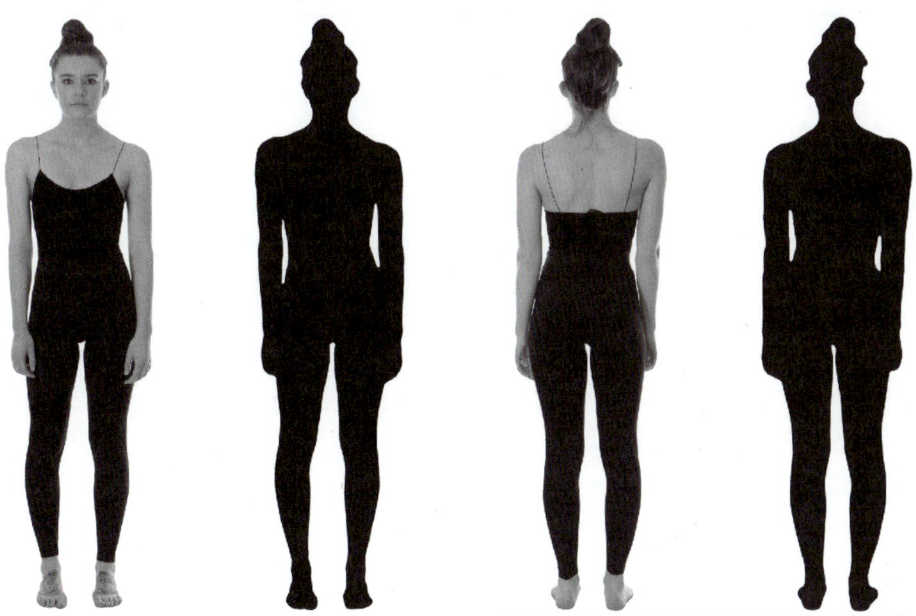

전면 | 후면

여기에서 어떤 패턴이 여러분의 관심을 끄는가? 중력과 GRF가 그녀의 오른쪽 다리를 통과해 아래쪽이나 위쪽으로 이동할 때 중력과 GRF가 취하는 방향은 어느 것인가?

원칙 7: 긴장도, 가동성 및 홀딩 패턴에 대한 정렬과 치수의 관계

긴장도

근육의 긴장도(tone)는 근조직 내 긴장, 유연성 또는 복원성(탄력성)의 존재와 부재를 나타낸다. 긴장도의 정의는 근막의 개념을 포함하고, 또 근막의 긴장이나 복원성이 근육의 기능을 어떻게 결정하는지를 포함해야 한다.

비례 긴장도(긴장도의 비율)는 개인마다 다르다. 비례 긴장도는 골격을 안정화시키고, 각 사람의 가동범위(ROM)에 대해 최적의 기능을 허용하는데 필요한 긴장도의 크기이다.

특정 영역(및 전신)을 위한 적절한 긴장도는 사람의 손상 이력, 연령, 활동 수준, 건강 등과 관련하여 결정된다. 일반적으로 95세 사람의 긴장도와 18세 사람의 긴장도가 같을 것이라고는 기대하지 않을 것이다. 물론 예외는 있다. 현재의 연구에 따르면, 젊을 때부터 웨이트 트레이닝을 계속해온 노년층은 인상적인 근육 긴장도의 유지를 보여주고 있다.

Aston의 긴장도 척도

1	2	3	4	5	6	7	8	9	10	11	12
저긴장					비례 긴장도						과긴장

저긴장(hypotonia)은 조직이 이완되거나, 전신에 비례하는 긴장도가 줄어든 것이다. 저긴장 조직은 느슨하고, 신체를 움직이는 힘에 지나치게 반응하여 불안정해지기 쉽다.

과긴장(hypertonia)은 조직이 지나치게 딱딱하거나, 전신에 비례하는 긴장도가 증가된 것이다. 과긴장 조직은 과도하게 수축되거나 탈수화되어, 운동을 일으키는 힘(신장력이나 형태를 변화시키는 힘)에 복원성이 부족하며, 신체 분절을 지나치게 안정화시킨다. 과긴장의 지속적인 결과와 저긴장의 불안정은 변위를 유발하고 강화시킬 것이다.

단순히 관찰만으로 신체의 과긴장과 저긴장의 크기를 평가하는 것은 어려운 일이다. 긴장도의 정도를 정확히 평가하고자 할 때 촉진 스킬을 추가하는 것이 유용하다.

원칙 7: 긴장도, 가동성, 홀딩 패턴

앞에서 우리는 다음을 관찰했다:

1) 신체 분절이 한 방향으로 변위되었을 때, 다른 분절이 반대 방향으로 변위함으로써 신체 분절들은 균형을 이루거나 상쇄될 수 있다.
2) 이런 균형/반대 균형은 변위와 같은 방향에서는 변위 분절의 치수를 증가시킬 수 있고, 반대 방향에서는 분절의 치수를 감소시킬 수 있다.
3) 변위와 균형의 관계는 긴장도의 영향을 받는다. 아래 사진에서, 클라이언트는 뒤쪽 변위가 거의 없고 앞쪽으로 상당히 기울어져 있다. 그녀는 어떻게 이것을 할 수 있지? 사람은 일반적으로 이 자세를 취하기 위해 발가락을 움켜 잡고, 또 뒤쪽 근육의 긴장을 증가시킴으로써 균형을 이룰 수 있다.

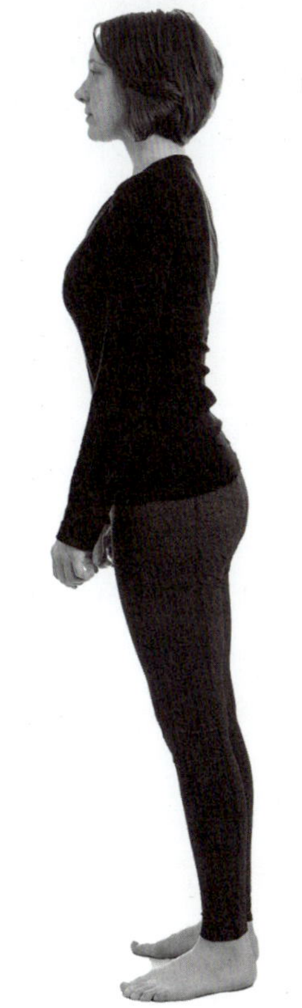

종종 관절이 압박되는데, 그 이유는 저긴장성(관절을 안정화시킬 만큼 긴장도가 충분하지 않다)이 감소되었기 때문이다. 여러분이 운동과 운동 교육을 추가하면(클라이언트에게 중력과 GRF을 사용하여 중립 자세의 향상을 가르쳐줌), 그 결과로 분절의 길이가 증가될 수 있다. 이것으로 인해 관절의 압박이 완화되고 주변 조직의 긴장도가 증가될 수 있다. 이런 결과는 어떤 근력운동이나 도수치료 기법을 따르는 것이 가장 좋을지 결정하고 우선순위를 정할 수 있는 최상의 시작점을 만든다.

변위나 과긴장에 의해 압박이 일어난 관절에 근력 운동을 시작하면, 부가적인 스트레스나 압박이 초래될 수도 있다. 느슨한 조직에 적용되는 너무 과한 도수치료는 이 조직을 더욱 저긴장으로 만들어 스트레스를 증가시킬 수 있다.

Aston의 이론과 개념: 파트 3

가동성에 대한 정렬과 치수의 관계

가동성은 특정 관절에서 일어나는 가동범위(ROM)의 크기이다. 그것은 신체의 현재 상태와 관련하여 연속적인 움직임에서 관찰될 수 있다.

Aston의 가동성 척도

1	2	3	4	5	6	7	8	9	10	11	12
저가동성					비례 가동성						과가동성

비례 가동성은 관절에서 일어날 수 있는 움직임의 크기이며, 개인의 연령, 건강 및 상태 등과 같은 요소를 고려할 때, 비례 가동성은 관절의 정상 기능과 일치한다.

저가동성은 제한된 ROM이며, 힘에 반응하여 움직이는 능력이 감소된다.

과가동성은 증가된 ROM이며, 불안정을 초래할 수 있다. 관절이 과가동하면, 변위가 쉽게 일어나서 손상의 위험이 증가된다.

긴장도와 가동성의 조합

저가동증은 과가동증에 의해 종종 동반된다(감소된 긴장도가 너무 많은 움직임을 장려한다).

과가동증은 저가동증에 의해 종종 동반된다(증가된 긴장도는 그 관절의 움직임을 제한할 수 있다)
하이퍼토니아는 종종 저가동성을 동반한다(긴장도가 증가하면 관절의 움직임을 제한할 수 있다).

강해지고 싶은 사람들은 빠른 결과를 얻기 위해 종종 심한 운동 프로그램을 수행한다. 그러나 만약 그들이 손상된 자세에서 운동을 수행하면(예: 압박된 견관절이나 고관절), 이런 신체 사용 패턴은 이 관절에 심한 전단력을 발생시킬 수 있다. 시간이 경과하면, 이것은 통증과 ROM 감소를 야기할 수 있고, 관절면의 마모를 초래할 수 있다.

치료사들이 이런 아이디어로 근육의 긴장도(낮거나 높은)와 가동성의 조합에 가장 유용할 수 있는 변화와 방법들을 평가하고 제안할 수 있을 것이다.

예시

A) 보다 **중립의 자세**는 족관절에서부터 슬관절과 고관절 까지 일정한 근육의 긴장도와 가동성을 생성한다.

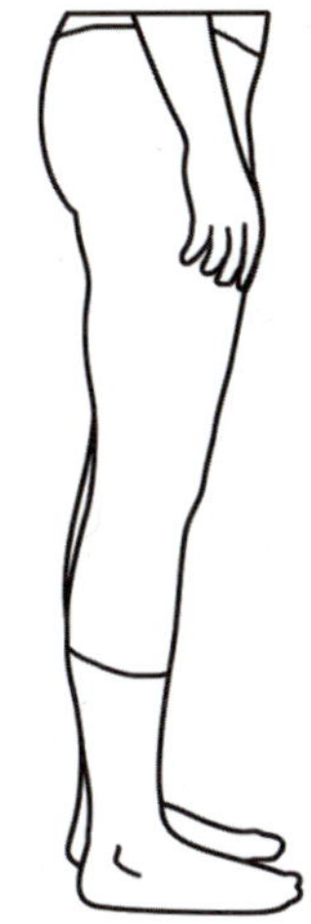

B) **굴곡된 슬관절 자세**는 긴장도를 증가시키고, 관절의 가동성을 감소시킨다.

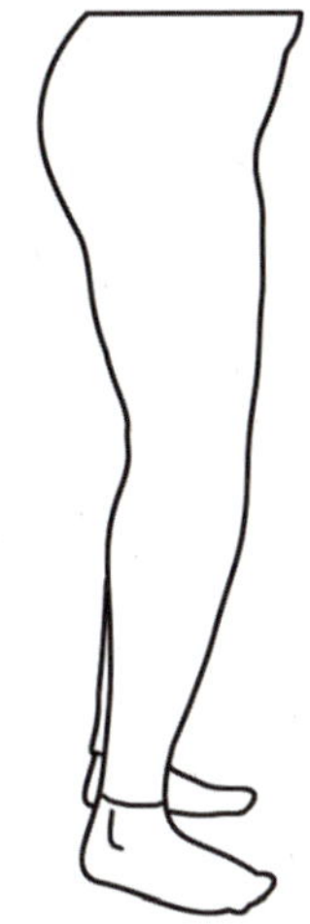

C) **과신전**되거나 **강하게 안정화된 슬관절 자세**는 일정하지 않은 긴장도와 관절 가동성을 만든다. 대퇴골에 대한 경골의 변위는 심한 전후 스트레스를 유발한다.

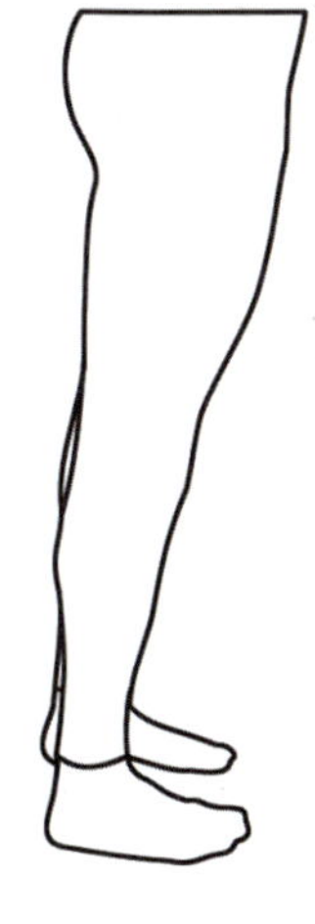

저긴장/과긴장과 가동성의 조합

중력의 당김과 관련해 고관절의 과가동성/저가동성을 관찰해 보자.

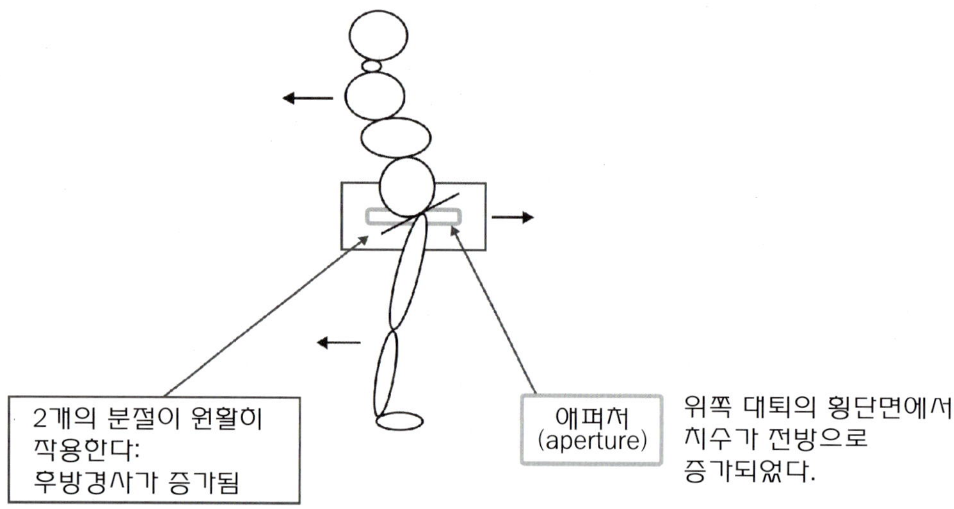

그림은 골반이 후방경사되고 다리와 고관절이 전방으로 이동된 것을 보여준다. 이들 배치 방향이 바뀌는 지점을 확인해 보자: 특히, 고관절, 가슴 및 목이지만, 각 분절에서도 방향이 바뀐다. 전방에서 후방 이동은 전단력을 생성한다.

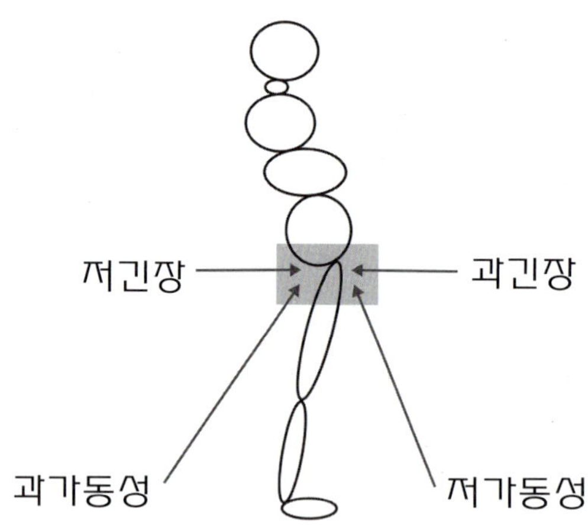

신체 배치, 과긴장/저긴장, 그리고 과가동성/저가동성이 어떻게 패턴을 강화하는지를 관찰해 보자. 하나의 예시로써 중력은 대퇴와 고관절을 전방으로 이동하고, 대퇴골두를 가동범위의 끝지점으로 밀어서 예각으로 만들 것이다. 이 자세의 결과는 고관절을 전방으로 과도하게 안정화시킬 것이다. 중력은 가슴을 아래쪽과 후방으로 당길 것이다. 골반 뒤쪽 근육의 긴장도 감소는 대퇴를 전방으로 계속 밀 것이다. 이것은 전방에서 고관절을 저가동시킬 것이고, 반대로 후방에서 과가동시킬 것이다.

노인의 경우, 이런 과가동성은 고관절의 아탈구를 초래할 수 있다. 고관절 성형술을 받은 사람은 특히 보행 시 주의해야 한다.

연습 10.4

이 패턴을 관찰해 보자. 이들 배치를 만들었던 긴장도와 가동성의 조합을 상상해 보자.

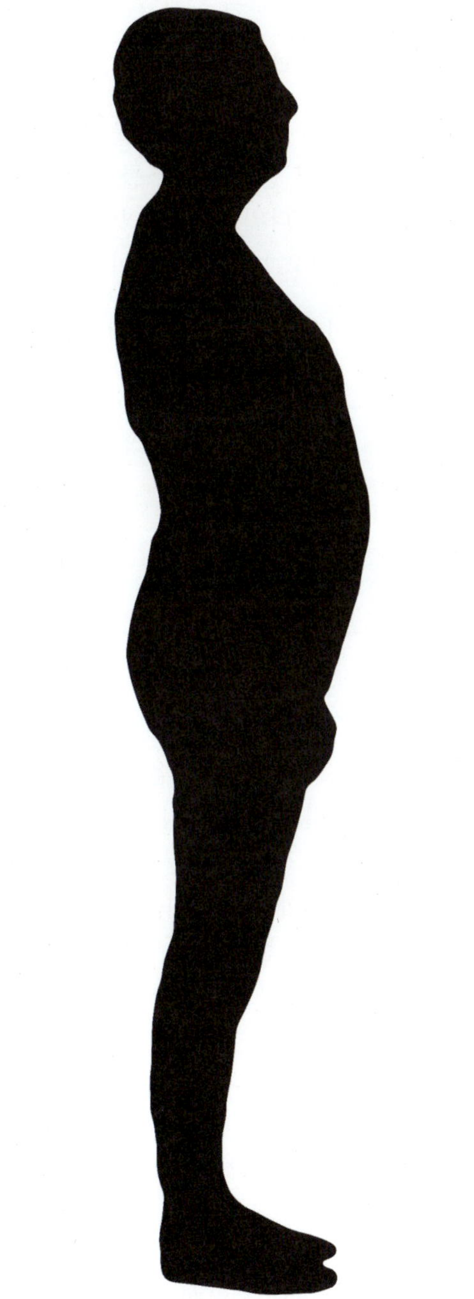

기능적 홀딩 패턴과 구조적 홀딩 패턴의 연속체

클라이언트들을 수 년간 치료해 오면서, 머리 속에 남아 있는 미스터리 중의 하나는 어떤 사람들이 다른 사람들보다 신체 패턴의 중요한 변화를 더 빠르게 이루었는가?였다. 어떤 클라이언트들은 단 한 번의 치료로 큰 변화를 겪었지만, 또 다른 어떤 클라이언트들은 약간의 변화를 위해 6번의 바디워크 치료를 받아야 했다.

때때로, 간단한 명상 운동이 한 사람의 홀딩 패턴과 다른 사람의 교란을 변화시켰다. 무슨 일이 있었던 건가?

나는 움직임이 클라이언트의 홀딩 패턴을 어떻게 변화시켰는지를 평가하기 시작했다. 보다 효율적으로 신체 사용 방법을 배움으로써 그들의 과거 자세가 만들어 낸 스트레스를 줄일 수 있다. 움직임만으로도 주변 조직의 회복, 유연 및 연결성을 더해 주는 것 같다. 만약 바디워크로 한 영역의 근막 유착을 치료하고, 다른 영역을 통해 변화를 주었다면, 강한 변화가 전신에 걸쳐 느껴지고 보여졌을 것이다.

나는 보다 기능적이었던 홀딩 패턴과 구조적이었던 홀딩 패턴 사이에 차이가 있어야 한다고 생각을 했다.

Aston의 홀딩 패턴 연속체

1	2	3	4	5	6	7	8	9	10	11	12
기능적											구조적

이 척도의 왼쪽 아래에 있는 낮은 숫자는 기능적 홀딩 패턴을 나타내고, 점차 구조적 홀딩 패턴으로 진행한다.

기능적 패턴은 마감일에 맞춰 일하거나, 나쁜 소식, 정원 일을 너무 많이 하거나, 체육관에서 아들을 따라잡으려고 하는 등의 단기적 스트레스에서 생길 수 있다. 기능적 패턴은 단순히 누군가의 자세 패턴일 수 있는데, 이것은 시간이 지남에 따라 중력의 효과와 긴장도의 부족으로 인해 강화될 수 있다. 이런 기능적 패턴은 1–3 점 사이에 위치된다. 점수가 4점이 되면, 클라이언트는 긴장의 패턴을 풀기 위해 그들이 좋아하는 것을 하는데 한 번 이상의 치료, 1회 이상의 휴식, 또는 며칠 이상의 시간이 필요할 수 있다. 중간 점수에 도달하면, 클라이언트는 패턴에서 벗어날 수 있는 능력을 잃어버린다.

긴장 패턴이 더욱 설정되고 점수가 높아지면(9–12점), 홀딩 패턴에 대한 많은 계층(layer)과 보상이 존재할 가능성이 높다. 이들 클라이언트는 그들의 제한을 해결하기 위해 많은 치료, 강좌 및 운동을 해야 할 것이다.

얼음 위에서 미끄러져 타박상이나 골절을 입을 수 있다. 만약 이 사건이 여러분의 신체 패턴을 변화시켰고 시간이 많이 흘렀다면, 기능적 홀딩 패턴은 빠르게 구조적 패턴으로 향해 갈 것이다. 여러분의 이웃이 주말에 헛간을 짓고 있는 것을 돕다가 발생하는 홀딩 패턴은 구조적 홀딩 패턴 쪽으로 점수가 올라갈 것이다. 습관적인 부정정렬 패턴은 시간이 경과하면 구조적 홀딩 패턴으로 바뀌는 경향이 있다.

이들 유형의 홀딩 패턴을 가진 나의 경험은 흥미로웠고, 기능적 홀딩 패턴에서 구조적 홀딩 패턴에 이르는 연속체에 대해 더 많은 생각을 하게 만들었다. 가끔이 연속체는 기능적으로 시작한다. 예를 들어, 우리가 '체형화'를 결정했을 때이다. 우리는 매일 우리의 운동 프로그램을 시작하고, 운동으로 몸이 달아오르는 것을 느끼고, 근육이 발달하는 것을 본다. 그러던 어느 날, 우리는 4.5kg의 무게를 들어 올리다가 엄청난 통증을 경험하게 된다. 이것이 발생할 수 있는 이유들은 많지만, 운동 후 잘못된 정렬을 해결하지 못한 것에서 올 수 있다. 매일 우리의 몸이 더 많은 압박을 받게 된다. 우리가 만들고 있는 보상이 노력과 인내의 증가를 조정하기 위해 우리의 중립 정렬 패턴을 손상시킬 수 있다고 우리의 몸은 말해 준다.

누군가가 기능적 홀딩 패턴을 아주 빠르게 해결할 수 있다면, 그들은 좋아 보일 것이다. 이들 패턴이 축적되면 , 그들은 조직내에 남아서 구조적 홀딩 패턴으로 바뀔 수 있고, 반드시 느리게 축적되는 것은 아니다. 교통사고, 심각한 낙상, 외상, 신체 학대는 즉시 구조적 홀딩 패턴으로 바뀔 수 있다. 가끔 어떤 사건은 평생 지속될 수도 있다.

나는 바디워크가 장기간의 구조적 홀딩 패턴을 빠르게 해결할 수 있는 하나의 방법임을 알았다.

보상

보상은 균형, 공간 또는 특정 한계의 부족을 조정하기 위해 신체가 만들어내는 조절이다. 보상은 제한을 극복하기 위해 종종 무의식적으로 일어난다. 보상은 분절 변위를 증가하거나 감소시킬 수 있고, 다른 분절을 작용하지 않거나 지지를 제공할 만큼 충분히 작용하지 못하면서 한 영역을 과도하게 작용할 수도 있다.

신체가 움직이기 때문에, 균형은 일정하게 유동적이다. 균형은 움직이는 습관, 반복되는 행동이나 활동, 그리고 특정 한계에 의해 영향을 받는다. 발가락 골절이나 발목 염좌 때문에, 체중 부하를 제대로 할 수 없으면, 신체는 기능과 균형을 유지하기 위해 보상을 하게 된다.

때때로 충격적인 외상의 원인이 정서적 반응(예, 상실, 두려움, 분노)을 일으킨다. 이것의 예는 정서적이든 신체적이든 원래의 원인이 신체의 반응을 일으키는 작용이고, 이것에 의해 보상의 필요성이 일어난다.

부정정렬을 일으키는 신체적 이력과 정서적 이력을 신체가 다양한 방법으로 흡수한다. 하나의 선택은 분절을 제자리에 유지하고 균형을 잡기 위해 근육의 긴장도를 증가시키는 것이다. 다른 선택은 부정정렬된 분절을 지지하거나 강화하기 위해 근막 구조물에 유착을 형성하는 것이다. 이들 두 가지 선택 모두는 관절 주변에 불균등한 장렬과 톤을 초래할 것이고, 이것은 다시 불균등한 움직임 패턴을 초래하여 좌상을 일으킬 수 있다. 종종 불균등한 장력과 긴장도는 사진에서 볼 수 없지만, 촉진될 수 있다. 우리는 근막 제한, 긴장도의 증가와 감소, 그리고 관절의 과가동성과 저가동성을 느껴보도록 치료사를 가르친다.

이 책의 전반에서 볼 수 있듯이, 친숙한 시나리오로 써 한 분절의 변위가 다른 분절의 반대 균형을 요구할 수 있다.

예를 들어, 골반이 오른쪽 방향으로 이동한 것을 볼 때, 여러분은 어깨/상부 가슴이 반대 방향으로 이동하는, 것을 볼 수 있다. 이런 반대 균형은 신체 분절의 전반적인 균형을 유지하기 위해 종종 일어난다.

우리는 한 분절을 반대 방향으로 변위시킴으로서 다른 분절과의 반대 균형에 대해 이야기해 왔다. 분절 변위를 반대 균형(상쇄)시키는 다른 방법은 다른 분절의 장력이나 톤을 증가시키는 것이다. 예를 들어, 나는 반대 균형을 위해 가슴을 뒤쪽으로 이동시키기 보다는 골반을 앞으로 옮길 수도 있다. 나는 좋은 자세나 올바른 정렬로 나를 유지하기 위해 복부 근육의 긴장도를 증가시킬 수 있다.

Aston의 이론과 개념: 파트 3

강사나 치료사를 위한 장기 목표는 신체 분절의 중심 균형을 회복하기 위해 그들을 촉진하는 것이다. 예를 들어, 신체에 불필요한 비대칭이나 불편을 일으키는 홀딩 패턴을 어느 정도 줄이기 위해 바디워크나 운동 교육을 제공하는 것이다. 치료 계획은 향상을 유지하기 위해 불필요한 노력을 하지 않고 신체의 좌·우를 보다 균형되게 만드는 것이다.

대칭성은 종종 균형이라는 용어와 연결된다. 이것은 분절의 정렬이 마치 거울을 보듯이 정중선에서 양측으로 동일하다는 것을 의미할 수 있다. 균형은 동일하지 않거나 반대되는 힘들이 서로를 상쇄시키는 방법을 의미할 수 있다.

나는 **균형**을 '순간순간 비대칭적 차이를 보상하는 것'이라고 정의한다.

대부분의 신체는 균형을 이루고 있는 것이 분명해 보이는데, 이것은 신체 보상을 통해 서 있을 수 있다는 의미이다. 그러나 이것은 장기간이나 단기간 동안 최상의 정렬을 만들지 못할 것이다. 인생의 경험은 확실히 이상적이라고 생각하는 것들로부터 우리를 어느 정도 벗어나게 하는 구체적인 결과를 전해 주는 방법을 가진다. 일반적으로, 향상(개선)을 찾아내는 방법이 항상 있다고 나는 생각한다.

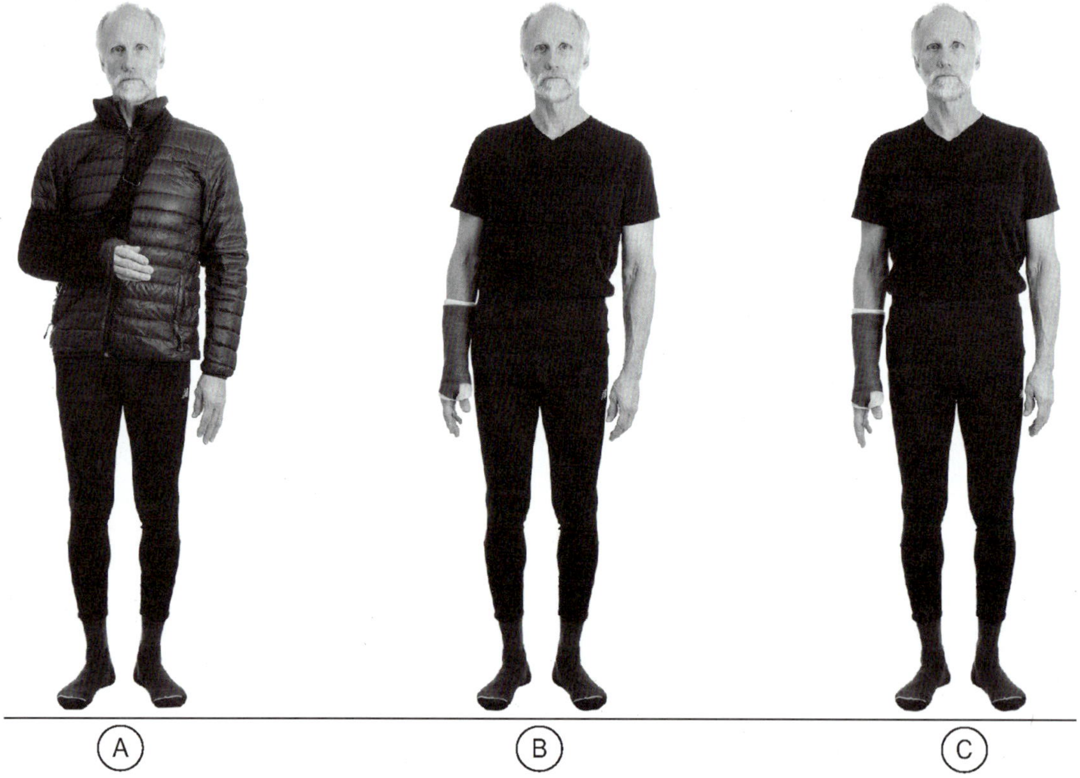

예시

A) 3미터 높이의 사다리에서 떨어진 클라이언트의 모습이다. 팔의 굴곡을 유지하기 위해 기브스를 팔꿈치 위까지 적용했다.

B) 이것은 두 번째로 적용된 기브스이다. 여러분은 반대균형을 이루기 위해 첫 번째 기브스로부터 가슴을 왼쪽으로 이동하고 있는 경향을 볼 수 있다.

C) 몇 주가 지난 후, 여러분은 낙상으로 인한 패턴을 그가 어떻게 중화시키고 있는지를 볼 수 있다.

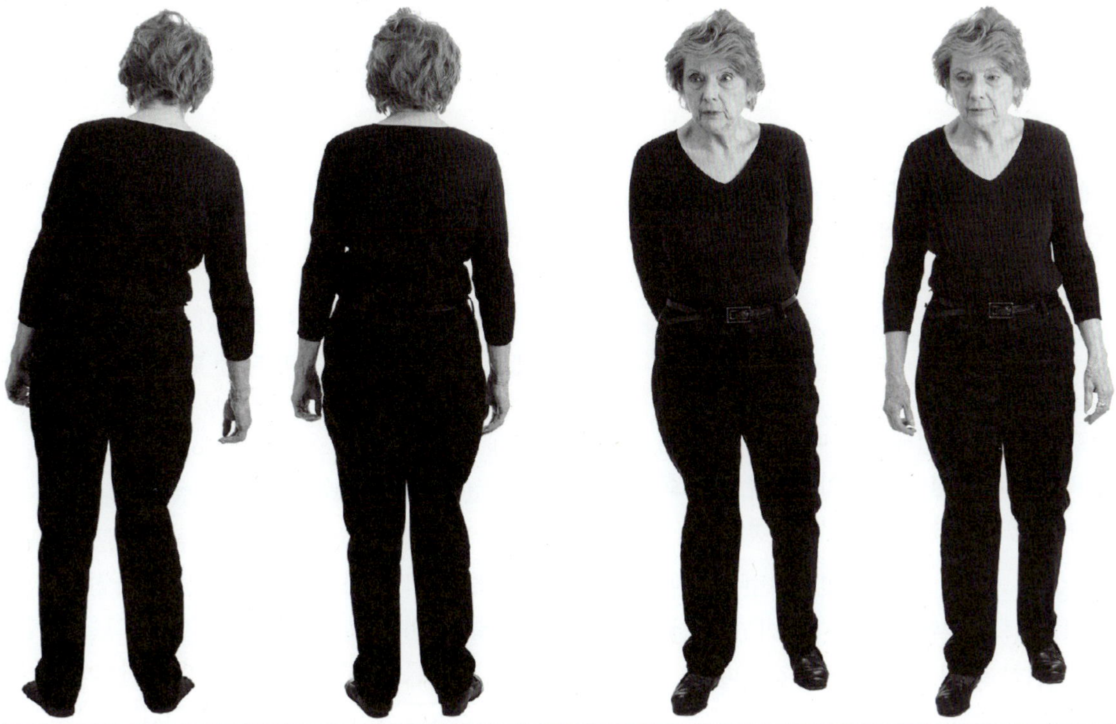

9살 때, 이 클라이언트는 오른쪽 다리에 심각한 제한을 갖는 질병을 경험했다. 질병으로 인한 결과는 오른쪽 다리의 길이가 짧아진 것이다. 그녀는 치료를 시작했고, 치료를 통해 진전되었을 때, 그녀는 보행 시 신체를 최상으로 사용하는 방법을 통해 약간의 보상과 새로운 능력을 가졌다. 그녀의 신체적 이완은 새로운 가동범위를 갖게 만들었다.

A1과 B1: 그녀의 다리 길이를 잘 살펴 보자. 오른쪽 발을 앞으로 내디뎠을 때, 보상하기 위해 상부 체간을 오른쪽으로 변위하는 것을 확인해 보자.

A2와 B2: 그녀의 다리 길이 차이를 보상하기 위해 신발 안에 인솔을 적용하면, 오른 다리의 높이를 거의 균등하게 내디딜 수 있었고, 상부 체간의 변위도 감소되었다. 힘들게 보행하지 않고, 보행을 할 때 이런 보행 패턴이 그녀에게 에너지와 근력을 제공했다.

Aston의 이론과 개념: 파트 3

균형잡힌 자세의 긍정적 효과

1) 신체 분절의 배치는 관절에 최적의 ROM을 허용한다.
2) 신체의 체중부하가 수직에 가까울 때, 신체는 중력과 GRF의 압박력과 견인력을 긍정적으로 이용할 수 있다.
3) 근육 사용에 대한 효과는 신체 전반에 보다 균등하게 분포될 것이다.
4) 3개의 치수가 보다 적절해지기 때문에, 분절의 내적 크기가 더욱 적절해질 것이고, 이것은 호흡, 소화 및 순환 등의 기능을 향상시킬 것이다.
5) 근육의 긴장도는 신체 분절을 지지하고 구조물을 안정화시킬 만큼 충분히 강하다. 그리고 완전 가동범위를 위한 복원성도 좋아질 것이다.

여러분의 관찰 스킬이 더욱 정확해지면, 여러분은 각 클라이언트가 자신만의 균형잡힌 자세를 찾을 수 있을 때를 인지할 수 있다. 이런 균형은 지속적으로 움직일 것이고, 순간순간 바뀔 것이다.

신체가 이상적인 자세에 가까워질수록, 위치, 공간, 노력, 움직임 및 생리적 기능 등이 더욱 좋아질 것이다. 이런 관계의 결과를 통해 여러분은 자각, 지지, 안정성, 복원성 및 가동성의 증가를 느끼는 능력뿐만 아니라, 사고와 정서를 충분히 표현할 수 있는 가능성을 가질 것이다.

때때로 신체 패턴은 정확한 표현의 반영이 될 수도 있고 아닐 수도 있는 형태를 만든다. 예를 들어, 슬픔을 경험한 사람들은 구부정한 자세를 취할 수 있다. 아마도 그들은 몇 년전에 이런 자세를 취해 왔을 것이고, 여전히 남아 있을 수 있다. 때때로, 사람들은 누군가의 패턴을 해석하고 그들을 연관시켰을 것이다. 사람들은 그들 자신만의 복잡성을 가진다. 심지어 사람들이 비슷한 경험을 했더라도, 그들 경험의 방법, 시기 및 내용이 각 사람마다 아주 다르고 독특한 결과를 만들기 위해 조합할 것이다.

오래된 패턴의 유지를 줄여주고, 그들 스스로 표현할 수 있는 더 많은 자유를 가질 수 있도록 학생이나 클라이언트를 항상 촉진하고 있다.

CHAPTER 11 '관찰하기'를 여러분의 직무 안에 통합하기
(Integrating seeing into your practice)

신체적 이점

사람들은 외상, 손상, 수술과, 그리고 신체 사용과 습관적 표현으로 인한 축적된 스트레스의 부정적 효과를 해결하기 위해 바디워크 치료를 받는다. 그들은 이것들의 누적된 효과가 현재의 용이성, 근력 및 유연성에 영향을 주고, 결과적으로 그들의 장기적 삶의 질을 좌·우하고 있음을 알고 있다. 많은 바디워커들은 클라이언트의 신체 패턴에 대해 그들에게 가르칠 때 Aston의 '관찰 기법'이 얼마나 도움이 되는지를 알고 있다. 그런 다음 치료사들은 교육할 수 있고, 단독 문제만 고치는 것이 아니다.

치료사들은 Aston의 관찰하기 스킬을 다음과 같이 말한다:

1) 치료의 우선순위를 정하거나 순서를 결정함으로써 진단을 촉진한다.
2) 한 신체 분절과 다른 신체 분절의 손상된 관계를 인식하는 스킬을 정제하기 위한 시스템을 제공한다.
3) 활동을 수행하는 동안, 과도하게 이용되거나 또는 적게 이용되는 신체 영역에 대한 정보를 제공한다.
4) 이들 개념과 다른 학습된 기법을 적용하고 통합하는데 도움을 준다.
5) 통증의 재발을 방지하기 위해 효율적인 기능적 움직임 패턴을 교육하고 치료하는 물리치료사를 돕는다.
6) 뻗기 활동을 촉진하는 적절한 선 자세의 기저면처럼, 특정 과제를 위해 신체의 적절한 지지를 설정하는 치료 계획을 디자인할 수 있도록 도움을 준다.
7) 엘리트 선수에서부터 신경학적 또는 신체적 장애 환자까지 모든 사람에게 적용된다.
8) 보다 효과적인 중재를 위해 클라이언트의 신체 패턴과 그것이 그들의 증상에 어떻게 기여하는지를 분석하고 식별하는 작업치료사의 능력을 확장시킨다.
9) 기존의 한계를 존중하면서 환자나 고객에게 신체의 적절한 사용을 교육하기 위한 치료 시간의 효율적인 사용을 지원한다.
10) 인과관계를 보여주는 각 분절을 전인적으로 관찰하는 클라이언트의 능력을 증가시킨다. 이것은 일상생활동작을 방해하는 결손을 확인하고 치료할 수 있도록 돕는다.
11) 압박되고, 과도하게 신장되고, 치수의 감소가 일어나고, 과가동성 또는 저가동성이 있는 근골격계의 영역을 확인하도록 돕는다.
12) 신체 패턴이 피로, 과사용 증후군 및 통증에 어떻게 기여하는지를 입증하도록 돕는다.
13) 연부조직 제한과 신체 정렬 사이의 관계를 잘 이해하고 의사소통하도록 돕는다.
14) 정렬을 개선하고, 좋은 자세를 안정화시키고, 근력을 증가시키고, 또 기능을 향상시키기 위해, 클라이언트의 근육의 긴장도를 증가하거나 감소시킬 필요가 있는 곳을 개인 트레이너가 보도록 돕는다.
15) 개인의 고유 구조 패턴을 기반으로 한 운동 설계를 돕고, 손상의 위험을 감소시킨다.
16) 운동을 하기 전에 개별 패턴을 관찰하고, 또 운동이 그 패턴을 어떻게 변화시키는지를 관찰함으로써, 신체 패턴을 관찰하는 능력과 클라이언트가 적절한 체형개선을 달성할 수 있도록 돕는 능력을 증가시킨다.

'관찰하기'를 여러분의 직무 안에 통합하기

심리적 이점

심리치료사들은 신체적(또는 자세적) 표현과 사람의 내부 현실(또는 정신 세계)과의 관계를 이해함으로써 클라이언트의 진전에 도움을 줄 수 있다고 했다. 정렬과 치수를 조합하여 신체에 그 형태를 부여하는데, 이것은 역사, 인성, 의사소통 스타일의 요소를 반영하거나 저장할 수 있다. 심리치료사들은 신체 패턴으로 자신 스스로를 강화하는 경험이나 행동의 고리 속에 갇혀 있는 클라이언트를 종종 본다. 정렬과 치수의 측면에서, 자기표현(self-expression)을 인지하는 능력은 다음 상황에서 유용할 수 있다:

1) 사람을 부분적으로 보는 것이 아니라 전체적으로 보고 치료할 수 있는 가이드라인을 제공할 때.
2) 특정 감정 상태의 표현이나 신체에 대한 자기 이미지의 표현을 확인하고 통합할 때 (예: 두려움이나 슬픔과 같은 내적 패턴과 분노와 같은 외적 표현을 구분하기 위해).
3) 신체 패턴이 치료되었거나 또는 치료되지 않은 역사적인 순간을 어떻게 표현할 수 있는지를 보여줄 때.
4) 익숙한 신체 패턴이 새로운 표현이나 경험을 어떻게 제한하는지를 인지할 때.
5) 심리치료 과정을 촉진하기 위해, 언제 환자를 신체 패턴에 대한 치료로 의뢰해야 하는지를 치료사가 알도록 도울 때.

자세 관찰을 위한 추가적인 정보

클라이언트에게 다양한 방법으로 선 자세를 취하도록 요구하면, 훨씬 더 많은 통찰력을 얻을 수 있다. 클라이언트에게 다음 사항을 요구하자:

1) 최상의 자세로 선 자세를 취하도록 주문한다. 이것은 학습된 자세를 보여준다.
2) 캐주얼 스탠스로 서 달라고 주문한다. 이것은 보상의 경향을 보여준다.
3) 체중을 양 발에 두고 평소처럼 서 달라고 주문한다. 이것은 체중이 왼발이나 오른발, 또는 발꿈치나 발의 볼 부위 중 어느 곳으로 더 집중되는지를 보여준다.
4) 눈을 감고 선 자세를 취하도록 주문한다. 이것은 클라이언트가 눈을 사용하지 않고 선 자세를 취할 때의 균형 변화를 보여준다.

사진과 비디오 사용하기

시각적 참고 자료는 치료사와 클라이언트 모두에게 유용하다.

1) 치료사에게 주는 이점:
   a) 기준점으로서 치료를 시작할 때 4개의 관찰 측면에서 자세를 기록할 수 있다.
   b) 클라이언트의 치료 기간 전반에 걸쳐 변화를 비교할 수 있다.
   c) 치료가 끝났을 때의 결과를 기록할 수 있다.
   d) 치료의 다음 단계를 결정하고, 간과해 왔던 영역을 나타낼 수 있는 결과의 경향을 관찰할 수 있다.
2) 클라이언트에 주는 이점:
   a) 치료의 참여를 독려할 수 있다.
   b) 클라이언트의 교육. 자신들의 측면 관찰이나 후면 관찰을 확인할 수 있다. 이것은 종종 눈을 뜨는 경험이다. 일부 클라이언트들은 자신의 사진을 보고 싶어하지 않는다. 이런 경우에는, 클라이언트의 중요한 시각적 변화가 일어날 때까지 그들의 사진을 여러분의 파일 속에 보관하는 것이 더 낳을 수 있다. 만약 그들이 원한다면, 차이점을 관찰할 수 있도록 사진을 보여준다. 만약 클라이언트가 자존감이 낮거나 너무 자기 비판적이라면(그들의 신체를 부정적으로 보는 클라이언트 경우에만), 여러분은 사진 대신에 그들을 보여줄 수 있는 구형 신체도를 만들기 위해 트레이싱 용지를 사용할 수 있다.

‘관찰하기’를 여러분의 직무 안에 통합하기

사진을 사용하는 다양한 방법

A) 분절 윤곽도를 그리고 정렬과 치수를 관찰하기 위해 트레이싱 용지를 사용한다. 이것은 추상적인 신체 드로잉을 만든다.

B) 변위를 쉽게 확인하기 위해 치실을 다림줄로 사용한다.

C) 신체 차트에 배치와 치수를 표기하거나 배치와 치수를 표기하기 위해 트레이싱 용지를 덧씌운다. 표기를 신체 차트에 옮긴다.

D) 클라이언트가 균형을 어떻게 잡을 수 있는지를 다른 관점에서 보기 위해 마치 머리로 물구나무서기를 하듯이 사진을 거꾸로 배치하고, 그들이 앞쪽으로 넘어질 것인지 아니면 뒤로 넘어질 것인지를 물어본다.

E) 신체의 나머지 부분을 종이로 덮고 한 분절(예, 머리나 발)만 관찰한다. 여러분은 종이를 위로 올릴 때 (한 번에 한 분절씩), 다른 분절이 어떤 자세를 취하는지를 상상하거나 그려보자. 사진과 여러분의 드로잉을 비교해 보자.

F) 차트나 투명 용지에 있는 분절 중심들을 연결하지 않고, 사진 위에다 선을 직접 연결해 보자. 나중에 여러분은 이 선을 신체 차트에 옮길 수 있다.

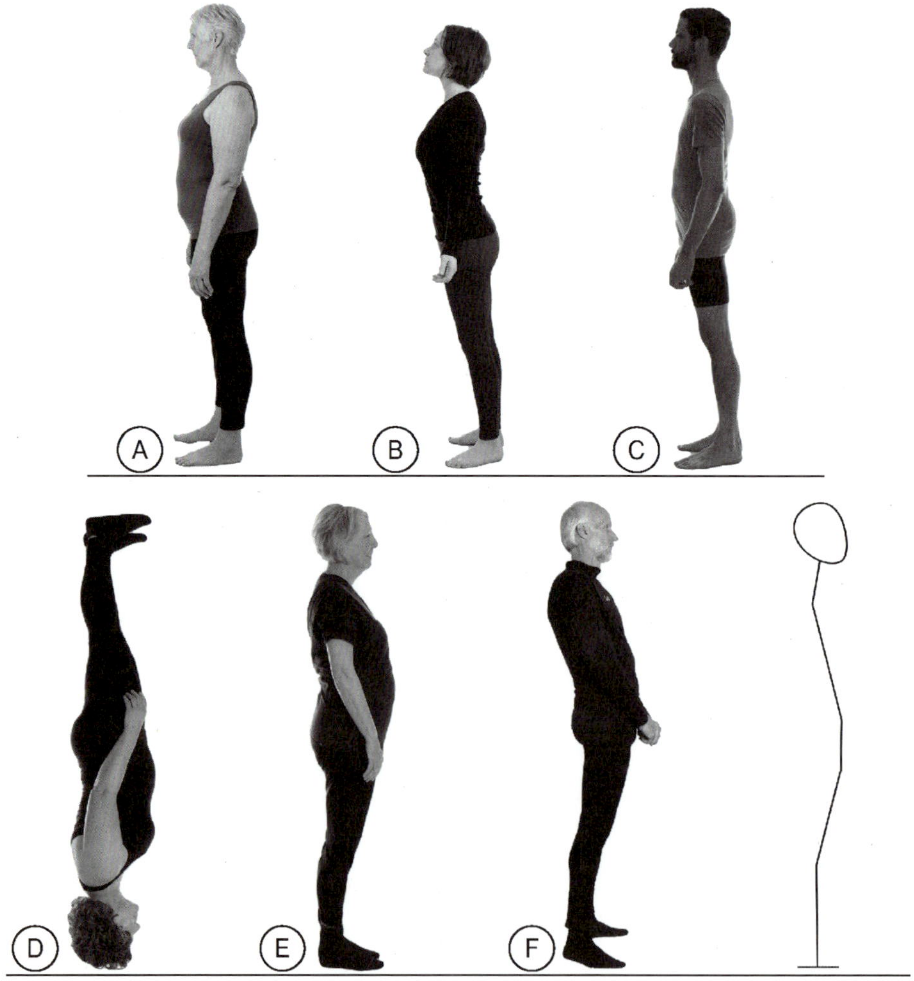

치료 순서 흐름도

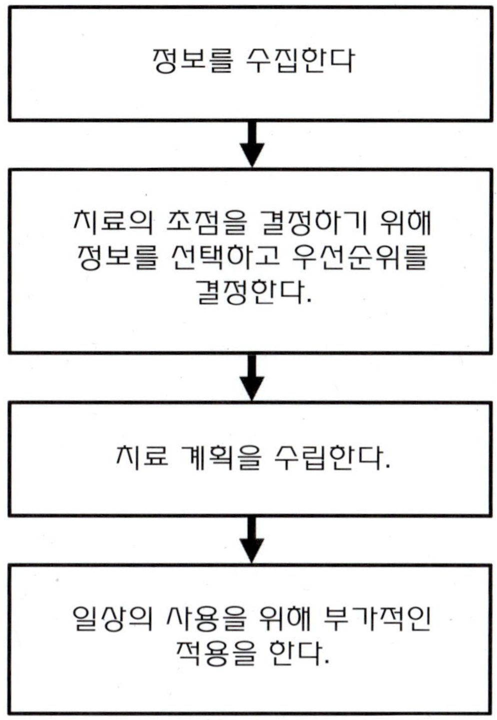

관찰 순서

다음은 여러분이 수집하는 정보를 순위 결정하고 요약할 수 있도록 돕는 제안 순서이다.

1) 어느 관점의 관찰이 여러분께 대부분의 정보를 제공했는가?

2) 여러분의 관심을 끄는 첫 번째 영역(영역 1)은 무엇인가?

3) 영역 1과 다른 신체 분절(영역 2)의 관계는 무엇인가?

4) 전신과 그들 영역과의 관계는 무엇인가?

5) 위의 결과가 치수에 어떤 영향을 주는가?

6) 정렬이나 치수에 관련해 톤과 가동성이 신체에 어떤 영향을 주는가?

7) 이런 패턴을 가진 클라이언트에게 어떤 어려움이 있는가?

8) 이 정보가 클라이언트의 관심, 이력, 증상, 강좌 및 운동과 어떻게 관련되는가?

'관찰하기'를 여러분의 직무 안에 통합하기

샘플 치료 순서와 양식

이 치료 순서는 여러분의 치료 회기, 강좌 및 운동을 디자인할 때 유용할 수 있다.

1) 정보 수집
   a) 클라이언트의 관심: 흥미, 동기 부여.
   b) 이력: 과거 부상, 수술, 구조적 한계, 현재 증상과 신체 사용(예: 운동선수, 어머니, 직업)
   c) 사전 테스트 : 서기 자세, 보행, ADL, 굽히기와 들기
      치료사를 위한 선택:
         사진 – 4개 관점의 관찰
         비디오 – 2개 관점의 관찰
         비디오 동작 – 서기, 굽히기, 테니스 서브 동작, 골프 스윙 동작, 보행 등
      클라이언트를 위한 선택:
         치료 이후 비교를 위한 자세나 기능의 초기 자각.
   d) 촉진과 신체 맵핑(우리는 이들 부가적인 스킬을 추가할 수 있도록 치료사를 훈련시킨다).
   e) 신체 차트의 표기법: 관찰을 확실히 하고, 전신 패턴이 정확하게 평가되고 표기되도록 하기 위해, 그리고 시각적 기록을 클라이언트에게 보여주기 위해.

2) 치료 초점과 계획을 결정하기 위해 정보를 선택하고 우선 순위를 정한다.

3) 치료 계획
   a) 목적
   b) 내용:
      모달리티
      바디워크
      운동
      ADLs
   c) 결과: 사후 테스트(사전 테스트와 비교)

4) 일상 사용을 위한 부가적인 적용: ADL, 스포츠 등

5) 요약(클라이언트를 위해; 변화를 유지하기 위해 구체적이고 간단한 큐잉으로 고정한다).

치료 양식의 샘플

환자 이름　　　　　　　　　　　　　　　　　　　　　　　　날짜 :

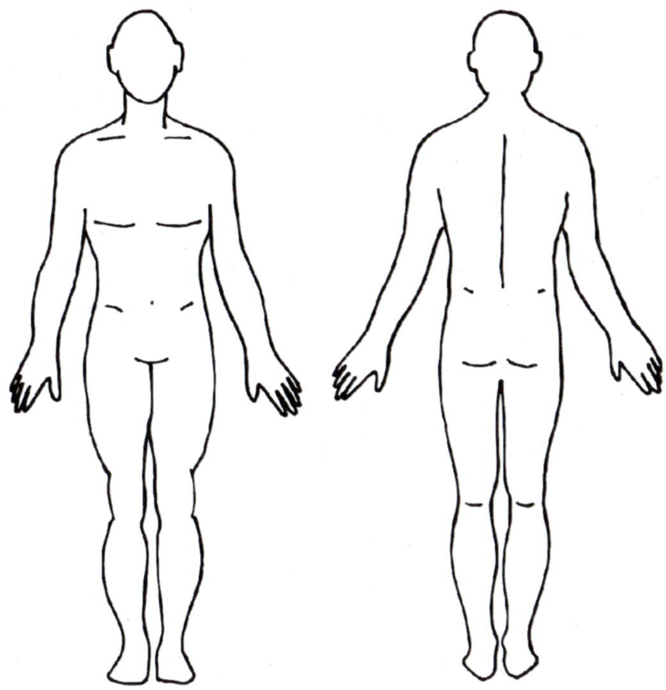

주관적(클라이언트의 초점): 불편이 있는 영역을 표시한다.

객관적(정렬, 치수 등에 대한 여러분의 관찰):

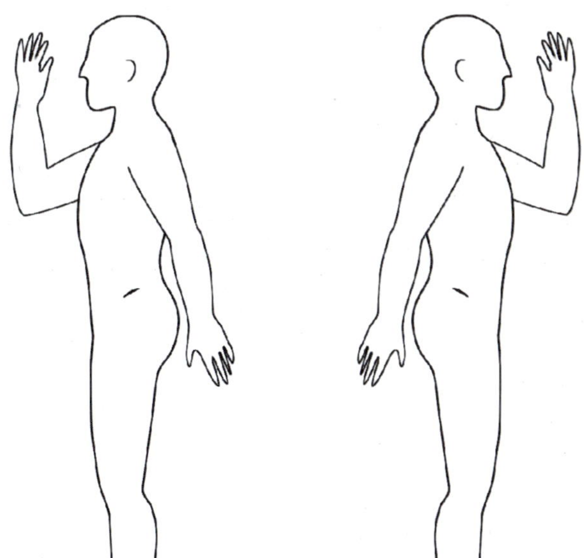

평가(가설):

계획(치료 순서):

'관찰하기'를 여러분의 직무 안에 통합하기

복습

연습 11.1

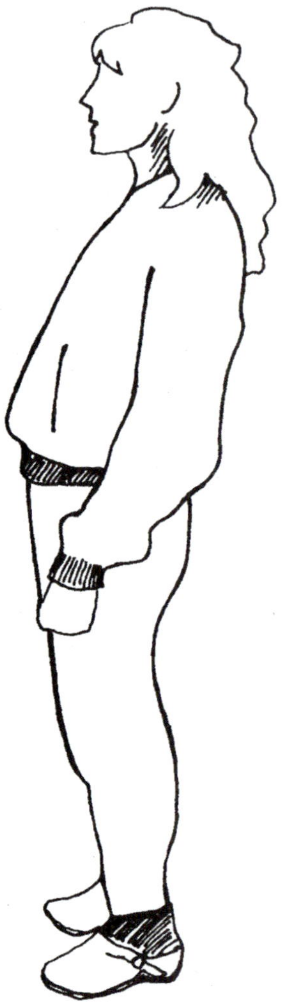

이 신체 드로잉을 관찰하고, 다음 질문에 답을 하자.

1) 여러분의 관심을 끄는 첫 번째는 무엇인가?
   a) 정렬
   b) 치수
   c) 표현
2) 여러분의 관심이 가장 많이 가는 부위는 무엇인가?
3) 그 분절(2번 질문)은 어느 다른 분절과 관련이 있는가?
4) 이 신체 패턴이 만드는 1차 트랙은 무엇인가?
   a) 변위 패턴 – 전후, 좌·우, 상하
   b) 치수 변화
   c) 신전 패턴/굴곡 패턴
   d) 회전 패턴
5) 1차 트랙을 확인했다면, 여러분은 주요 결과가 무엇이라고 생각하는가?
   a) 생체역학적 힘:
      - 압박력
      - 장력
      - 전단력
      - 회전력(비틀림)
   b) 직접/간접적 체중 부하 경로
   c) 중력 및 GRF의 변환
   d) 과긴장증과 저긴장증의 증가와 감소
   e) 이 사람이 경험할 수 있는 가능성 있는 도전들

일단 위의 질문에 답하면, 여러분은 초기 결론을 도출해 낼 수 있다. 클라이언트의 호소(치료 회기의 시작 때 보고된)를 체크하는 것이 진전에 도움이 될 것이다.

샘플 평가

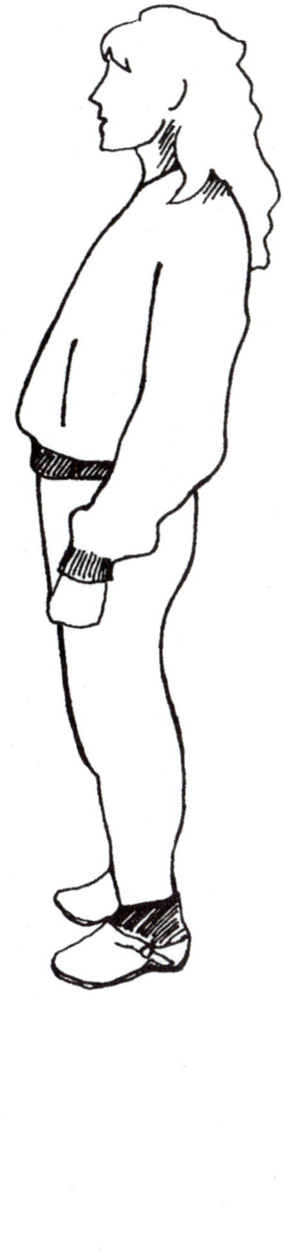

1) 정렬(배치)이 나의 관심을 끈다.
2) 상부 가슴의 뒤쪽 정렬은 나의 관심을 가장 많이 끄는 분절이다.
3) 상부 가슴의 뒤쪽 정렬은 골반의 앞쪽 배치와 관계가 있다.
4) 신체 패턴은 허리의 길이 감소와 관련하여 앞쪽 가슴의 길이를 증가시킨다.
5) 난제:
   a) 허리에 압박이나 충격이 가해진다.
   b) 뒤쪽 가슴의 호흡 용량이 저하된다.
   c) 머리 무게의 지지가 감소되고, 목 뒤쪽, 상부 가슴 및 어깨에 긴장이 증가된다.
   d) 내장기와 횡격막에 전단력이 가해진다.
6) 여러분의 평가와 클라이언트의 호소나 초점을 비교한다.
   그는 이들 진술 중 하나를 포함할 수 있다:
   a) 일을 할 때 요통이 발생한다.
   b) 나는 주로 목의 긴장과 팽팽함을 항상 느낀다.
   c) 나는 전반적으로 체중이 감소되고 있다.

이 그림과 관련하여, 때때로 간과되는 두 가지 패턴이 있다.

1) 고관절의 전방 배치와 골반(PSIS) 후방경사의 결합은 좌골결절을 대퇴골 쪽으로 이동시키는데, 이것은 고관절의 후방 깊이를 감소시킨다. 이로 인해 위쪽 분절의 후방 깊이를 위한 지지가 감소된다.
2) 때때로 하부 가슴과 상부 가슴의 극단적인 후방 배치가 고관절의 전방 배치와 결합하기 때문에, 치료사들은 클라이언트가 요추 전만의 증가를 가진 것으로 평가한다.

연습 11.2

먼저 분절 윤곽도와 분절 드로잉의 평가를 시작한 후, 그림을 살펴봄으로써 얻어낸 정보와 비교해 보자.

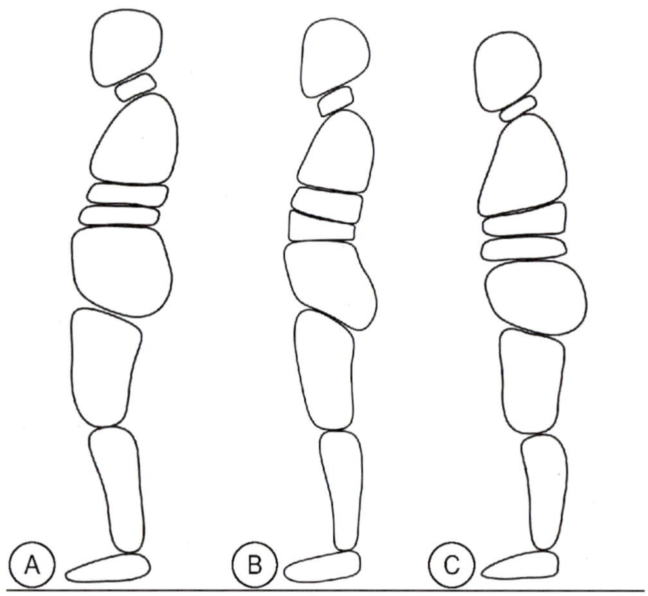

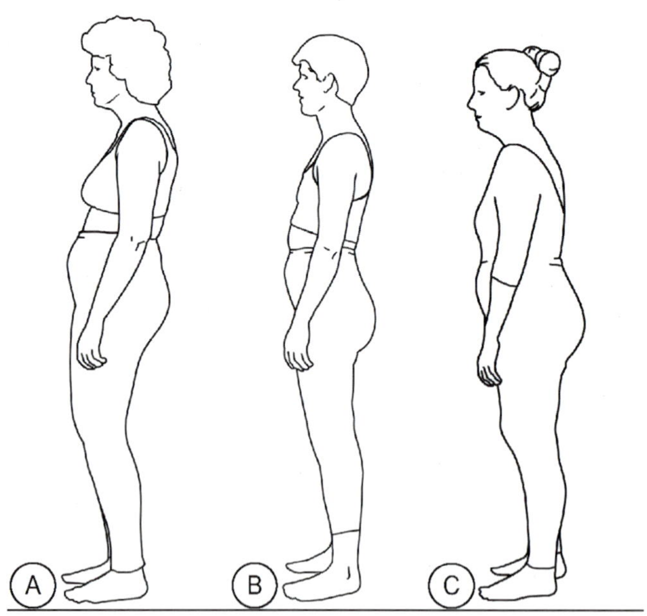

자 이제, 여러분은 드로잉 만큼 사진으로부터도 많은 정보를 평가할 수 있다. 만약 여러분이 신체 윤곽도와의 분절 관계를 쉽게 알아낼 수 있으면, 먼저 사진 위에 트레이싱 용지를 배치하여 신체의 윤곽을 계속 그려 보자. 어느 쪽이든, 여러분의 평가를 발견하고 확인하는 것이 유용한 연습일 것이다.

연습 11.3

파트 1: 아래의 3 사람에 대한 전신 패턴을 관찰하고, 분절 관계의 결과를 고려해 보자.

1) 여러분께 가장 많은 정보를 제공해 준 관찰의 관점은 무엇인가? 전면 관찰인가 아니면 측면 관찰인가?
2) 이 관점의 관찰에서, 여러분에게 가장 많은 정보를 제공해 준 분절은 무엇인가?
3) 해당 분절과 다른 분절 사이의 관계는 무엇인가?
4) 결과(스트레스, 통증, ROM 감소, 근력 감소 등)는 무엇인가?

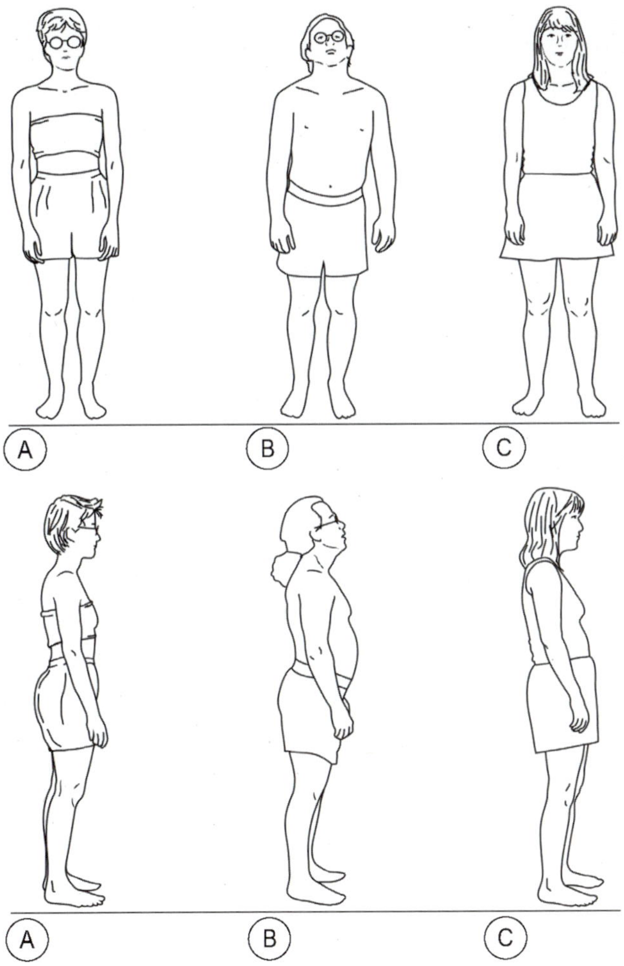

파트 2: 이들 3 사람에 대해 여러분의 1 번째 트랙을 선택하자:

1) 배치: 좌·우
2) 배치: 전후
3) 굴곡-신전

신체가 좋은 자세(주요 랜드마크가 일직선으로 정렬되는)로 나타날 수 있다; 만약 사람이 후방 가슴/등의 증가된 깊이와 길이와 관련하여 감소된 치수의 앞쪽 가슴(압박, 깊이 감소)을 가지고 있다면, 그들은 허리에서 압박과 전단력의 증가를 경험할 수 있다.

‘관찰하기’를 여러분의 직무 안에 통합하기

클라이언트와 의사소통하기

클라이언트와 어떻게 의사소통할 것인지는 클라이언트들이 무엇을 배우는지뿐만 아니라 그들이 정보를 듣거나 치료를 받았을 때 자신들에 대해 어떻게 느끼는지를 결정할 것이다.

의사소통의 가이드라인

1) 해석적 말보다는 서술적인 말을 사용한다(예: ‘등이 압박된다’ 또는 ‘가슴이 구부정한다’라는 말보다는, ‘뒤쪽이 앞쪽보다 짧아서 허리에 스트레스를 일으킬 수 있다’라는 말을 사용한다).
   a) 이것을 통해 여러분은 감정이 배제된 단어로 의사소통을 할 수 있어, 문제를 보다 잘 관리할 수 있다.
   b) 이것을 통해 클라이언트는 판단을 배제하고 문제 해결에 더 잘 참여할 수 있다.

2) 사전 테스트 설계하기
   a) 클라이언트의 호소나 관심 영역에 기여하는 요소들을 발견하는 과정에 클라이언트를 포함시켜, 참여, 호기심 및 질문을 갖도록 한다.
   b) 클라이언트의 자각에 따라, 아래의 몇 가지에 예시에 대한 사전 테스트와 사후 테스트를 갖도록 한다:
      - 깊은 흡기를 하는 시간과 호흡량을 측정한다.
      - 선 자세나 보행 때, 양 발에서 체중이 가장 많이 걸린다고 느끼지는 부위는 어디인가?
      - 뻗기, 측방굴곡 등을 수행할 때 특정 관절의 가동범위를 체크한다.

3) 코치하거나 가르칠 때, 클라이언트에 대한 여러분 자신의 배치/자세를 관찰하자.
   a) 어떤 사람들은 마주 보고 대화를 할 때 불편함을 느낀다.
   b) 클라이언트 옆에 서는 것은 보다 협조적인 느낌을 받을 수 있기 때문에, 여러분은 평가를 함께 살펴보는 것이다.
   c) 문제의 패턴을 여러분 스스로 에게 보여줌으로써, 클라이언트가 오직 관찰된 것과 관련 없이, 스트레스의 결과와 자세 및 치수를 볼 수 있도록 허용한다.

이때, 잠시 시간을 내어 아래의 클라이언트를 관찰해 보자. 여러분을 가이드하기 위해 여기의 관찰 순서를 사용하자.

관찰 순서

1) 여러분께 가장 많은 정보를 제공하는 관찰의 관점은 무엇인가 – 전면 관찰, 후면 관찰 아니면 측면 관찰?
2) 여러분의 관심을 가장 먼저 끄는 영역은 무엇인가?
3) 이 영역(2번 질문)은 다른 영역과 관계가 있는가?
4) 나머지 신체 영역과 이 영역의 관계는 무엇인가?
5) 치수에 대한 결과는 무엇인가?

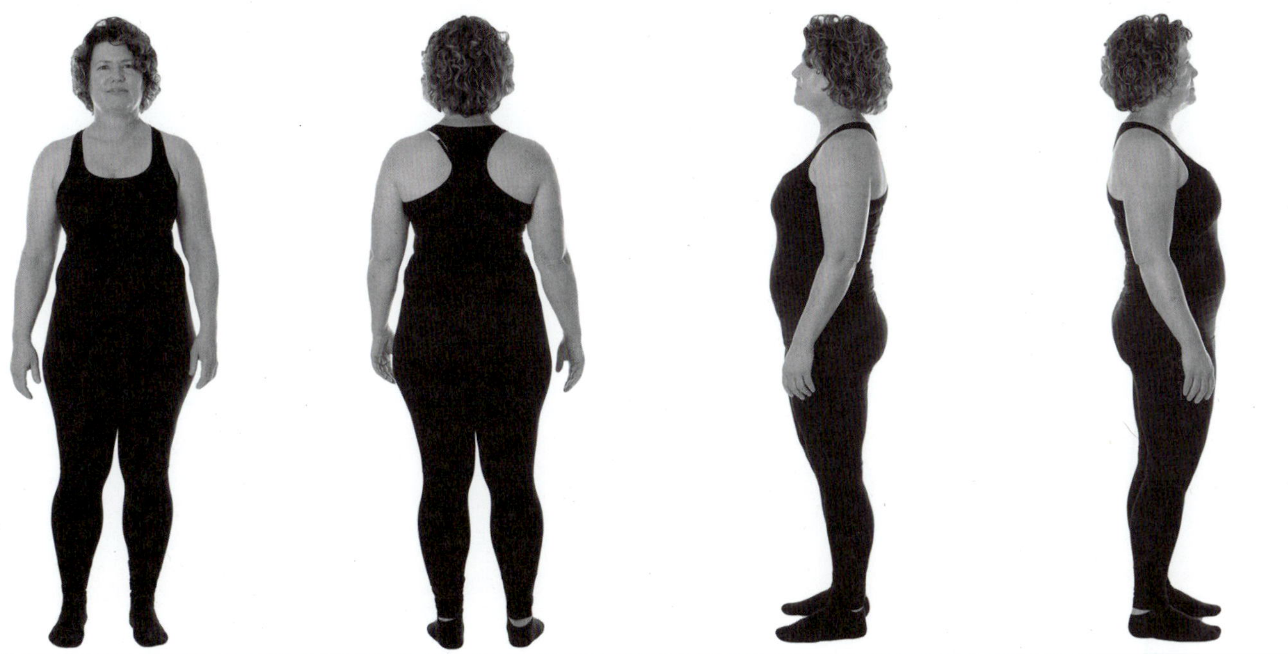

연습 11.4: 여러분의 '관찰하기' 스킬을 테스트하기

1) 다음 그림을 살펴보면서, 상단 분절(상부 체간, 목 및 머리)이 하체 패턴에 왜 속하지 않는지를 확인할 수 있는가?
2) 다음 페이지를 보기 전에, 그들이 매칭되지 않는 2가지 이유를 여러분이 제시할 수 있는지를 살펴본다.
3) 자 이제, 다음 페이지를 살펴보고 이들 그림과 그들의 올바른 신체 패턴을 비교해 보자.

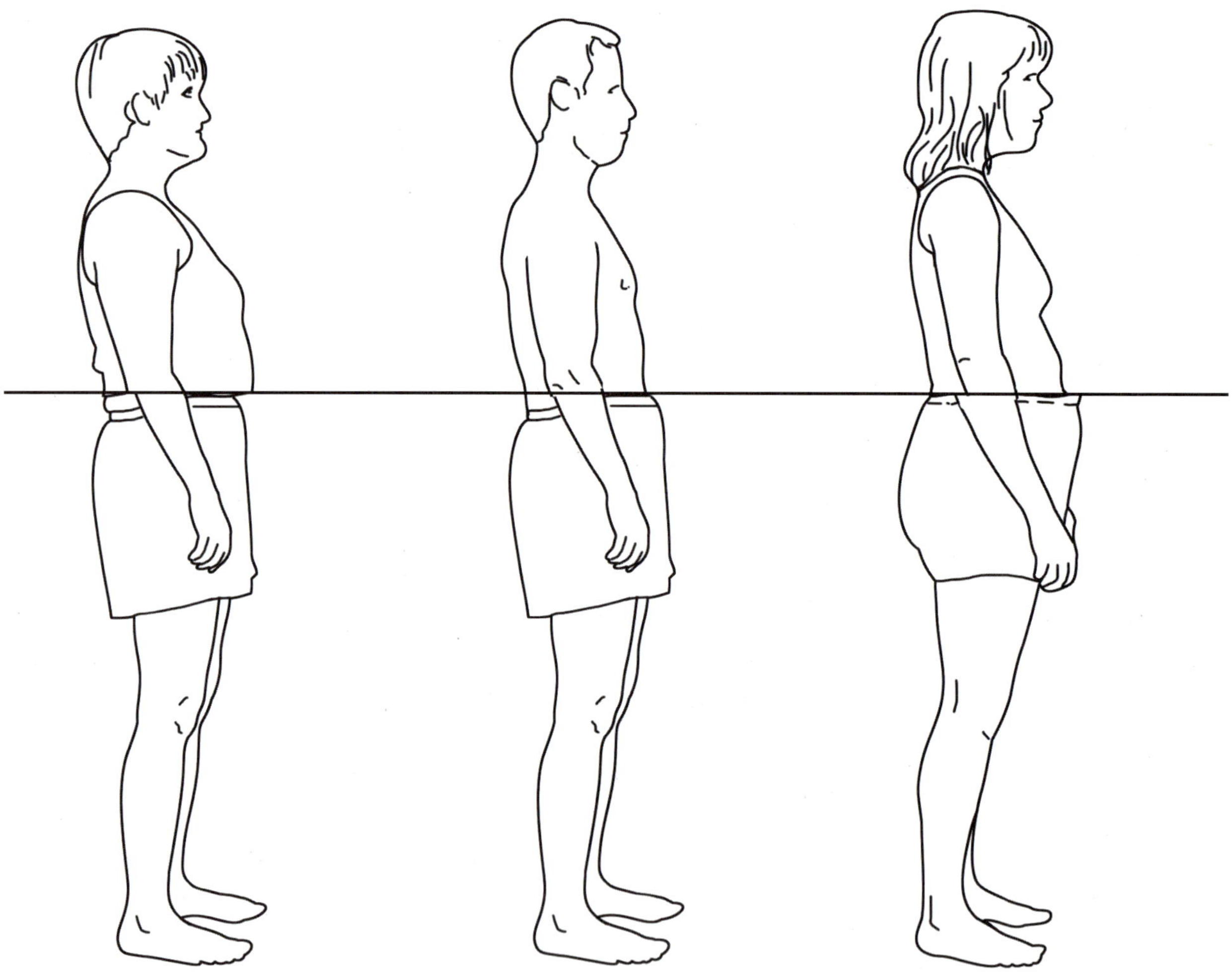

이들은 앞 페이지의 하체 패턴과 일치하지 않는다:

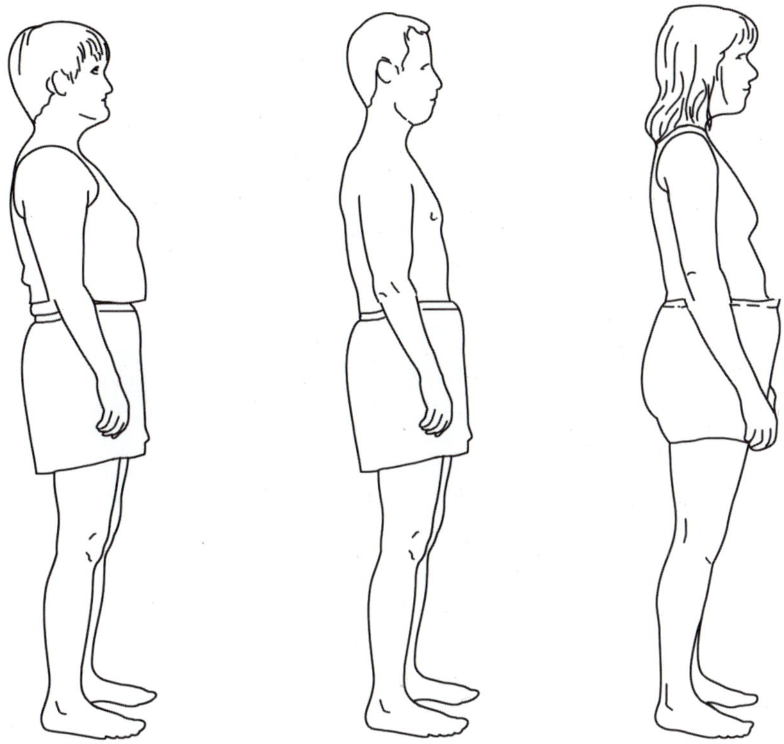

이것들은 실제 패턴이다. 상체 패턴과 하체 패턴이 어떻게 매칭하는지를 여러분은 볼 수 있는가?

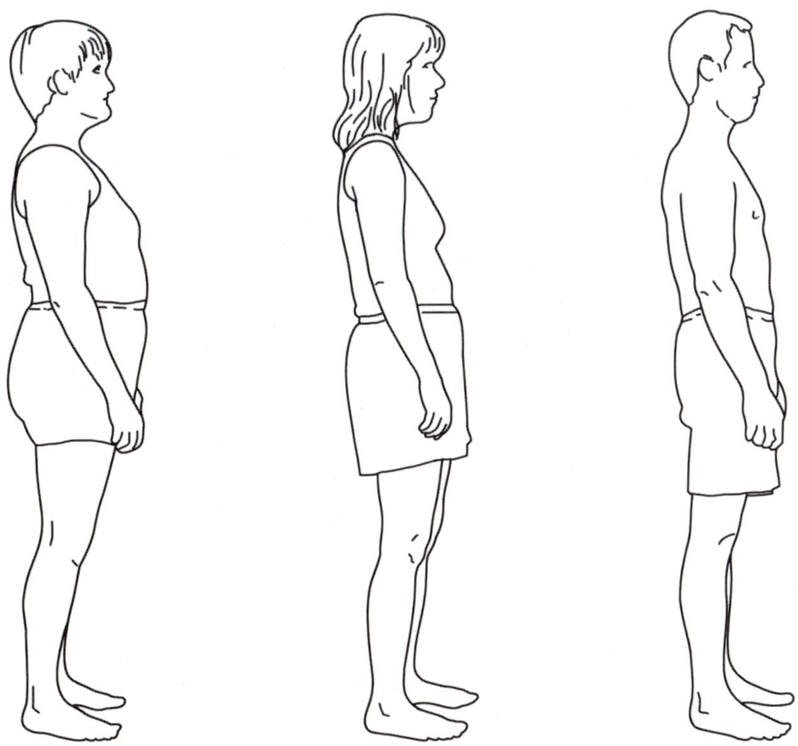

모든 것을 종합해 보면

클라이언트의 패턴, 호소, 그리고 여러분의 표기와 평가 사이를 연결시켜 보자.

예시 1: 패턴과 클라이언트가 표현했던 통증이나 제한 사이의 연결을 찾아보자.

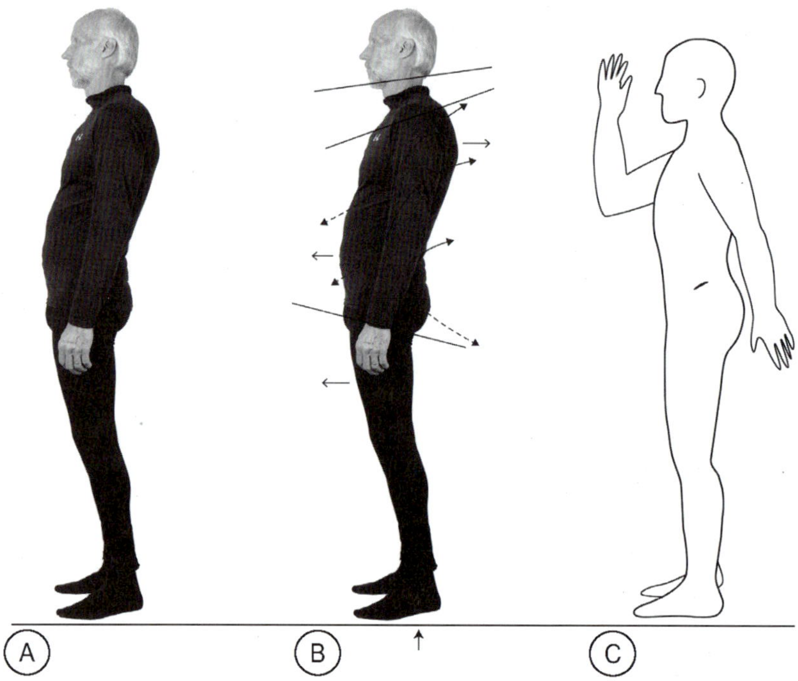

A: 클라이언트의 사진.

사진 **A**를 볼 때, 여러분의 관심을 끄는 것이 무엇인가? 트랙을 확인하자; 트랙은 배치, 경사, 회전 또는 치수인가? 여러분이 선택한 영역이 동일 트랙 내의 다른 영역과 어떤 관계가 있는가?

B: B에 대한 여러분의 평가를 표기하기

여러분은 그의 패턴에 의해 증가될 수 있는 스트레스의 영역을 관찰할 수 있는가? 그의 발에서 머리로 향하는 지면반발력과 머리에서 발로 향하는 중력의 방향을 그려 보자. 앞쪽으로 이동된 골반과 뒤쪽으로 이동된 가슴이 지면반발력은 허리 쪽으로 어떻게 전달하는지를 볼 수 있는가? 그리고 가슴을 뒤쪽으로 기울였을 때, 중력이 하부 가슴과 배를 앞쪽으로 얼마나 더 멀리 있었는가? 이런 패턴의 결과는 허리 문제를 새롭게 야기하거나 기존의 허리 문제를 악화시킬 수 있다.

C: 일반적인 신체 차트.

신체 차트는 클라이언트의 이력과 호소 또는 관심 영역과 함께, 클라이언트의 인테이크 폼(intake form) 안에 포함된다. 여러분은 종종 클라이언트가 이런 양식을 미리 작성하도록 요구하고 있고, 치료하기 전에 그것을 여러분께 이메일로 보내도록 주문한다. 여러분이 사진과 이력을 보고 평가를 할 때, 대개 클라이언트의 호소가 여러분의 소견과 맞아 떨어진다.

이런 평가 기법은 여러분과 클라이언트가 클라이언트의 이력, 손상 및 신체 패턴 사이를 연결하는데 도움을 준다. 이런 평가는 클라이언트의 통증, 스트레스 또는 제한을 해결하는데 여러분과 클라이언트에게 유용할 수 있다.

'관찰하기'를 여러분의 직무 안에 통합하기

예시 2: 클라이언트들에게 하루 종일 신체를 어떻게 사용하는지를 물어 보자.

하루 동안 클라이언트의 신체를 어떻게 사용하는지에 대한 해석을 여러분은 알 필요가 있다. 그들은 다음과 같다: '아. 컴퓨터 의자에만 앉아 있어. 의자는 매우 편안하고 나는 그냥 앉아 있어'라고 말할 수 있다. 그러나 여러분은 클라이언트가 앉아 있는 것을 보지 않고는, 그것을 알 수 없다. 의자가 얼마나 높은지? 무릎이 골반보다 높은지? 오른쪽에 위치하는 프린터를 사용하기 위해 하루의 대부분을 오른쪽으로 회전하고 있는지?

클라이언트가 그들의 모습을 흉내내서 보여주거나, 일하고 있는 모습을 사진이나 비디오로 보여주면, 사생활 침해의 소지가 있다.

사람들은 의자, 워크 스테이션 또는 신발 등과 같은 물건들이 그들의 신체 사용과 그들의 자세에 어떻게 영향을 미치는지를 제대로 알지 못할 수도 있다.

아래의 사진들을 살펴보자. 이 클라이언트는 이전에 레스토랑과 바에서 서버로 일했다. 나는 그녀에게 쟁반을 들고 다니는지, 그리고 그것이 일 할 때 문제의 큰 부분이었는지를 물어봐야겠다고 생각했다.

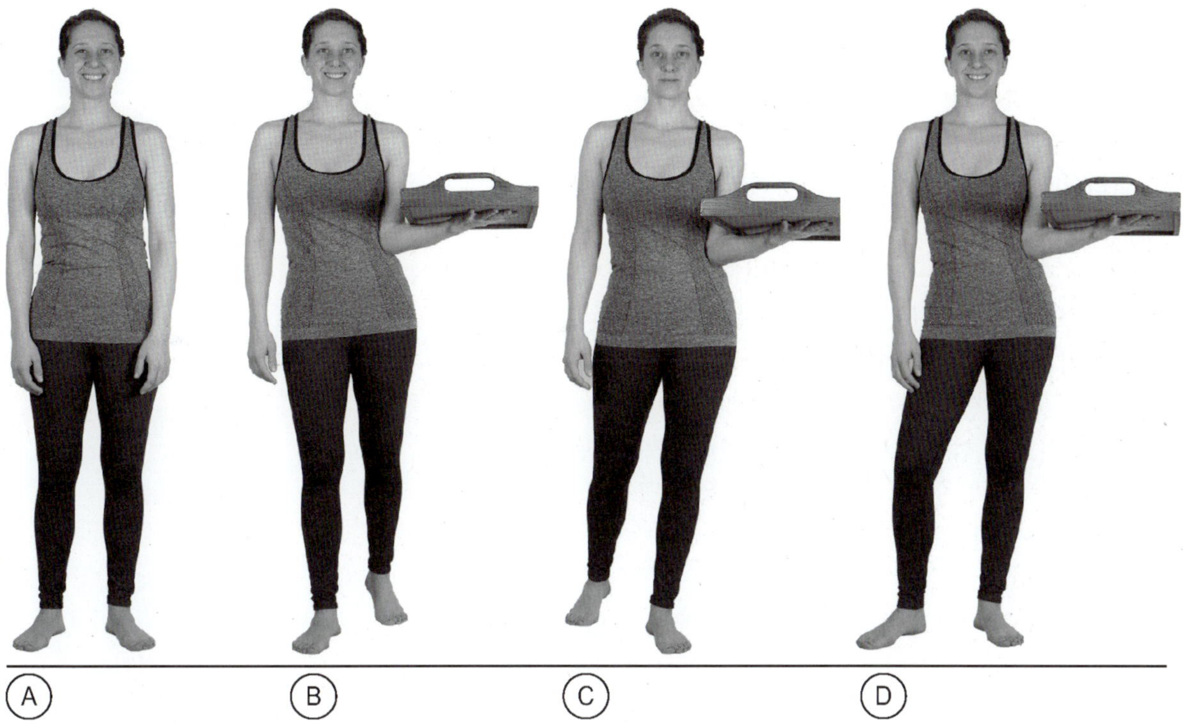

A) 이것은 그녀의 서기 자세 패턴이다.

B) 가벼운 쟁반을 운반할 때.

C) 더 무거운 쟁반을 운반할 때.

D) 테이블 앞에서 손님과 대화하기 위해 멈추었을 때.

쟁반이 없는 사진 **A**와 비교해 보자. 여러분은 쟁반을 운반할 때의 효과를 볼 수 있는가? 그녀의 가슴은 오른쪽으로 이동되고, 골반은 왼쪽으로 올라간다.

'관찰하기'를 여러분의 직무 안에 통합하기

예시 3: '좋은 자세' 유지하기

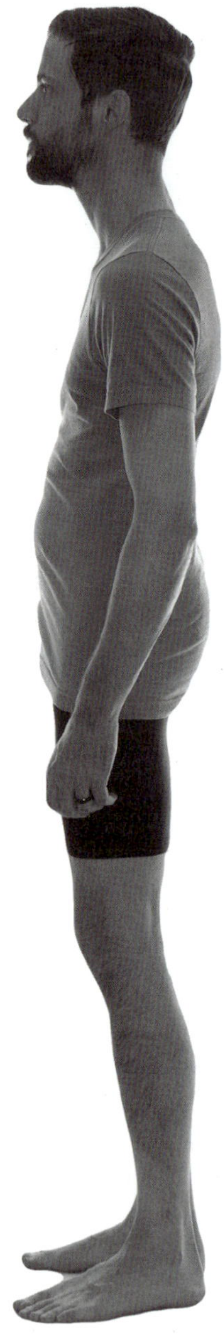

우리는 특정 문제를 확인하기 위해 클라이언트에게 포즈를 취하도록 주문했다. 그의 전신 정렬은 좋아 보였지만, 그의 가슴은 약간 뒤쪽으로 이동되고, 머리는 약간 앞쪽으로 이동되어 있다.

만약 여러분의 관심을 끄는 것이 무엇인지를 평가한다면, 나는 가슴의 치수 감소가 뚜렷하다는 것이라고 믿는다. 골반의 후방경사도 가슴에 대한 지지 감소에 기여한다.

때때로 클라이언트의 섭취와 이력 양식을 통해 가슴 패턴에 영향을 주는 조건을 알 수 있다: 천식, 이탈된 늑골 골절, 목을 굴곡 상태로 융합한 목 수술(C2–C4) 등.

이런 경우는 가슴에 전체 체적과 깊이의 치수 문제가 없지만, 목의 융합술에 의해 목 뒤쪽이 신장되지 않을 수 있다. 이로 인해 턱이 위로 들려지고, 목의 뒤쪽이 단축되며, 가슴이 아래쪽으로 당겨지게 될 것이다.

이들 예는 치료가 필요한 구조적 홀딩 패턴이나 제한이 있을 수 있다. 강한 구조적 홀딩 패턴을 가지고 있다하더라도, 치료사와 클라이언트는 나머지 신체 분절과의 협응을 촉진할 수 있는 방법을 찾을 수 있을 것이다. 치료는 제한되고 고립되는 영역에 스트레스를 주지 않고, 신체 전반에 고르게 분포될 수 있도록 충격 벡터를 변화시킬 수 있다.

여러분은 앞쪽 가슴의 치수에 큰 관심이 있겠지만, 가장 큰 긴장(홀딩 패턴)은 그의 팔(특히, 그의 상완)에 있다는 것이 밝혀졌는데, 이것은 수년 동안의 조경작업에서 비롯된 것이었다. 팔의 이런 운동은 가슴을 치료할 때보다 가슴을 더 크게 이완시키는데 도움을 줄 수 있다.

예시 4: 과거의 손상.

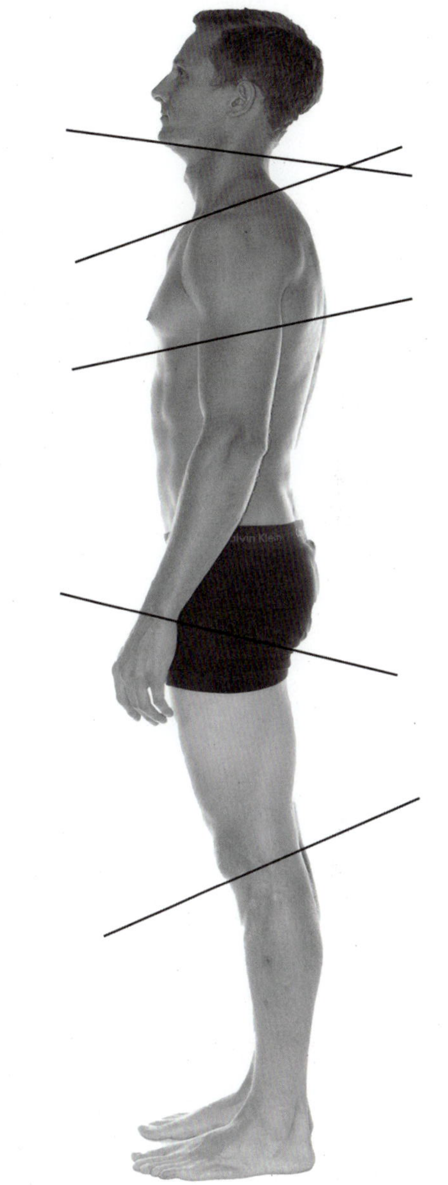

클라이언트는 이 사진에서 나타나는 목과 머리의 패턴 전까지는 보다 수직의 정렬을 가진 것처럼 보인다. 목이 앞쪽으로 이동되고 머리가 뒤쪽으로 밀린 것으로 봐서 편타성 손상을 당한 적이 있는 것처럼 보인다.

경사의 표기는 다음과 같은 시각적 피드백을 제공한다: 앞쪽의 상부 늑골이 아래쪽으로 이동되고, 뒤쪽의 견갑골이 위쪽으로 이동되어 있다. 목의 앞쪽은 신장되고 뒤쪽은 단축되어 있다(턱이 들려 있다).

그의 인테이크 폼에 따르면, 쇄골 골절을 당한 적이 있다. 이 손상은 가슴 앞쪽을 압박하여, 치유 과정에서 이런 패턴이 발생되었다. 그는 경련이 상부 등에서 발생하기 시작할 무렵에 이 패턴의 결과를 알게 되었다.

골절된 뼈의 치유는 신체가 골절 치유를 요구할 뿐만 아니라, 이 과정은 골절을 둘러싸고 있는 모든 연부조직도 포함한다(종종, 전신에 걸쳐). 외상의 부정적 효과는 연부조직의 복원성을 회복하고 중립 자세를 제대로 유지하기 위해 연부조직을 치료함으로써 중화될 필요가 있다.

나는 이런 생각을 덧붙인데, 그 이유는 많은 사람들이 뼈들이 치유되자마자 치료가 '순조롭게 이루어지고 있다'고 믿기 때문이다. 골절이 치유된 이후에도 흔하게 무슨 일이 발생한다 – 원래 손상의 결과는 전신 패턴이 해결되지 않으면 제한을 남겨서 많은 다른 영역에 악영향을 미친다.

예시 5: 이전과 이후

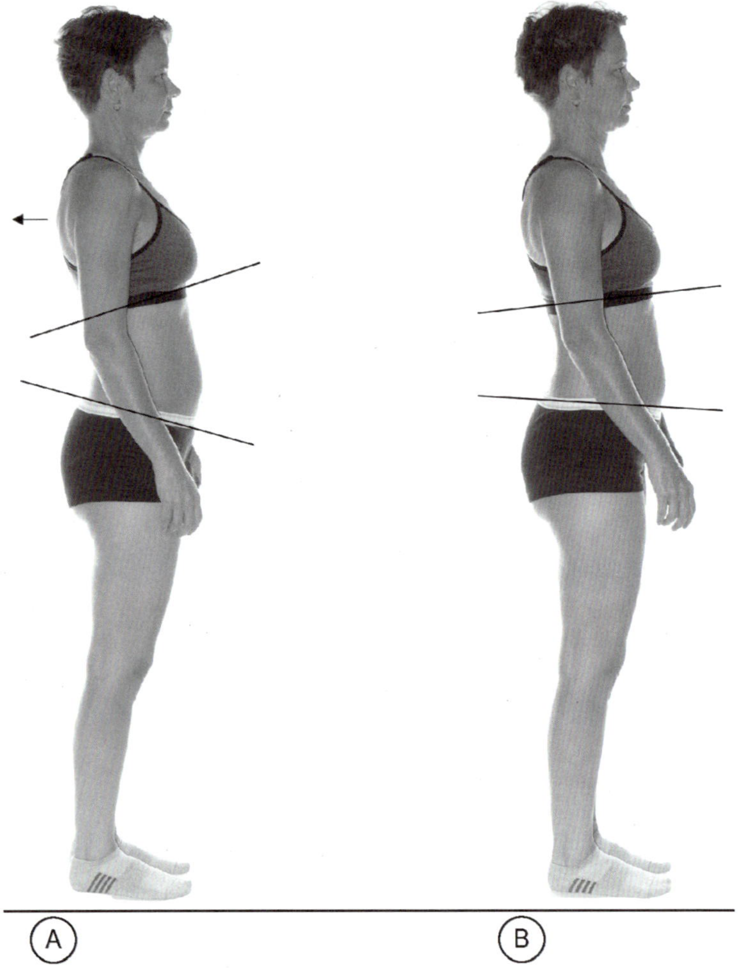

A(치료 이전): 클라이언트의 패턴을 평가할 때, 경사의 관찰은 우리에게 좋은 정보를 제공한다. 여러분은 장골릉이 전방으로 경사되어 있고, 검상돌기와 T10-11을 연결하는 선이 후방으로 경사되어 있고, 또 그녀의 흉부가 중간선 까지 뒤쪽으로 배치되어 있는 것을 볼 수 있다.

B(치료 이후): 제자의 클리닉에서 한 번의 치료를 받은 후, 이 클라이언트는 골반의 각도가 중화되고, 상부 가슴의 후방 경사가 감소되어, 발 위의 정렬이 보다 수직으로 바뀌었다.

그녀의 정렬이 보다 수직으로 배치되었을 때, 그녀는 더 좋은 치수(신체의 수직 길이)를 얻게 되었다. 그녀는 키가 더 커진 것 같다고 기뻐했다. 그래서 물론 우리는 그녀의 키를 측정해야 했고, 실제로 그녀의 키가 커졌다. 그녀의 변화를 지원하기 위해, 우리는 그녀의 새로운 키 높이에 맞게 차의 백미러 위치를 조절하도록 상기시켰다.

분절을 중심에서 벗어나도록 만드는 긴장을 이완할 수 있기 때문에, 신체는 본래의 길이, 깊이, 폭을 더 많이 회복할 수 있다.

나는 길이를 증가시킨 예시를 덧붙인 이유는 치료사들이 치료 회기 동안 교정되는 회전, 이동 및 경사를 관찰하기 원할 때는, 종종 치료는 치수를 회복하는 것에 중점을 둘 수 있다.

예시 6: 극단적인 패턴

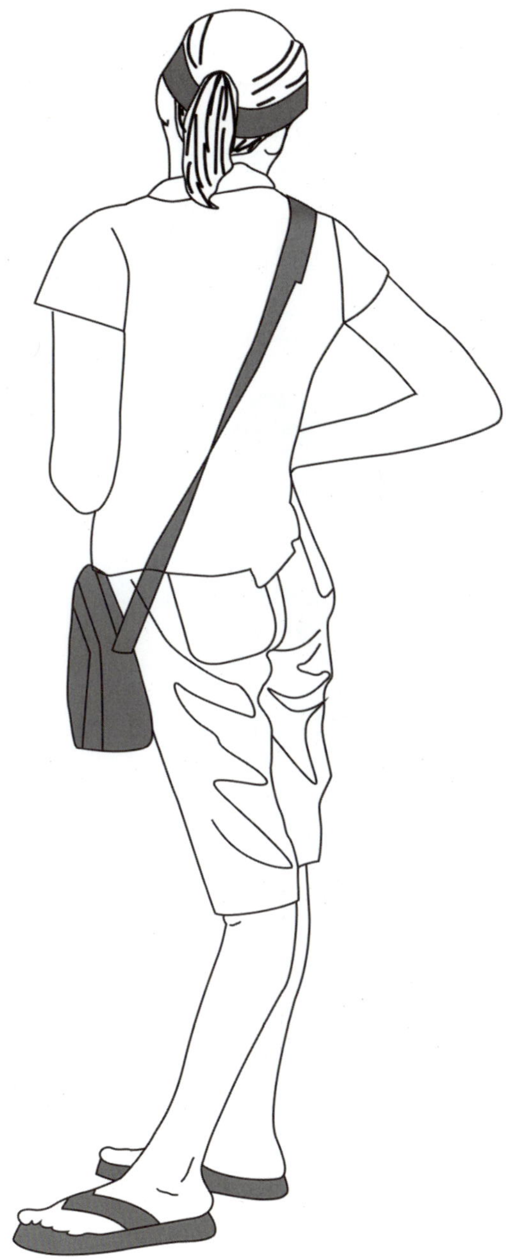

이 그림은 내 친구와 딸이 상점에서 쇼핑을 하고 있는 동안, 내 친구가 그녀의 딸을 스냅샷으로 찍은 사진을 다시 그린 것이다.

나머지 신체로 체중부하할 때 왼쪽 무릎이 뒤쪽으로 밀려서 왼쪽 무릎의 과신전이 심하게 일어났다.

그 순간을 위해, 분절의 왼쪽 배치를 확인함으로써 시작해 보자. 그 딸이 오른쪽으로 회전하고 있기 때문에, 이것은 분명하게 왼쪽 측면의 관찰이 아니다. 만약 그 딸이 왼쪽으로 회전했다면, 그녀의 왼쪽 무릎은 조금 더 뒤쪽으로 쏠리게 될 것이다.

그녀는 이런 패턴을 줄일 수 있을 만큼 여전히 어린 편이다. 아마도 직접적인 체중부하 패턴을 안정화시킬 수 있는 바디워크, 운동 교육과 토닝(toning)으로 그녀의 문제 대부분이 해결될 수 있을 것이다.

수십 년에 걸쳐 그렇게 많은 변화가 일어나는 것을 관찰하는 것이 나의 특권이었다. 더 좋고, 쉽고, 자유로운 몸을 가지도록 하는 일은 너무나 영광스러운 일이고,

사람들에게 더 좋고, 더 쉽고, 더 자유스러운 몸을 갖도록 촉진시키는 일은 그들에게 희망을 제공하고 그들의 삶을 변화시킬 수 있는 영광스러운 일이다.

'관찰하기'를 여러분의 직무 안에 통합하기

사후 평가 A

여러분의 진전을 리뷰할 시간이다. 여러분이 이 책을 공부했다면, 다음 사진을 살펴 보고, 여러분이 본 것을 적어보자(이 사진은 1장의 사전 테스트 사진이다).

여러분의 관찰을 기록한 후, 여러분의 노트를 이 책의 공부를 시작할 때 얻은 것과 비교해 보자.
지금 다른 점이 보이는가?

이들 질문에 답을 하자.

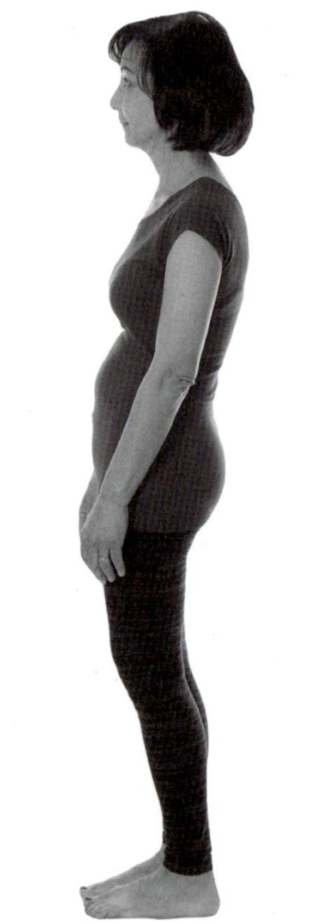

1) 여러분은 무엇을 보았는가?

2) 이 사람의 호소(불평)가 무엇이라고 생각하는가?

3) 치료나 강좌에서 해결될 수 있는 영역은 무엇이며, 그 이유는 무엇인가?

노트:

사후 평가 B

1) 1장의 사전 테스트 B로부터, 여러분 자신의 사진을 재평가해 보자. 여러분의 관찰 내용을 적어 두거나, 여러분의 평가를 기록하기 위해 트레이싱 용지를 사용하자.
2) 여러분의 사후 테스트와 사전 테스트를 비교해 보자.
   a) 사전 테스트의 관찰이 사후 테스트의 관찰과 얼마나 다른가?
   b) 이런 사후 테스트는 사전 테스트로부터 여러분의 치료 계획이나 강좌 계획을 변화시키는가?

① 전면

② 후면

③ 좌면

④ 우면

⑤ 줄을 서서 기다리고 있을 때의 자세(캐주얼 스탠스)

이전과 이후(22년 이후)

클라이언트의 치료 전 사진과 치료 후 사진(1996년과 2018년)을 비교해 보자.

좌면 관찰:

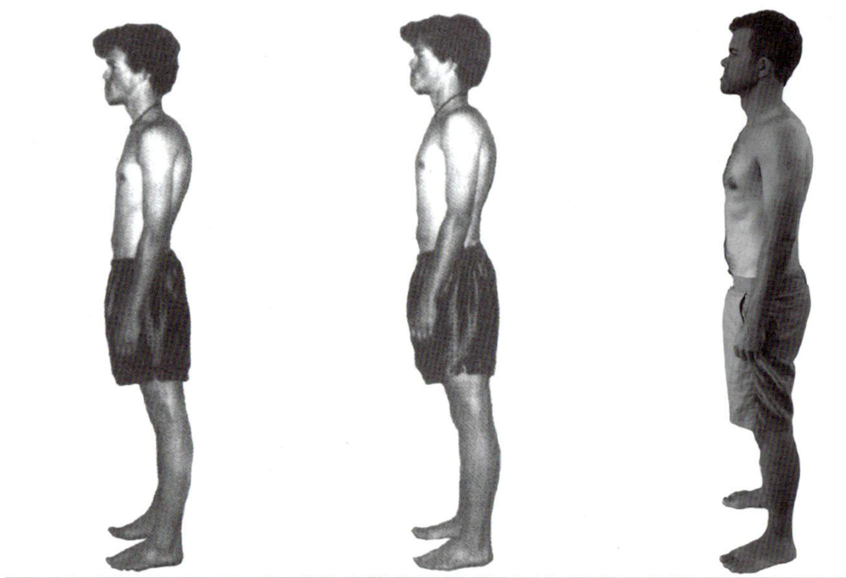

1996년 6월 2일 (치료 이전)	1996년 6월 2일 (첫번째 치료 이후)	2018년 9월 (첫번째 치료 22년 후)

우면 관찰:

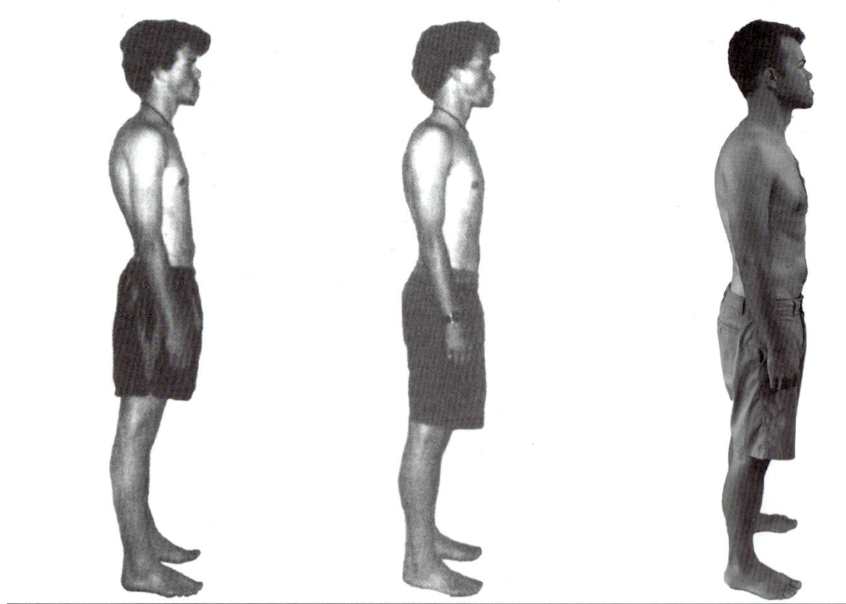

1996년 6월 2일 (치료 이전)	1996년 6월 2일 (첫번째 치료 이후)	2018년 9월 (첫번째 치료 22년 후)

Aston 바디 맵핑

이 책은 우리의 바디 맵핑(body mapping)에 대한 내용을 소개하고 있다. 나는 클라이언트나 학생들의 신체 패턴을 빠르게 평가하고 표기할 수 있도록 여러분이 이 도구를 연습하길 원한다.

나는 1979년에 Aston Body Mapping을 만들고 치료사를 훈련하기 시작했다. 훈련 때 우리는 패턴과 레이어에 의한 과긴장/저긴장과 과가동성/저가동성의 부가적인 표기를 포함시켰다. 그 과정의 예시는 다음과 같다: 클라이언트의 이력, 관심과 신체 통증이나 스트레스의 영역과 함께, 시각적 평가, 촉진, 그리고 인테이크 폼과 바디 맵에 표기된 모든 것 등.

일단 관찰이 촉진, 클라이언트의 이력과 흥미와 결합되면, 바디 맵(신체 지도)은 어디에 무슨 치료가 필요하고, 최상의 치료 순서를 결정하는데 어떤 도구가 필요한지를 알 수 있다.

나는 다음에 우리의 바디 맵핑 이론을 진전시키고 확장시켜 나가길 기대한다.

맺음말

클라이언트마다 고유의 신체적, 정서적 이력을 가지고 있는 것처럼, 각각의 자세 평가도 다를 것이다. '관찰하는 방법' 을 배우는 것은 신체가 다양한 방법으로 말하는 것에 치료사가 집중할 수 있도록 돕는다. 여러분의 관찰하기 스킬이 더 정교해지면, 치유에 대해 클라이언트를 가이드하는 여러분의 능력이 더욱 효율적으로 변할 것이다.

이런 평가 지침은 지속적인 치료 대화를 위한 정보와 어휘를 제공한다. 클라이언트가 새로운 자세 자각을 일상 활동 안으로 가져가면, 그들의 관찰과 경험은 지속적인 치료에 귀중한 정보를 제공한다. 이 책의 자세 평가 도구로 돌아가는 것은 중요한 통찰력을 강조하고, 진전을 반영하고, 또 다음 단계들을 확인할 수 있는 좋은 방법이다.

클라이언트가 약간의 자세 조정이 편안함, 스트레스 및 태도에 어떤 영향을 미치는지 경험할 때, 마음과 몸 사이의 연결이 열린다. 자세는 더 이상 답답하고 정적인 것이 아니라, 유동적이고 역동적인 변수다. 이와 같이, '아하!' 순간들은 치료사와 클라이언트, 선생님과 학생 모두에게 힘을 불어넣어 준다: 클라이언트가 그것을 발견할 때, 오히려 그들의 자세에 갇혀있기 보다는 선택권을 갖는다.

그런 순간들이 오래된 문제에 새로운 관점이 연결될 수 있음을 볼 수 있다. 고정된 자세에서 더 탄력적이고, 지지적이고, 균형잡힌 자세로의 이동은 환자뿐만 아니라 치료사를 위한 전신 그림을 변화시킨다.

관찰하기 스킬을 여러분의 치료 직무 안에 통합하면, 여러분의 치료 스킬에 대한 이해가 더 깊어지고 확장된다. 어떤 직무와 마찬가지로, 여러분이 이들 평가 도구를 더 많이 사용하면 할수록, 여러분 자신의 시야와 이해가 전체 이력에 대한 표현으로써 신체를 더 많이 포용하게 될 것이다.

이것은 아주 중요한 현실이다; 신체는 사고, 부상, 건강, 감정, 일상 사용 및 운동 등을 경험한 그 사람의 인생 이력을 지닌다. 치료사, 교사, 코치로서, 우리는 전신에 의해 제안이 어떻게 영향을 받고 감내되는지를 보는 것에 최선을 다해야 한다.

좋은 의도로서 교사, 코치, 치료사들은 때때로 신체가 더 올바르게 되도록 또는 양쪽이 대칭이 되도록 정렬 패턴을 강요한다.

하나의 예시로서: 달리기 코치가 내회전된 양쪽

'관찰하기'를 여러분의 직무 안에 통합하기

발의 패턴이 양쪽 종아리 위쪽으로 발생하고 또 고관절이 내회전된 것을 보았을 때, 그녀는 똑바로 걷는 형태로 양 발만 단독으로 유지시키는 교정을 하지 않을 것이다.

코치가 이런 관찰 스킬을 가지고 있다면, 그는 양 발을 곧바로 유지하는 달리기 선수를 위한 단독 교정이나 큐잉의 제공이 발과 발목의 스트레인 패턴을 초래하여 손상을 일으킬 수 있음을 알아챌 수 있다. 단독 관심 영역은 균형을 잡고 전신에 걸쳐 협상될 필요가 있다.

위 패턴의 관찰하기 스킬을 위한 선택으로 무엇이 가능할까? 긴장이나 톤의 부족에 대해 여러분이 찾아낸 패턴에 따라, 여러분은 다음의 예시로부터 선택할 수 있다:

1) 다리의 내회전을 줄이기 위해 내전근을 위한 신장 기법이 필요하다.
2) 다리를 안쪽으로 당기는 긴장 패턴을 줄이기 위해 마사지가 유용할 수 있다.
3) 중립 자세와 톤의 균형을 위한 지지를 증가하기 위해, 다리의 측면 근육군과 후면 근육군을 긴장시키는 토닝(toning) 기법이 필요하다.

204 페이지(사후 테스트 A)에 있는 그 사람의 패턴을 다시 한 번 살펴보고, 우리의 치료 회기 관점과 순서를 결정하기 위해 우리가 우리의 소견을 어떻게 진전시키는지를 확인하자.

1) 무엇이 **나의 관심**을 끄는가:
   - 나는 치수 트랙과 상부 앞쪽 가슴의 깊이 감소에 관심이 간다.
   - 또는 하퇴의 앞쪽에 놓인 대퇴의 정렬 트랙, 뒤쪽으로 이동된 골반, 뒤쪽으로 더 많이 이동된 가슴, 그리고 앞쪽으로 이동된 머리에 관심이 간다.
   - 또는, 뒤쪽과 아래쪽으로 경사된 골반의 정렬, 앞쪽과 위쪽으로 약간 이동된 고관절, 그리고 아래쪽으로 이동된 앞쪽 가슴과 위쪽으로 올라간 뒤쪽 가슴(등)에 관심이 간다.

2) **그녀의 관심**이나 호소(불평)는 목과 어깨의 스트레스일 수도 있다. 그녀는 하루 종일 앉아서 일을 하는 사무직의 결과라고 생각한다.

3) 나는 더 통제되어야 할 영역(그 날 동안 1차 패턴 A)과 1차 패턴을 협상하게 될 것 같은 영역(2차 패턴 B)이 무엇인지를 결정하기 위한 선택을 연구할 필요가 있다.

4) 만약 여러분이 촉진 스킬을 훈련받았다면, 종종 여러분은 긴장이나 제한(아마도 손상이나 수술이 특정 영역의 본래 가동범위를 변화시켰을 것이다)을 통해 더 통제되어야 할 영역을 빠르게 결정할 수 있다.

5) 만약 여러분이 촉진 스킬을 가지고 있지 않다면, 더 유지되어야 할 신체 영역이나 완전 **가동범위**를 이용할 수 없는 영역을 찾아내야 한다.
   - 예시처럼 208페이지에 있는 여성을 이용함으로써, 여러분 자신에게 물어보자: 그녀의 골반이 후방경사되어 있는가, 앞쪽 가슴이 아래쪽으로 당겨져 있는가, 가슴이 골반을 밀어서 골반의 후방경사를 강화시키고 있는가?
   - 여러분은 그녀에게 가슴을 위쪽으로 쉽게 신장할 수 있는지 또는 긴장을 통해 가슴을 아래쪽에서 유지하고 있는지를 물어볼 수 있다. 만약 가슴이 위로 들려져 있다면, 이것이 골반의 자세를 변화시키는가?

- 여러분은 그녀에게 골반을 위쪽과 앞쪽으로 쉽게 약간 들어올리고 기울일 수 있는지를 물어볼 수 있다. 만약 그녀가 이런 범위를 가지고 있다면, 그것이 그녀의 가슴을 위쪽으로 들어올리는가?

6) 문제 해결을 위해, 가슴보다 골반을 움직일 수 있는 범위가 넓다고 말하자. 이런 소견은 목과 어깨의 스트레스의 관심과 결합하여 움직임이나 바디워크를 통해 상체에 먼저 집중하도록 이끌 것이다.

7) 여기의 이런 생각은 가동범위가 더 넓은 영역(B)보다는 더 통제되어야 할 영역(A)에 관심을 가진다. 현재, 아래쪽 영역은 통제 영역을 협상하거나 조정할 수 있는 것으로 보인다.

8) 변화에 협응하고 이겨낼 수 있기 위해, 양쪽 영역이 치료나 강좌에서 해결될 필요가 있다. 사실, 그 밖의 신체 부위의 구체적이거나 뚜렷한 변화를 협상하기 위해, 모든 관절에 주의를 집중할 필요가 있다.

여러분의 관찰 스킬을 치료 디자인의 문제 해결로 연결하도록, 그리고 클라이언트의 흥미와 한계에 매우 유용할 수 있도록, 나는 여러분이 위의 아이디어를 연구하도록 장려한다.

우리는 많은 정보를 다루었다.

이 책이 출판되었을 때, 여러분 중의 많은 사람들은 다림줄과 관련하여 신체 정렬을 관찰하는 스킬을 이미 습득하고 있었다. 아마도 여러분은 치수, 중력 및 GRF, 비대칭, 중립, 정렬 및 기능을 관찰함으로써, 신체가 제공하는 정보를 더 많이 알 수 있도록 관심을 넓혀갈 수 있을 것이다.

사실, 모든 신체는 현재 최상의 중립과 그 자신의 모델을 가지고 있다. 자세 모델을 처방하기 보다는, 여러분이 이 책에 있는 정보가 현재의 지식을 넓히는 참고자료이고, 또 다른 공부를 시작하는 지침으로써 이용되고 있다고 나는 믿는다. 자세, 움직임 및 표현에 대한 이들 아이디어의 많은 적용을 연구해 보자. 나는 이 책의 어떤 단락이라도 여러분의 흥미와 필요성에 가장 잘 맞도록 사용하길 바란다.

Judith Aston
2019

우리에게 접촉하기 위해서는

이런 관찰 스킬과 평가 스킬이 움직임(Aston–Kinetics), 바디워크(Aston–Massage, Arthro–Kinetics 및 Myo–Kinetics), 인간공학 및 피트니스 등의 다른 Aston 분야에 적용되는 방법은 이 책의 범위를 벗어나는 것이다. 만약 여러분이 Aston의 패러다임과 기법에 대해 더 많은 관심을 가지고 있다면, 우리의 웹사이트인 AstonKinetics.com을 방문하거나 강좌, 이벤트 및 제품에 대한 우리의 메일링에 접속하여 office@astonkinetics.com으로 메시지를 보내주길 바란다.

인덱스 (INDEX)

인덱스 (계속)

ㅊ

ㅋ

ㅌ

ㅍ

ㅎ

기타